*«En ville,
chacun est dans
son chacun»*

Rita Bossart

«En ville, chacun est dans son chacun»

Une étude anthropologique sur l'importance des relations sociales en cas de maladie à Abidjan (Côte d'Ivoire)

PETER LANG
Bern · Berlin · Bruxelles · Frankfurt am Main · New York · Oxford · Wien

Information bibliographique publiée par «Die Deutsche Bibliothek»
«Die Deutsche Bibliothek» répertorie cette publication dans la «Deutsche Nationalbibliografie»; les données bibliographiques détaillées sont disponibles sur Internet sous ‹http://dnb.ddb.de›.

Imprimé avec le support financier des bailleurs de fonds suivants:
- Dissertationenfonds (Max Geldner-Fonds) der Philosophisch-Historischen Fakultät der Universität Basel
- Geographisch-Ethnologische Gesellschaft (GEG) Basel
- Werenfels-Fonds der Freiwilligen Akademischen Gesellschaft Basel

Illustration de couverture: Vieille femme assise dans l'escalier devant sa maison
Réalisation couverture: Thomas Jaberg, Peter Lang AG

ISBN 3-03910-826-3

Hochfeldstrasse 32, Postfach 746, CH-3000 Berne 9
info@peterlang.com, www.peterlang.com, www.peterlang.net

A tous ceux qui m'ont aidée
ou qui m'aident encore
à réaliser mes projets et mes rêves

Table des matières

Figures

Cartes

Tableaux

Photos

Diagrammes

Annexes

Liste des abréviations

AME	Action Missionnaire pour le Combat de la Foi (Eglise Evangélique)
AMI	Assistance Médicale Indigène
AMU	Assurance Maladie Universelle
AOF	Afrique Occidentale Française
ASV	Association au Service de la Vie
BNETD	Bureau National d'Etudes Techniques et de Développement
BTPR	Bureau Technique du Recensement
BTS	Brevet de Technicien Supérieur
CAT	Centre AntiTuberculeux
CDE	Centre pour le Développement et l'Environnement
CEDEAO	Communauté Economique des Etats de l'Afrique de l'Ouest
cf.	confère
CFA	Communauté Financière Africaine
CHU	Centre Hospitalier Universitaire
CIA	Central Intelligence Agency
CIE	Compagnie Ivoirienne d'Electricité
CNE	Commission Nationale Electorale
CNPS	Caisse Nationale de Prévoyance Sociale
CNRS	Centre National de la Recherche Scientifique
CNSP	Comité National de Salut Public
CSRS	Centre Suisse de Recherches Scientifiques
DDC	Direction du Développement et de la Coopération
d.n.p.	date non précisée
ECG	Echocardiogramme
éd.	éditeur; édition
éds.	éditeurs
eia	Energy Information Administration

EPFL	Ecole Polytechnique Fédérale de Lausanne
etc.	et cetera
FMI	Fonds Monétaire International
FNS	Fonds National Suisse de la Recherche Scientifique
FPI	Front Populaire Ivoirien
FSU-com	Formation Sanitaire Urbaine à base communautaire
GFCI	Groupement Foncier de Côte d'Ivoire
GIUZ	Geographisches Institut der Universität Zürich
IDS	Institute of Development Studies
IFAN	Institut Français d'Afrique Noire
INS	Institut National de la Statistique
INSP	Institut National de la Santé Publique
IP	Individual Project
IRD	Institut Français de Recherche Scientifique pour le Développement en Coopération
ITS	Institut Tropical Suisse
IUED	Institut Universitaire d'Etudes du Développement
JICA	Agence Japonaise de Coopération Internationale
LASUR	Laboratoire de Sociologie Urbaine
MdPM	Ministère Délégué auprès du Premier Ministre, chargé de l'Economie, des Finances et du Plan
MEDA	Mission d'Evangélisation et de Délivrance des Ames
MGEF	Mutuelle générale des Fonctionnaires
MICASE	Mission Chrétienne les Actes du Saint-Esprit
MICS2	Deuxième Enquête à Indicateurs Multiples
MJP	Mouvement pour la Justice et la Paix
MOS	Mode d'Occupation des Sols
MPCI	Mouvement Patriotique de Côte d'Ivoire
MPIGO	Mouvement Patriotique Ivoirien du Grand Ouest
MST	Maladie Sexuellement Transmissible
n	nombre
n°	numéro
NCCR	National Centre of Competence in Research
NZZ	Neue Zürcher Zeitung

ONG	Organisation Non-Gouvernementale
ORSTOM	Office de la Recherche Scientifique et Technique d'Outre-Mer
p.	page
PDCI – RDA	Parti Démocratique de Côte d'Ivoire – Section du Rassemblement Démocratique Africain
p.ex.	par exemple
PIB	Produit Intérieur Brut
PIT	Parti Ivoirien des Travailleurs
PMI	Protection Maternelle et Infantile
PSP	Pharmacie de la Santé Publique
RDA	Rassemblement Démocratique Africain
RDR	Rassemblement des Républicains
RFI	Radio France Internationale
RGPH	Recensement Général de la Population et de l'Habitation
SAA	Syndicat Agricole Africaine
SANDEC	Département Eau et Assainissement dans les Pays en Développement
SEMA	Société d'Economie et de Mathématiques Appliquées
SETU	Société d'Equipement des Terrains Urbains
SICOGI	Société Ivoirienne de Construction et de Gestion Immobilière
SIDA	Syndrome d'Immunodéficience Acquise
SIHCI	Société Immobilière d'Habitation de Côte d'Ivoire
SODECI	Société de Distribution d'Eau de Côte d'Ivoire
SOGEFIHA	Société de Gestion et de Financement de l'Habitat
SOTRA	Société de Transport Abidjanais
SUCCI	Société d'Urbanisme et de Construction de Côte d'Ivoire
UDCI	Union des Démocrates de Côte d'Ivoire
UDPCI	Union pour la Démocratie et la Paix en Côte d'Ivoire
UEESO CI	Union des Eglises Evangéliques Services et Oeuvres de Côte d'Ivoire

UK	United Kingdom
UNICEF	United Nations International Children's Emergency Fund
USA	United States of America
USAID	United States Agency for International Development
VIH	Virus de l'Immunodéficience Humaine
WHO	World Health Organisation

Avant-propos

J'ai eu l'occasion de faire mes études dans le cadre de deux programmes: d'une part dans le programme pour des doctorants et post-doctorants «Santé urbaine dans les pays en voie de développement» («Urban health in developing countries») et d'autre part dans le programme «Pôle de Recherche National Nord-Sud» («National Centre of Competence in Research (NCCR) North-South»).

Le premier programme, qui a été créé par l'Institut Tropical Suisse (ITS) et l'Institut d'Ethnologie de l'Université de Bâle, a été réalisé entre 1999 et 2002 grâce au support financier du Fonds National Suisse de la Recherche Scientifique (FNS) et de l'Université de Bâle. Le programme consistait en trois étapes:

- la première année servait à préparer les recherches sur le terrain et donnait la possibilité de connaître et approfondir les bases théoriques et les approches épidémiologiques et ethnologiques, ainsi qu'à créer une base interdisciplinaire pour les recherches prévues;
- la deuxième année était consacrée aux recherches sur le terrain;
- la troisième, quant à elle, était réservée à l'analyse des informations obtenues et à la rédaction de la thèse.

Les participants pouvaient présenter leurs projets lors de différents ateliers qui étaient organisés dans le contexte du programme et qui donnaient l'opportunité de discuter les problèmes avec les responsables du programme et/ou avec les experts qui avaient été invités.

La collaboration entre l'ITS et l'Institut d'Ethnologie de l'Université de Bâle continue – entre autre – dans le cadre du Projet Individuel 4 «Santé et bien-être» du NCCR North-South.

Le NCCR North-South dont les quatre premières années sont financées par le FNS, la Direction du Développement et de la Coopération de la Confédération (DDC) et par les institutions participantes[1] est un programme de partenariats scientifiques entre des chercheurs du Nord et du Sud. Il est prévu sur douze ans et il a été adopté par le Parlement Suisse en juin 2001 (NCCR North-South 2002/2003: 2).

Le NCCR North-South poursuit le but de contribuer à une meilleure compréhension de l'état de différents syndromes du changement global et de l'impact que ces syndromes et leurs causes ont sur des différentes ressources (humaines, naturelles et économiques). En même temps, ce programme vise à connaître les réactions des gens concernés[2] aux problèmes liés au changement global. En identifiant le potentiel des systèmes sociaux d'atténuer les syndromes, en prenant en considération leurs dynamiques et en adoptant des solutions innovatrices existantes, le NCCR North-South se propose comme objectif de contribuer à la conception de mesures pour apaiser les syndromes (NCCR North-South 2003).

Le NCCR North-South est composé de huit Projets Individuels (IP). L'IP1 développe des méthodologies pour tous les autres, tandis que les IP2 à 8 poursuivent différents objectifs, tels que l'amélioration des services et des infrastructures d'assainissement environnementaux déficients (IP3), l'identification des facteurs qui entravent ou favorisent le développement durable

1 Les sept institutions suisses suivantes collaborent dans ce programme: le Centre pour le Développement et l'Environnement (CDE) de l'Université de Berne, le « Development Study Group » de l'Institut de Géographie de l'Université de Zurich (GIUZ), l'Institut Tropical Suisse (ITS) à Bâle, l'Institut Universitaire d'Etudes du Développement (IUED) à Genève, le Laboratoire de Sociologie Urbaine (LASUR) de l'Ecole Polytechnique Fédérale de Lausanne (EPFL), le Département Eau et Assainissement dans les Pays en Développement (SANDEC) de l'EAWAG à Dübendorf et la Fondation Suisse pour la Paix à Berne (NCCR North-South 2002/2003: 5).

2 C'est-à-dire des différents groupes sociaux et de la société dans l'ensemble.

(IP6) ou l'amélioration de la cohérence des prises de décisions (IP8) (NCCR North-South 2002/2003: 10–28).

Les recherches disciplinaires, interdisciplinaires et transdisciplinaires[3] réalisées dans le cadre du NCCR North-South se focalisent sur trois contextes de syndromes: les zones de hautes montagnes et de plaines, les zones semi-arides et les zones urbaines et périurbaines avec une croissance rapide (NCCR North-South 2002/2003: 4).

Le Projet Individuel 4 «Santé et bien-être» – dans le cadre duquel j'ai pu rédiger ma thèse – se concentre sur les zones semi-arides et les zones urbaines et périurbaines de quelques pays de l'Afrique de l'Ouest.[4] Il a pour but

> [...] de générer la base scientifique pour le développement et la validation de stratégies d'interventions de santé et d'options de planification de santé adaptées, efficaces et innovantes, qui amélioreront la santé et le bien-être des populations urbaines et nomades désavantagées, en accordant une attention particulière aux femmes et aux enfants (NCCR North-South 2002/2003: 14).

Mes recherches cadrent avec l'IP4 en tant qu'elles étudient l'importance des relations sociales en cas de maladie dans l'environnement urbain. Ma population cible ne se limite pas aux femmes et aux enfants démunis, mais comprend également des hommes et des personnes appartenant à la couche moyenne.

Le programme «Santé urbaine dans les pays en voie de développement» et le programme «NCCR North-South» sont tous les deux orientés vers l'application pratique et la recherche de solutions. Ils accordent une grande importance à l'interdisciplinarité. Cette orientation est à la base des approches que j'applique.

3 La recherche transdisciplinaire vise à «[d]éfinir et résoudre les problèmes en intégrant toutes les disciplines scientifiques ainsi que le savoir local» (NCCR North-South 2002/2003: 5).

4 Il s'agit du Burkina Faso, du Cameroun, de la Côte d'Ivoire, de la Mauritanie et du Tchad (NCCR North-South 2002/2003: 12).

Ainsi, on pourrait me reprocher de reproduire une théorie de modernisation, mais le but principal de ma thèse est de contribuer à une meilleure compréhension des problèmes causés par l'urbanisation rapide et à l'atténuation des syndromes du changement global.

Remerciements

Mes recherches ont seulement pu être réalisées grâce au support que j'ai reçu.

Un premier remerciement doit être adressé au Pr. Dr Meinhard Schuster, ancien Directeur de l'Institut d'Ethnologie de l'Université de Bâle, pour son soutien bienveillant pendant tout le temps de mes études et au cours de mon projet de thèse.

Ces remerciements doivent être étendus à mes directeurs de thèse :

- PD Dr Brigit Obrist de l'Institut d'Ethnologie de l'Université de Bâle pour son support professionnel et ses suggestions précieuses ;
- Pr. Dr Till Förster, Directeur de l'Institut d'Ethnologie de l'Université de Bâle, pour son engagement spontané par rapport à la rédaction d'un avis sur ma thèse ; et
- Pr. Dr Marcel Tanner, Directeur de l'Institut Tropical Suisse, pour son encouragement sur le terrain et pendant la rédaction de la thèse ainsi que pour son intercession exceptionnelle qui m'a fait profiter d'un appui financier pendant la rédaction de la thèse.

Les ressources qui ont servi au financement des recherches provenaient de différentes sources : les supports financiers de la «Freiwillige Akademische Gesellschaft» et du Fonds «Fritz Sarasin-Stiftung» à Bâle ont rendu possible les recherches sur le terrain d'avril 2000 à avril 2001. J'ai également pu profiter à travers du NCCR North-South d'un financement par le Fonds National Suisse de la Recherche Scientifique qui m'a permis de réduire mes heures de travail comme infirmière au minimum pendant la rédaction de la thèse. Que tous les responsables de ces institutions trouvent ici l'expression de mes chaleureux remerciements !

Je tiens également à remercier mes supérieurs et mes compagnons de travail à l'Hôpital Universitaire de Bâle qui m'ont accordé beaucoup de liberté par rapport à mon plan de travail et m'ont ainsi permis de partir faire des recherches à Abidjan.

En Côte d'Ivoire, je remercie les personnes travaillant au Centre Suisse de Recherches Scientifiques (CSRS), en particulier:

- Dr Olivier Girardin, Directeur du CSRS de mai 1998 à juin 2004;
- l'équipe faisant des recherches sur l'environnement urbain dans le cadre du NCCR North-South sous la direction de Dr Guéladio Cissé, l'actuel Directeur du CSRS; et
- tous les autres chercheurs et employés du CSRS qui m'ont souvent cédé leur place à l'ordinateur pour que je puisse vite imprimer mes documents, qui m'ont aidée à résoudre des problèmes de genre informatique ou qui m'ont tout simplement accueillie chaleureusement lors de mes visites au centre.

Une pensée toute spéciale est destinée à Claire Konan Bla et Mohamed Doumbia, les deux étudiants de l'Institut d'Ethno-Sociologie de l'Université d'Abidjan qui m'ont aidée à réaliser l'enquête auprès des ménages. Sans leur assistance, beaucoup d'informations ne m'auraient pas été accessibles.

Je tiens également à remercier les autorités administratives et coutumières des localités sélectionnées pour l'enquête, ainsi que toutes les personnes qui ont bien voulu répondre à mes questions:

- les malades ou leurs parents rencontrés au Centre Hospitalier Universitaire de Treichville, aux formations de santé à base communautaire Niangon Lokoa et Agéfosyn, à l'Hôpital Psychiatrique à Bingerville et à l'ONG «Lumière-Action»;
- les membres des ménages choisis pour l'enquête transversale;
- le personnel des différents services de santé;
- les responsables ou les adhérents des lieux de culte dans le secteur Niangon Sud; et
- tous les autres qui étaient prêts à m'expliquer ce que je voulais savoir.

Beaucoup de personnes à Abidjan m'ont prouvé leur hospitalité et leur amitié et je leur adresse mes profonds sentiments de gratitude. Barou Sakou et sa femme Virginie étaient mes tuteurs lors de mes enquêtes dans la commune de Treichville. A Niangon Sud, Jeanne et Georges Kouamé N'guessan m'ont adoptée comme membre de leur petite famille. Eux, Amadou Dieng, Omer Jean Logbo et Valentin Kouegbé m'ont aidée à me familiariser avec la façon de vivre en Côte d'Ivoire et m'ont prodigué beaucoup d'informations précieuses. Je n'oublierai jamais tout ce qu'ils ont fait pour moi.

J'adresse mes remerciements aussi à tous mes amis dans le quartier qui m'ont donné des conseils importants pendant le temps des troubles politiques et qui m'ont permis de me sentir en sécurité malgré tout.

Plusieurs personnes m'ont aidée dans la finition du manuscrit, à qui j'exprime mes très chaleureux remerciements. Erich Theiss et Monika Weilenmann-Bossart se sont chargés de la lecture critique du texte et m'ont donné beaucoup de suggestions précieuses. Pierre Gnaga Gbale, Noël et Valentin Kouegbé, Omer Jean Logbo et Aurore Portmann m'ont offert de l'assistance par rapport au français. Peter Kehrli et Simone Wolf m'ont aidée dans la présentation graphique des résultats.

Je tiens également à remercier tous mes amis qui me sont restés fidèles bien que je les aie négligés, et qui ont ainsi fait que mon réseau social n'a pas eu de ruptures incurables. Un grand merci aussi à ceux qui m'ont apporté leur soutien et que je ne peux pas mentionner spécialement, parce que la liste deviendrait trop longue.

Un dernier remerciement doit encore être adressé à mes parents qui – depuis mon enfance – m'ont inspiré de la confiance et de la force qui m'ont aidée à ne pas abandonner le projet de thèse dans des moments difficiles.

Chapitre premier

Les relations sociales dans le milieu urbain et leur importance en cas de maladie comme objet d'une étude anthropologique

1. Introduction

La Côte d'Ivoire est l'un des pays les plus urbanisés de l'Afrique de l'Ouest. Elle a connu une urbanisation galopante. La proportion de la population urbaine est passée de 32 % en 1975 à 43 % en 1998 (UNICEF 2000: 12). A Abidjan, p. ex., le nombre des habitants[1] s'est multiplié par plus de six de 1950 jusqu'au milieu des années 80 (WHO Commission on Health and Environment 1992: 18). Lors du Recensement Général de la Population et de l'Habitation réalisé en 1998 (RGPH-98), cette métropole hébergeait environ trois millions de personnes.

Cette urbanisation rapide dépasse les moyens financiers et administratifs du gouvernement ivoirien, qui n'arrive plus à mettre à la disposition de toute la population abidjanaise les infrastructures nécessaires pour la satisfaction des besoins essentiels dans le domaine de l'habitat, de l'approvisionnement en eau potable et des services sanitaires. Ceci peut avoir un impact sur la santé. Les logements précaires qui se trouvent dans beaucoup de centres d'immigration urbaine et le revenu modeste de leurs occupants favorisent respectivement la diffusion de maladies épidémiques et des problèmes sanitaires comme les maladies infantiles,

1 Pour faciliter la lecture du texte j'utilise généralement le masculin comme représentant des deux sexes, sans discrimination à l'égard des hommes et des femmes. Aux cas où il s'agit exclusivement des hommes ou des femmes je mentionne ce fait explicitement.

le paludisme, les maladies sexuellement transmissibles et la malnutrition (Ministère de la Santé Publique de la République de Côte d'Ivoire 1996: 30). En dehors des maladies infectieuses et parasitaires – qui représentent 50 à 60 % de la morbidité observée – la Côte d'Ivoire connaît une forte augmentation des affections cardiovasculaires, des accidents du travail aux machines et de la circulation ainsi que l'accroissement de l'abus d'alcool et de drogues (Ministère de la Santé Publique de la République de Côte d'Ivoire 1996: 8).

L'offre thérapeutique dans la ville d'Abidjan est grande et le choix va des herbes vendues au marché jusqu'au traitement dans une clinique privée internationale. Tandis que le secteur privé a subi un développement sans précédent dans les années 1970, le secteur public a été confronté dans la même période à la nécessité de baisser les coûts et de chercher de nouveaux financements (Massiot 1995: 8–9). Comme beaucoup d'autres pays en voie de développement[2], la Côte d'Ivoire a été gravement touchée par la crise internationale d'endettement à partir des années 80 et par la suite elle devait consacrer la plus grande partie du revenu national à payer la charge d'intérêt. Ceci a provoqué encore une réduction des investissements publics déjà modestes dans le secteur social. Par conséquent, les services offerts dans ce secteur ont subi une baisse qualitative et quantitative (Ministère de la Santé Publique de la République de Côte d'Ivoire 1996: 1), due à la dégradation des infrastructures et au manque de personnel, de matériels disponibles et de médicaments (Ministère de la Santé Publique de la République de Côte d'Ivoire 1996: 11). A la suite des mesures d'économie, les clients qui fréquentent les services sanitaires publics de nos jours doivent assurer eux-mêmes les frais causés par la maladie.

2 J'utilise le terme « pays en voie de développement » parce que je le préfère aux termes « tiers monde » ou « le Sud », mais je suis consciente du fait que toutes les trois expressions ont des déficiences.

Surtout les couches sociales à faibles revenus souffrent de cette situation qui s'est encore aggravée par la dévaluation du franc CFA en janvier 1994. Dans de telles circonstances, une maladie représente souvent une lourde charge qui ne peut être supportée par un individu isolé. Il dépend plutôt d'un réseau social[3] qui lui apporte de l'aide matérielle et immatérielle.

Mon intérêt pour les relations sociales[4] et leur importance en cas de maladie a été éveillé en juillet 1999 quand un de mes amis ivoiriens – je vais l'appeler Pierre[5] – a eu un accident. Un vendredi après-midi, il était en train de bricoler avec un couteau quand celui-ci a glissé et s'est enfoncé dans son oeil. Un de ses cousins l'a accompagné à l'hôpital universitaire où Pierre a appris qu'il devait se faire opérer pour suturer la cornée. L'opération fixée pour le mercredi devait coûter 80'000 francs CFA[6] tant pour les examens préopératoires que pour l'intervention chirurgicale elle-même. En ce moment, Pierre vivait avec son grand frère qui avait un emploi bien payé. Ce dernier lui a promis de lui apporter le montant nécessaire aussitôt que possible, mais chaque jour il trouvait une excuse. D'abord, il ne pouvait pas aller chercher l'argent à la banque le week-end, ensuite il n'avait pas le temps de le faire le lundi, etc. Pour finir, j'ai donné cet argent à Pierre parce que je ne voulais pas qu'il perde sa faculté visuelle.

3 Un réseau social peut être défini comme le nombre d'acteurs qui sont liés par des relations sociales (Schweizer 1989: 1). A la différence d'un groupe, les membres individuels d'un réseau ne doivent pas se connaître obligatoirement et ils ne font pas forcément preuve d'un sentiment de communauté (« Wir-Gefühl ») et de solidarité (pour la définition du groupe cf. Gukenbiehl et Schäfers 1992: 117–121). Si je parle d'un réseau social, j'entends par là l'ensemble des relations qu'un individu isolé a avec d'autres personnes. Ma conception du réseau est donc égocentrique ; c'est-à-dire, je m'intéresse particulièrement au réseau personnel de l'individu malade.

4 Je considère toutes les relations entre des individus comme « relation sociale ».

5 J'ai changé tous les noms des individus rencontrés dans leur vie privée.

6 En 1999, ce montant équivalait à 200 francs suisses.

Cet événement m'a beaucoup marquée, alors j'ai commencé à me demander si la situation de Pierre était un cas isolé ou si je devrais revoir ma conception de la solidarité dans les sociétés africaines. J'ai donc décidé de focaliser mes études sur le rôle des relations sociales en cas de maladie dans le milieu urbain d'Abidjan.

2. Aperçu de la littérature

2.1 La «solidarité africaine»

Ma conception de la solidarité dans les sociétés africaines a été beaucoup influencée par le discours mené dans le cadre du socialisme africain autour des années 1960.[7] Selon les représentants de cette doctrine[8] le socialisme africain était inhérent à des caractéristiques fondamentales de la «société africaine traditionnelle». Une de ces caractéristiques était la solidarité. Sékou Touré la qualifiait comme «[...] une des valeurs essentielles [...] de la Société Africaine [...]», «première richesse de l'homme africain et qualité cardinale de la race noire [...]» (1959: 258). Julius Nyerere (1967: 242), quant à lui, accentuait:

> In our traditional African society we are individuals within a community. We took care of the community, and the community took care of us. We neither needed nor wished to exploit our fellow men.

7 J'ai eu l'occasion de suivre des cours sur le socialisme africain à l'Institut de Sociologie de l'Université de Bâle en 1992.

8 Tel que Léopold Sédar Senghor et Mamadou Dia du Sénégal, Modibo Keïta du Mali, Sékou Touré de la Guinée, Kwame Nkrumah du Ghana, Julius Nyerere de la Tanzanie, Tom Mboya et Jomo Kenyatta du Kenya et Kenneth Kaunda de la Zambie (Trappe 1984: 262–263).

Ce jugement positif sur la «solidarité africaine» n'est pas restreint aux discours programmatiques menés par des politiciens africains; aujourd'hui encore, des chercheurs scientifiques décrivent cette «solidarité africaine» et l'importance des relations sociales comme des phénomènes caractéristiques pour la «culture africaine». Serge Latouche (1998: 38–39) – un économiste –, p.ex., parle de

> L'impérialisme du social [qui] se manifeste à travers l'importance des relations de parenté. La parenté s'étend non seulement au groupe familial élargi, mais elle sert de moule dans lequel se coulent les relations d'amitié, de voisinage, d'association sportive, culturelle, politique ou religieuse, les rapports même de travail et les formes du pouvoir. Elle est réactivée et renforcée par les cérémonies, les cultes d'ancêtres, les liens à la terre, les relations avec le monde de l'invisible. Tout cela engendre la fameuse solidarité africaine qui n'a pas vraiment d'équivalent ailleurs

et Marcellin Ayé (2000: 8) mentionne qu'il avait constaté une «solidarité naturelle» sur le terrain.[9]

Cette appréciation positive de la «solidarité africaine» est partagée par plusieurs chercheurs en sciences sociales et culturelles. L'anthropologue Alain Marie, p.ex., indique qu'en ville des parents sont «[…] hébergés au nom de la solidarité […]» (1997: 86) et que la solidarité est la seule source de sécurité sociale pour beaucoup de personnes (1997: 88). En Côte d'Ivoire, les solidarités sont – selon le sociologue François Leimdorfer (1997: 132) – «[…] partout présentes et directement visibles dans la vie quotidienne […]» et la vie dans les quartiers de Port-Bouët et de Treichville dans la ville d'Abidjan est décrite par le sociologue Jean-Marc Ela (1983: 110) de la façon suivante: «[…] sans ressources, on réussit toujours à survivre, car la solidarité ethnique et familiale joue à plein.»

Mais sur le front académique il y a également des voix critiques qui contredisent ce jugement positif.

9 Ayé a fait des recherches dans la région rurale d'Adzopé en Côte d'Ivoire.

Claudine Vidal, p. ex., une sociologue qui a effectué de nombreuses missions de recherche au Rwanda et en Côte d'Ivoire, qualifie la «solidarité africaine» d'«[...] un mythe à revisiter» (1994: 687).

L'anthropologue Claudia Roth ayant, entre autres, fait des recherches sur la protection sociale locale à Bobo-Dioulasso (Burkina Faso) constate que «[...] plus une personne est dans les besoins, plus ses rapports de parenté sont précaires et peuvent même se perdre» (Roth 2002: 5).

Brigit Obrist (2000: 273–274) avertit également de ne pas idéaliser les réseaux sociaux qui offrent du support; environ un tiers des femmes qu'elle a interrogées lors de son étude anthropologique «Struggling for health in the city» à Dar es Salaam (Tanzanie) indiquaient ne pas recevoir du soutien de personnes hors du ménage.

Ces appréciations de différents auteurs montrent que la «solidarité africaine» est perçue d'une façon controversée. Le but de ma thèse est d'explorer l'importance des relations sociales dans la ville d'Abidjan selon la perception propre aux malades en m'appuyant sur leurs descriptions de l'aide reçue au cours de leur affection, des personnes ayant offert du soutien et des genres de support qu'ils ont obtenus.

2.2 *Les relations sociales dans l'environnement urbain*

Les relations sociales dans l'environnement urbain ont depuis longtemps suscité l'intérêt des sciences sociales et culturelles. Dans le contexte africain, les chercheurs de l'Institut Rhodes-Livingstone[10] avaient un effet directeur.

Cet institut, qui a été fondé en 1938 en Zambie (anciennement Rhodésie du Nord), prenait à tâche d'analyser entre autres les

10 Plus tard, l'institut changeait de nom et devenait «the Institute of African Studies» de l'Université de Zambie (Epstein 1992: xviii).

différents impacts de la migration et de l'urbanisation sur l'organisation sociale dans l'environnement urbain et l'environnement rural, et d'étudier les interrelations entre l'introduction d'un système économique monétaire et l'organisation sociale (Gluckman 1945: 8). Par rapport au milieu urbain, l'institut concentrait ses recherches sur des villes minières – des villes qui avaient été construites par les colonisateurs européens et qui étaient sous leur contrôle au point de vue économique et administratif. La situation démographique de ces villes était marquée par la prédominance de jeunes hommes qui avaient été recrutés dans le pays entier et les pays voisins.

La plupart de ces jeunes hommes avaient grandi – selon Godfrey Wilson (1941: 39) – dans des sociétés «tribales», c'est-à-dire dans des petites communautés autarciques où leur sécurité, leur statut social et leur bien-être dépendaient de la coopération avec les parents. Grâce à la coopération de tous les membres, la communauté arrivait à survivre et à avancer du point de vue économique. Les relations avec les parents se basaient sur l'obligation morale, légale et conventionnelle d'offrir de l'assistance aux autres.[11]

Arrivé en ville, l'immigrant était confronté à un autre système de dépendance économique. Les rapports personnels avec les pa-

11 Dans son «Essai sur le don» Marcel Mauss avait parlé de l'obligation de donner, de recevoir et de rendre (1990: 36, publié pour la première fois en 1923/24) qui opère d'une façon plus ou moins apparente dans chaque société (1990: 19). Claude Meillassoux qui avait fait des recherches chez les Gouro en Côte d'Ivoire en tirait la conclusion que l'organisation «traditionnelle» des communautés paysannes en Afrique de l'Ouest fonctionnait suivant un système d'avances et de remboursements (1976: 56) qui était fondé sur la solidarité parmi les producteurs qui se succédaient dans le cycle agricole (1976: 61). Dans ce contexte, Meillassoux (1976: 67) caractérisait l'enfance comme période pré-productive qui était suivie de la période productive de l'adulte et de la période post-productive de la personne âgée. L'adulte prenait en charge les enfants – en attendant que ceux-ci s'occupaient de lui le jour où il serait vieux – ainsi que les personnes âgées qui se faisaient rembourser leurs efforts de cette façon.

rents étaient concurrencés par des relations commerciales impersonnelles (Wilson 1941 : 39). D'après James Clyde Mitchell (1969b : 324) le point d'effort principal dans l'environnement urbain était mis sur le succès individuel et non sur l'idéologie du groupe uni des descendants. Le phénomène d'une individualisation progressive a été confirmée par Hortense Powdermaker – selon elle (1962 : 51) – l'individu prenait davantage conscience de sa propre personnalité dans le contexte urbain et la confrontation avec des modes de vie européens faisait naître d'autres valeurs (p. ex. l'autonomie et l'individualisation) et de nouvelles possibilités d'identification.

En analysant la vie des citadins et des villageois dans le milieu urbain, les chercheurs de l'Institut Rhodes-Livingstone (p. ex. Epstein 1981, Gluckman 1969, Mitchell 1969a et Wilson 1941) constataient que – malgré ces changements fondamentaux – les parents et les membres de la même ethnie jouaient un rôle important dans la ville ; selon Mitchell (1956) l'ethnicité ou le « tribalisme urbain » y gagnait même de l'importance parce qu'il servait à classifier la population urbaine hétérogène dans un nombre limité de catégories sociales significatives et aidait ainsi les citadins à s'orienter dans l'environnement urbain et à trouver le comportement adéquat envers les étrangers.[12]

12 Ces relations « catégorielles » étaient une des trois formes de relations sociales que Mitchell (1966 : 51–56 ; 1969a : 9–10) différenciait dans l'environnement urbain ; les deux autres étant les relations structurelles et les relations personnelles. La classification était faite par rapport au contexte dans lequel les relations avaient lieu. Les relations structurelles, p. ex., étaient liées aux rôles que les membres d'une institution sociale (telle qu'une entreprise, une famille ou une association) occupaient. Ces rôles définissaient le comportement adéquat envers les autres membres et envers les étrangers. Les relations catégorielles, quant à elles, étaient établies dans une situation où les personnes qui se rencontraient ne se connaissaient pas (bien), et où elles s'attribuaient mutuellement des rôles sur la base de stéréotypes sociaux (p. ex. la couche sociale ou l'ethnicité) qui leur permettaient de trouver le comportement adéquat dans cette situation. Les relations personnelles, finalement, se basaient sur des rapports plus ou moins intimes entre les personnes.

Le «tribalisme urbain» jouait un rôle important dans différents domaines: les immigrants cherchaient à loger près des parents ou des ressortissants du même village et à manger avec eux (Wilson 1942:74–76) et les citadins se retrouvaient avec leur groupe d'appartenance pour organiser des danses populaires (Mitchell 1956: 1–2) ou pour former des associations à base villageoise ou ethnique qui servaient comme structures d'entraide générale ou dans le cas des funérailles (Gluckman 1960: 55; 1969: 67).

Arnold Epstein (1967: 280) accentuait également ce côté positif de la vie urbaine en indiquant que chaque citadin africain avait tendance à être intégré dans un réseau complexe de relations sociales.[13] Il ne mentionnait pas seulement les parents et les membres d'une même «tribu» qui formaient le centre du réseau, mais il soutenait que le réseau incluait aussi des voisins, des collègues de travail, des amis et des connaissances. Toutes ces relations sociales représentaient – selon Epstein (1967: 280) – un élément de stabilité dans un environnement changeant.

Le rôle important des relations sociales n'était pas limité aux villes de l'Afrique centrale; des chercheurs travaillant en Afrique de l'Ouest rapportaient la même chose (tels que Heather et autres 1980, Little 1980, publié pour la première fois en 1957 et Meillassoux 1968). Little et Meillassoux mettaient l'accent sur l'importance des associations volontaires.

Des recherches anthropologiques effectuées en Amérique centrale et en Amérique du Sud confirmaient également cette image positive des relations sociales dans le milieu urbain ainsi que des ressources qui pouvaient être mobilisées grâce à elles. A partir des années 1970, plusieurs anthropologues se chargeaient d'analyser l'organisation sociale de la population démunie vivant dans des centres urbains qui étaient soumis à une urbanisation rapide, p.ex. à Mexico City (Lomnitz 1997, publié pour la première fois

13 En commun avec Mitchell et John A. Barnes (qui avait également travaillé à l'Institut Rhodes-Livingstone), Epstein était l'un des premiers à analyser des réseaux sociaux.

en 1974) et à Lima (Lloyd 1979). Ils focalisaient leurs recherches sur les stratégies par lesquelles les plus pauvres essayaient d'assurer leur survie d'une manière active et innovatrice, malgré l'accès insuffisant aux emplois bien rémunérés et aux services sociaux. Ces anthropologues contrebalançaient ainsi l'image négative que le public avait conventionnellement des résidents des habitats précaires (Lloyd 1979: 9)[14] et ils considéraient l'utilisation des relations sociales comme «stratégie de survie».[15]

Les réseaux sociaux décrits par Larissa Lomnitz (1997: 213), p.ex., étaient utilisés pour échanger un grand assortiment de choses, telles que des informations par rapport au processus d'immigration, d'accès à l'emploi et au logement; des prêts d'argent, de nourriture, des habits, des outils de travail; des services comme l'hébergement de parents ou la garde des enfants d'une mère qui travaille; l'utilisation commune de l'équipement comme la télévision ou les latrines; et le support moral et émotionnel. En vue de ce grand assortiment, il n'est pas étonnant que Lomnitz (1997:209) considérait ces réseaux sociaux comme une des ressources les plus importantes pour les populations les plus démunies auxquelles elles faisaient régulièrement appel. Mais il faut dire que les réseaux sociaux mentionnés par Lomnitz se restreignaient essentiel-

14 Cette image avait été influencée par l'anthropologue Oscar Lewis qui avait introduit le terme «culture of poverty» dans la discussion pour expliquer les inégalités économiques existantes. Cette théorie partait de l'idée que les couches sociales les plus défavorisées avaient des caractéristiques culturelles et des manières particulières d'agir, qui étaient transmises de génération en génération, ce qui les empêchaient de sortir du cercle de la pauvreté. Lewis (1975: 395–396) mentionnaient les caractéristiques suivantes: participation et intégration insuffisantes aux systèmes économique et politique, un bas degré d'organisation en ce qui concerne les relations extra-familiales, et l'individu concerné se sent marginalisé, abandonné, dépendant et inférieur.

15 Les recherches plutôt récentes de González de la Rocha (1994) sur «The resources of poverty» étaient également focalisées sur les stratégies de survie, mais particulièrement sur des stratégies développées par des femmes à Guadalajara au Mexique.

lement aux membres de la famille; rares étaient les réseaux qui se constituaient de personnes non-parentes (Lomnitz 1997: 211).

Peter Lloyd, quant à lui, rencontrait des réseaux plus vastes à Lima: non seulement les parents mais aussi les amis étaient importants pour le nouveau venu en ville. C'étaient eux qui l'hébergeaient au début et qui l'aidaient à s'établir dans cet environnement (Lloyd 1979: 117). En plus, les ressortissants de la même communauté rurale développaient souvent un système d'assistance mutuelle qui était activé en cas de chômage ou de maladie mais également dans la vie quotidienne, p.ex. pour emprunter de la nourriture ou des outils (Lloyd 1979: 134).

2.3 *L'importance des relations sociales en cas de maladie*

L'image positive de l'importance des parents et d'autres personnes dans les pays en voie de développement a aussi été soulignée par rapport à la santé, à la grossesse et l'accouchement, à la maladie ou aux décès (p.ex. par Berman et autres 1994, Boswell 1969, Gelfand 1964, La Fontaine 1970, Sauerborn et autres 1996 et Wallman/Baker 1996).

Dans ce contexte, John M. Janzen (1978) introduisait même le concept du «groupe qui gère le traitement» («therapy management group») qu'il décrivait de la façon suivante:

> A therapy managing group comes into being whenever an individual or set of individuals becomes ill or is confronted with overwhelming problems. Various maternal and paternal kinsmen, and occasionally their friends and associates, rally for the purpose of sifting information, lending moral support, making decisions, and arranging details of therapeutic consultation (Janzen 1978: 4).

Janzen avait développé le concept du «therapy manangement group» sur la base de ses recherches effectuées dans l'environnement rural et urbain au Zaïre, mais les réactions d'autres chercheurs par rapport à ce concept montraient que des gérants du traitement existaient dans beaucoup de sociétés africaines (Janzen 1987: 76–77).

Par conséquent, Feierman et Janzen (1992: 18) en arrivaient à la conclusion que «[t]herapy managers [...] are at the heart of African healing.»

Selon Feierman et Janzen deux fonctions différentes peuvent être distinguées dans la gestion du traitement: le diagnostic de la maladie et le contrôle du traitement d'une part et les soins et le support émotif d'autre part. D'après ces deux auteurs – qui s'intéressaient entre autres aux questions de pouvoir à l'intérieur du groupe gérant – la responsabilité pour la première fonction est dans les mains d'une seule personne ou d'un petit groupe de personnes qui a le pouvoir juridique sur le malade. Cette personne peut être le père du patient, le chef du lignage ou le mari de la personne affectée (Feierman/Janzen 1992: 18). Si le groupe décideur est composé de plusieurs membres, ceux-ci doivent trouver un consensus, sinon les points de vue contradictoires au sein du groupe gérant peuvent provoquer des changements de traitement (Janzen 1978: 139). Seulement quelques adultes – des hommes et des femmes indépendantes – décident eux-mêmes de la thérapie qu'ils veulent suivre. La deuxième fonction peut être exercée par plusieurs personnes. Les voisins, des amis, des visiteurs accidentels et des parents éloignés peuvent offrir de l'assistance pratique. Souvent, ils font également des suggestions concernant le diagnostic et la thérapie, mais ils ne peuvent pas participer activement à la prise de décision s'ils ne sont pas invités à le faire par le/les responsable(s) du processus (Feierman/Janzen 1992: 18).

Janzen concentrait ses recherches sur la première fonction (1987: 79). Il analysait dans ce groupe gérant le processus visant à trouver un consentement sur la bonne conduite à tenir. Le processus était influencé par le degrés de participation des individus, le niveau de l'accord ou du désaccord, la suite des événements et les relations de pouvoir à l'intérieur du groupe (Janzen 1978: 147). Les dynamiques sociales qui jouaient parmi tous les individus participant au groupe thérapeutique avaient un effet sur la perception et le diagnostic de la maladie (Janzen 1987: 76). Les exemples de personnes qu'il citait concernaient des individus qui vivaient tous dans un environnement rural où les relations sociales étaient caractérisées par une certaine cohésion. Selon Janzen toujours (1978: 151), les relations avec des personnes non-parentes (collègues de travail, voisins, amis et membres des associations religieuses) devenaient plus importantes en milieu urbain, mais il ne fournit pas d'exemples concrets.

Arthur Kleinman, par contre, un autre anthropologue médical renommé, a effectué ses recherches en ville: à Taipei en Taiwan. Il constatait également que la décision sur le traitement adéquat et l'évaluation du traitement étaient souvent influencées par les membres de la famille et par des experts locaux dans cette ville asiatique. Il appelait ce phénomène «système laïque de référence» («lay referral system»).[16] Ce système était chargé de plusieurs fonctions. En 1975, Kleinman interrogeait 115 familles taiwanaises à Taipei. Il apprenait que 85 % des malades avaient choisi leur traitement à cause des recommandations faites par des membres de la famille, des amis ou d'autres membres de leur entourage (Kleinman 1980: 197). En plus, beaucoup de malades étaient accompagnés par un membre de ce groupe lors de la consultation d'un spécialiste (Kleinman 1980: 68). Kleinman réalisait que la composition du réseau social pouvait varier en relation avec l'environnement:

Dans les villages taiwanais, le réseau comprenait généralement la famille élargie, le lignage ou même la communauté entière, tandis qu'en ville, les individus malades vivant dans des familles nucléaires cherchaient plutôt l'aide chez les amis ou les collègues de travail (Kleinman 1980: 69). Kleinman focalisait son intérêt sur l'influence que l'entourage exerce sur le comportement du malade recherchant la guérison[17], mais pas sur les autres formes de soutien apportées au malade.

16 Janzen (1987: 69) argumentait que le terme «lay referral system» ne correspondait pas à la réalité zaïroise parce que ce terme faisait supposer que quelqu'un d'autre – un «professionnel» – était également engagé dans le traitement et qu'il avait autant ou même plus le droit de gérer la thérapie. Mais au Zaïre, le droit de faire les décisions n'était jamais cédé au professionnel.

17 Kleinman (1980: 29) parle du «health seeking behavior».

2.4 *Les relations sociales comme « capital social »*

L'idée que le réseau social composé de parents et d'autres personnes représente une des ressources les plus importantes surtout pour la population démunie persiste dans le concept du « capital social ».[18] L'un des premiers à introduire ce concept était Pierre Bourdieu. Il définissait le capital social comme

> [...] l'ensemble des ressources actuelles ou potentielles qui sont liées à la possession d'un réseau durable de relations plus ou moins institutionnalisées d'interconnaissance et d'interreconnaissance ; ou, en d'autres termes, à l'appartenance à un groupe [...] (Bourdieu 1980 : 2).[19]

L'acquisition et la reproduction du capital social demandent – selon Bourdieu – du travail relationnel perpétuel sous forme d'échanges permanents qui visent à confirmer la reconnaissance mutuelle; c'est-à-dire qu'elles sont liées à la dépense d'argent et de temps et à l'investissement de soin, d'effort et d'attention. Le volume du capital social d'un individu dépend tant de l'étendue du réseau des liaisons qu'il peut effectivement mobiliser que du volume du capital que possèdent ceux auxquels il est lié. Le réseau relationnel est le produit d'investissements individuels ou collectifs qui visent – consciemment ou inconsciemment – à instaurer et à maintenir des relations sociales qui promettent d'être utiles à court ou à long terme. Dans ce sens, des connaissances faites d'une façon aléatoire, p.ex. dans le voisinage ou au travail, peuvent être transformées en relations électives et nécessaires qui entraînent des obligations durables sous forme de reconnaissances, de respect, d'amitié ou de droits. Le capital social se produit et se reproduit – entre autres – par des cadeaux mutuels, des services et

18 Hawe et Shiell (2000) donnent un aperçu de la littérature sur l'influence que l'environnement social ou le capital social a sur la santé.

19 Bourdieu ne distingue pas le réseau (qui peut se composer d'individus qui ne se connaissent pas et dont la seule caractéristique commune peut être leur liaison avec la personne qui est au centre du réseau) et le groupe (dont les membres se connaissent) (cf. note 3 p. 31).

des visites. Les profits qui résultent de l'appartenance à un réseau sont en même temps à la base de la solidarité qui rend ces profits possibles (Bourdieu 1980: 2; 1983: 191–197) mais le capital social contient aussi le risque de l'ingratitude: le danger existe que l'obligation qui résulte de cette relation d'échanges n'est pas reconnue (Bourdieu 1983: 197).

Une autre définition du capital social a été offerte par Robert D. Putnam (1993: 167). Selon lui, le capital social se réfère aux

> [...] features of social organization, such as trust, norms, and networks, that can improve the efficiency of society by facilitating coordinated actions.[20]

Tandis que Bourdieu plaçait le niveau micro – c'est-à-dire l'individu et les relations à l'intérieur de la communauté – au centre du capital social, Putnam s'est concentré sur le niveau macro ou au degré de synergies entre les actions de l'Etat et les intérêts des populations et à l'engagement civique des membres d'une société. L'approche de Bourdieu me semble mieux adaptée à mon sujet que celui de Putnam parce que je m'intéresse plus à l'individu et au réseau personnel qu'il peut mobiliser en cas de maladie. Je pars de l'idée que le capital social (ou les ressources qu'un individu peut mobiliser quand il est dans le besoin) permet de diminuer sa vulnérabilité en l'aidant à trouver les moyens qu'il faut pour un traitement adéquat et en lui offrant du support moral et matériel.

20 Putnam basait cette description sur ses études effectuées en Italie. Au cours de ses recherches, Putnam constatait que dans certaines régions d'Italie une grande partie de la population était organisée au sein des associations, elle lisait le journal régulièrement et elle avait confiance en ce que les autres agissent d'une façon juste et qu'ils respectent la loi. Les communautés dans ces régions tenaient beaucoup à la solidarité, l'engagement civique, la coopération et l'honnêteté (1993: 115). Ce civisme contrastait au comportement des habitants dans les régions dites «inciviques» qui considéraient les affaires publiques comme le ressort des politiciens qui ne les regardaient pas. La corruption était répandue dans ces régions et les lois n'étaient souvent pas respectées.

2.5 *Vulnérabilité et risques*

Le concept de la vulnérabilité a surgi à la fin des années 1980 et au début des années 90 dans la littérature sur les catastrophes naturelles et les famines (Delor/Hubert 2000: 1561). Robert Chambers a proposé une définition qui a largement été approuvée. Il s'opposait au fait que les mots «vulnérable» et «pauvre» sont souvent utilisés comme synonymes. Il insistait sur le fait que

> Vulnerability [...] is not the same as poverty. It means not lack or want, but defencelessness, insecurity, and exposure to risk, shocks and stress (Chambers 1989: 1).

La vulnérabilité renvoie donc à des événements imprévus auxquels une personne est exposée et à la charge que ces événements lui imputent, ainsi qu'aux difficultés qu'elle affronte dans la maîtrise de la situation. Chambers (1989: 1) distingue un côté extérieur de la vulnérabilité (les risques, les chocs et le stress auxquels un individu ou un ménage est confronté) et un côté intérieur, c'est-à-dire l'impuissance ou le manque de moyens pour maîtriser la situation difficile sans perte. La perte peut être de différentes natures: l'affaiblissement physique, l'appauvrissement économique, la dépendance sociale, l'humiliation ou une offense psychologique.

Partant de la définition proposée par Chambers, les géographes Watts et Bohle (1993: 118) suggèrent distinguer trois coordonnées de la vulnérabilité:

1) le risque de l'exposition à une situation de crise,
2) le risque de ne pas avoir les capacités adéquates pour maîtriser les situations de crises, et
3) le risque d'être soumis à des conséquences sérieuses à cause de la crise. Ce risque est étroitement lié au risque d'un rétablissement lent ou limité.

Il s'ensuit que les plus vulnérables sont ceux qui sont les plus exposés aux crises, qui ont le moins de capacités pour maîtriser la situation difficile, qui souffrent le plus des impacts de la crise et qui ont le moins de capacité de rétablissement. Selon Watts et Bohle (1993: 118), la vulnérabilité peut donc être définie en forme d'exposition, de capacité et de potentialité.

Le concept de la vulnérabilité a été utilisé dans différents domaines tels que les catastrophes naturelles, les crimes, les maladies mentales et le SIDA (Delor/Hubert 2000). Plusieurs auteurs l'appliquaient dans le milieu urbain, p.ex. Caroline O.N. Moser (1998) et Brigit Obrist (2000). Moser (1998: 3) accentue que les pauvres sont généralement parmi les plus vulnérables, mais elle indique que cela ne veut pas dire que toutes les personnes vulnérables sont pauvres. La vulnérabilité est plutôt un concept dynamique qui fait que les individus concernés tournent en dessus et en dessous du seuil de pauvreté (Lipton/Maxwell 1992: 10). Cette dynamique du concept est élucidée dans les cas concrets décrits par l'anthropologue Obrist (2000: 228–252) qui focalisait ses recherches sur des femmes de la couche moyenne à Dar es Salaam en Tanzanie et sur les mesures qu'elles prenaient pour maintenir la santé des membres de leurs ménages.

Selon Tanner et Mtasiwa (2002) et Obrist et Tanner (2002) l'approche sur la base de la vulnérabilité pourrait offrir un complément judicieux à l'approche des risques. La description des facteurs de risque est généralement faite à base des approches épidémiologiques et forment souvent le fondement des interventions dans le domaine de la santé publique. Les épidémiologistes visent à connaître

1) les risques absolus, c'est-à-dire les risques auxquels un groupe exposé ou non-exposé est confronté (Tanner/Mtasiwa 2002: 3); ce risque est indiqué par un chiffre qui exprime la probabilité du fait qu'un individu quelconque dans une population définie tombe malade ou décède (Ackermann et autres 1986: 111),

2) les risques relatifs ou la proportion de l'incidence de maladies dans le groupe exposé par rapport à l'incidence dans le groupe non-exposé (Ackermann et autres 1986: 121), et

3) les risques attribuables, c'est-à-dire les risques qui sont associés avec un facteur ou une situation d'exposition spécifique (Tanner/Mtasiwa 2002: 3); ce risque décrit les cas de maladie qui pourraient être évités si le facteur ou la situation était éliminé (Ackermann et autres 1986: 111).

Il faut dire que les populations urbaines – et particulièrement les populations démunies – sont confrontées à beaucoup de facteurs de risque. Encore dernièrement, on présumait qu'elles se trouvent dans une meilleure situation que leurs compatriotes villageois en ayant accès à l'eau potable du robinet, aux écoles et aux services sanitaires (Potts 1997: 448) – des infrastructures qui peuvent aider à diminuer l'exposition aux risques. Mais malheureusement, cet accès n'est pas toujours garanti. En plus, la population urbaine de nos jours est souvent économiquement plus faible que les ménages ruraux (Potts 1997: 451). La participation aux frais dans les domaines de l'éducation et de la santé fait que la population démunie se voit souvent obligée de ne plus envoyer ses enfants à l'école et de ne pas se soigner en cas de maladie ou seulement de le faire au dernier moment (Potts 1997: 458).

En ville, la morbidité et la mortalité sont élevées. Comme causes les plus importantes doivent être mentionnées: les maladies chroniques (comme les affections cardiovasculaires, le diabète et le cancer), les accidents, les problèmes de santé qui sont liés à la pollution et à l'industrialisation, les problèmes sociaux, l'alcoolisme, l'abus de drogues, les maladies vénériennes et le SIDA. En plus, les citadins dans les pays en voie de développement souffrent beaucoup de maladies contagieuses, de la malnutrition, des maladies parasitaires et des affections qui sont liées à des sources d'eau limitées ou dangereuses ou à des installations sanitaires pauvres (WHO Commission on Health and Environment 1992: 115). Les maladies gastro-intestinales et respiratoires sont particulièrement répandues (Satterthwaite 1993: 88–91; WHO 1993: 3) et les problèmes mentaux montrent une tendance croissante; Harpham et Molyneux (2001: 117) mentionnent que la dépression est prédite à devenir la maladie la plus importante dans les pays en voie de développement en 2020.

Tanner et Mtasiwa (2002) indiquent que les facteurs de risques et les populations les plus touchées peuvent être qualifiés et quantifiés avec l'application de l'approche épidémiologique classique et sur cette base, des interventions sont planifiées. Ces interventions sont souvent confrontées au désaveu des bénéficiaires parce que leur vue n'avait pas été inclue dans la planification. Une autre difficulté de l'approche épidémiologique est le fait qu'elle se focalise sur l'ensemble de la population et qu'elle a pour cette raison la tendance à négliger les différences qui existent entre les différents ménages et à l'intérieur des ménages. Cette approche ne peut guère saisir les capacités et les potentialités des individus concernés. L'approche sur la base de la vulnérabilité, par contre, est à peine apte à analyser la dimension de l'exposition à fond (cf. Figure 1).

Figure 1
Les approches sur la base de risques et de la vulnérabilité

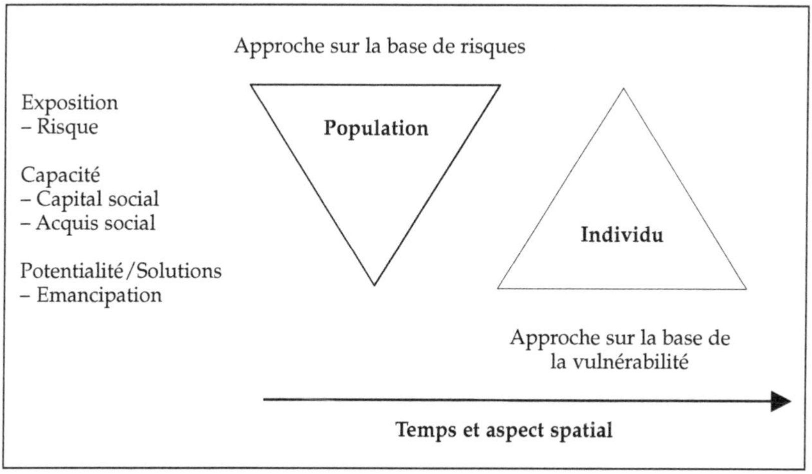

Source: Obrist/Tanner 2003 (modifié par l'auteur)

En tant qu'anthropologue l'approche basée sur la vulnérabilité me correspond mieux. J'ai donc concentré mes recherches sur les capacités des individus à mobiliser des ressources. Tout de même, je vais essayer de donner une petite idée de l'exposition aux crises en fournissant des informations sur la morbidité et sur la charge financière qu'un malade doit supporter pour pouvoir suivre un traitement.

Un point fort de l'approche basée sur la vulnérabilité est la prise en compte des différences entre les diverses unités qui existent dans la population et celles à l'intérieur de ces unités. Les unités sur lesquelles mes recherches sont focalisées sont les ménages.

2.6 Le ménage comme unité de recherche

Divers auteurs accentuent le rôle central des ménages dans la maintenance de la santé (p.ex. Berman et autres 1994 et Obrist 2000) ou dans la lutte contre la maladie (tel que Sauerborn et autres 1996). Selon Guyer (1981: 87) l'utilisation du terme «ménage» est plutôt un phénomène nouveau dans la littérature anthropologique sur l'Afrique.

Plusieurs définitions ont été proposées: Guyer (1981: 89), p.ex., indique que le concept du «ménage» implique une unité domestique qui prend des décisions autonomes par rapport à la production et la consommation. Sauerborn et autres (1996: 292) complètent cette définition en décrivant le ménage comme groupe d'individus qui sont – dans la plupart des cas – unis par des liens de parenté, qui vivent sous le même toit et qui accomplissent ensemble des fonctions de production, de consommation et de reproduction.

Mais la plupart des auteurs reconnaissent avoir eu des problèmes à définir d'une façon exacte qui c'est qui est membre d'un ménage. Cette difficulté est due à la grande mobilité de la population (Guyer 1981: 98). Face à ces problèmes, Berman et autres

(1994: 213) plaident à vérifier si la définition appliquée est appropriée au terrain et à la question de recherches.

Dans le cadre de mon étude, j'utilise une définition toute simple proposée par le sociologue Marc Le Pape (1997: 91)[21] qui comprend le ménage comme « [...] l'ensemble des personnes qui partagent un même logement, quels que soient les liens qui les unissent. » En d'autres mots, je conçois le « ménage » tout simplement comme unité résidentielle et non comme unité économique.

Les ménages ou les membres individuels des ménages ne disposent pas tous des réseaux sociaux équivalents qu'ils peuvent mobiliser en cas de maladie. Ceci peut être dû à différents facteurs – un de ces facteurs est le niveau socio-économique.

Bourdieu (1983: 196) avait indiqué que l'accumulation du capital social demande des investissements de temps et d'argent. Pour cette raison, il n'est pas étonnant que le capital social n'est pas répandu d'une façon équitable dans la population.

Ceci avait déjà été constaté par Epstein (1967: 281). Dans son analyse des réseaux sociaux à Luanshya (Zaïre), il remarquait qu'il y avait une liaison entre le statut socio-économique d'une personne et l'ampleur de ses relations sociales: plus le statut était bas, plus petit était le nombre des associations dont cette personne était membre.

Feierman et Janzen (1992: 8) supposaient également que l'inégalité pourrait être causée par l'appartenance à certaines classes sociales, et ils basaient cette présomption sur l'observation que les enfants des fonctionnaires recevaient plus souvent des soins à l'hôpital que les enfants des populations démunies.

L'influence du statut socio-économique d'un malade sur le support qu'il reçoit est une des questions à examiner dans cette étude.

D'autres facteurs qui peuvent influencer la composition et l'étendu des relations sociales sont l'âge et le genre de la personne malade. Les anthropologues Mercedes González de la Rocha (1994)

21 Le Pape faisait également des recherches à Abidjan.

et Homa Hoodfar (1997) ont fait des recherches sur les différences entre les réseaux sociaux établis par des hommes ou des femmes.

González de la Rocha étudiait les stratégies de survie développées par la classe ouvrière à Guadalajara au Mexique. Dans ce contexte, elle s'intéressait aux relations nouées par les membres d'un ménage. Elle constatait que les hommes avaient plutôt des relations avec des collègues de travail, alors que les réseaux sociaux des femmes étaient de nature plutôt locale et étaient tendus entre voisins et entre parents proches (Gonzalez de la Rocha 1994: 215).

Hoodfar, qui avait effectué des recherches dans des quartiers nouvellement urbanisés au Caire (Egypte), apprenait que bien souvent c'étaient les femmes qui jouaient un rôle central dans les réseaux sociaux dans cet environnement. Elle attribuait ceci aux changements socioéconomiques et à la situation d'emploi qui faisaient que les hommes n'étaient pratiquement plus à la maison pendant la journée; les rôles et les tâches des femmes, par contre, les liaient étroitement au voisinage. Les femmes disposaient de différents réseaux sociaux qui variaient du cercle intime des amis proches aux réseaux larges de voisinage en général (Hoodfar 1997: 223–224), tandis que les réseaux sociaux des hommes incluaient peu de personnes généralement (Hoodfar 1997: 228).

2.7 Maladie

Avant de terminer la revue de la littérature je me sens obligée de perdre encore quelques mots sur un terme qui est central dans cet ouvrage: la «maladie».

La maladie n'est pas seulement un phénomène biologique, mais aussi social et culturel. Au cours de sa socialisation ou de son enculturation, l'individu apprend à connaître le système de normes et de significations symboliques inhérents à son environnement social. Ce système influence et dirige son comportement, sa perception du monde et sa façon de communiquer avec les autres. La socialisation a lieu dès le bas âge, et elle se passe dans la famille et dans d'autres milieux sociaux (p.ex. l'école, le monde professionnel ou le club de loisirs). C'est dans ce contexte social et culturel que les individus apprennent à distinguer entre l'état normal et l'état pathologique, à formuler les symptômes qu'ils aperçoivent pour pouvoir les communiquer aux prochains, à chercher la cause de leur maladie et à trouver le support et le traitement adéquat. Comme le système de normes et de significations symboliques peut varier d'un groupe ou d'un milieu social à un autre et peut changer dans la société en général, la perception de la santé et de la maladie ainsi que du comportement approprié en cas de maladie n'est pas rigide non plus.

Les différents aspects contenus dans le terme «maladie», c'est-à-dire les aspects biologiques, sociaux et culturels, sont rendus plus clairs dans l'usage de la langue anglaise en ce qui concerne la «maladie»: au contraire au français qui ne dispose d'un seul mot – «maladie» – pour saisir ce phénomène, l'anglais en connaît trois: «illness», «disease» et «sickness» (Fassin 1990: 39).[22] Le terme «disease» est utilisé pour désigner une perturbation fonctionnelle d'un processus biologique ou psychologique (p.ex. le diabète) tandis que la perception de la personne atteinte et les réactions personnelles et sociales envers l'affection et ses symptômes correspondent à «illness» (Kleinman 1980: 72). En ce qui concerne le diabète, la perturbation fonctionnelle ne peut pas se manifester, et l'individu peut se sentir en pleine forme et renoncer à jouer le rôle d'un malade; dans ce cas il souffre de «disease» sans «illness». Selon Kleinman (1980: 72), «illness» est la transformation de «disease» en comportement et en expérience – au moment où le diabétique commence à sentir des symptômes et à se comporter comme un malade, il est «ill». Une autre distinction peut être faite par rapport aux personnes concernées: «disease» affecte un individu isolé – «illness», par contre, n'atteint normalement non seule-

22 La même distinction qu'en anglais peut être faite en allemand où on parle de «Krankheit» («disease»), «Kranksein» («illness») et «Erkrankung» («sickness»).

ment le malade mais aussi d'autres personnes comme la famille, les amis et le réseau social (Kleinman 1980 : 73). « Sickness », finalement, – comme conception supérieure – peut être défini en tant que la compréhension d'une maladie en général en relation avec les forces macrosociales (économiques, politiques et institutionnelles). Alors si on parle des liens entre une affection (p. ex. la tuberculose) et les facteurs qui peuvent agrandir le risque de l'attraper tels que la pauvreté ou la malnutrition, on considère la tuberculose comme « sickness » (Kleinman 1988 : 6). Massé (1995 : 36–39) propose dans ce contexte de désigner ces trois dimensions de la maladie par les expressions « maladie-réalité biologique » (« disease »), « maladie signifiée » (« illness ») et « maladie socialisée » (« sickness »).

La distinction entre les différents aspects de la maladie est d'une importance fondamentale pour l'anthropologie médicale. L'anthropologue Cecil Helman (1990 : 86–91) caractérise « disease » comme la vue du médecin et « illness » comme la vue du malade. Ce qui m'intéresse dans le cadre de ce travail est la perception du malade et c'est pour cette raison que j'ai focalisé mes études sur « illness ».

3. Objectif de la recherche

La revue de la littérature a montré que beaucoup d'auteurs ont constaté que les relations sociales d'un individu jouent un rôle important dans des situations difficiles et lui donnent accès à certaines ressources. L'utilisation des réseaux sociaux existants ou la création de nouveaux réseaux peuvent ainsi être considérées comme des stratégies qui visent à faciliter la survie dans un environnement précaire. Les deux programmes dans lesquels j'ai pu effectuer mes études – le programme « Santé urbaine dans les pays en voie de développement » et le programme « NCCR North-South » – cherchent tous les deux à utiliser ou à renforcer des initiatives existantes au niveau des populations locales qui pourraient aider à apaiser les syndromes provoqués par l'urbanisation rapide en particulier et par le changement global en général. L'utilisation des réseaux sociaux existants et/ou la création de nouveaux réseaux pourraient être perçues comme de telles initiatives.

L'objectif principal de mes recherches est donc de fournir des informations concrètes sur l'importance des relations sociales en cas de maladie dans la population abidjanaise, c'est-à-dire d'examiner si – selon la perception propre aux malades – ces relations sont effectivement d'une grande importance et, si c'est le cas, comment les réseaux sociaux sont structurés et quels genres de support ils offrent.

Pour répondre à cet objectif principal, des objectifs spécifiques ont été identifiés. Ils ont pour but de répondre aux questions suivantes:

- Quelle est la situation sanitaire à Abidjan et quels sont les frais concrets engendrés par le traitement d'une maladie?
- Qu'est-ce que la population perçoit comme «aide»?
- Quelles relations sociales jouent un rôle important en cas de maladie?
- Quel genre d'aide est offert?
- Quels sont les facteurs qui influencent l'ampleur de l'aide offerte?
- Comment cette aide se manifeste-t-elle dans des cas concrets?

Je vais analyser ces questions dans le cadre conceptuel de la vulnérabilité telle qu'elle a été décrite par Watts et Bohle (1993), c'est-à-dire en forme d'exposition, de capacité et de potentialité.

Exposition: Je pars de l'hypothèse que chaque maladie peut être la cause d'une crise vu les frais qu'elle peut engendrer (perte de revenu, frais du traitement, frais de transport, etc.). Des données statistiques vont fournir des informations sur la morbidité et la mortalité tandis que la présentation du système sanitaire inclut l'énoncé des prix de prestations. Pour faciliter la présentation de ce système, j'utilise la classification typologique de Kleinman (1980) qui différencie le secteur populaire du secteur folklorique et du secteur professionnel.

Capacité: Les relations sociales auxquelles un individu malade peut avoir recours et le réseau social qui offre du support au patient avec l'intention d'améliorer son bien-être ou de le soulager dans ses souffrances peuvent être considérés comme «capacité». La capacité de mobiliser des ressources peut d'une part dépendre du malade – de son âge, son genre et son niveau socio-économique – et d'autre part de la maladie elle-même (du fait qu'il s'agit d'une maladie «simple», chronique, contagieuse ou stigmatisée). L'influence de ces facteurs sur l'aide reçue par le malade va être analysée.

Potentialité: Les conséquences sérieuses auxquelles une crise peut mener seront élucidées à l'aide de la description des cas concrets.

4. Approche méthodologique

Les recherches qui sont à la base de cette étude s'appuient sur des informations recueillies pendant plusieurs séjours en Côte d'Ivoire à partir du mois d'octobre 1998. Au total, j'ai passé 19 mois dans ce pays.

Un séjour de douze semaines de juillet à septembre 1999 m'a donné l'occasion de faire des stages comme infirmière dans différents services de santé dans la commune de Treichville.[23] Ces stages me permettaient de connaître l'organisation du système sanitaire en y étant intégrée. L'observation participative et une enquête auprès des malades et du personnel m'ont interpellé sur les problèmes auxquels ceux-ci sont confrontés. Cela m'a permis de définir l'objectif de ma thèse.

La plus grande partie de mes recherches a été effectuée d'avril 2000 à avril 2001. Elle a été concentrée sur le secteur Niangon Sud à Yopougon (cf. Carte 4 p. 98). En effet, j'ai changé mon terrain de

23 Cette commune est située au sud du centre de la ville d'Abidjan.

recherche suite à la décision du Centre Suisse de Recherches Scientifiques en Côte d'Ivoire (CSRS) de lancer un nouvel axe de recherches sur la gestion de l'environnement urbain et d'encourager des recherches multidisciplinaires dans la commune de Yopougon. Par le changement de commune je pouvais renforcer la collaboration avec d'autres chercheurs du CSRS. Pendant mes séjours ultérieurs à Abidjan, j'ai été intégrée dans l'équipe du centre qui avait commencé à développer des activités dans le domaine de l'environnement urbain.

Selon des estimations de la mairie de Yopougon, cette commune hébergeait environ un million d'habitants en 2001. Pour réduire mon terrain de recherches je me suis concentrée sur le secteur Niangon Sud où habitent à peu près 57'000 personnes. Comme dans tout Yopougon, on y trouve des communautés sociales distinctes avec des niveaux socio-économiques inégaux et des styles de vie divers: il y a des immeubles à plusieurs étages, des maisons individuelles, des cours communes, des villages Ebriés (les propriétaires d'Abidjan avant la colonisation) et des habitats précaires.

L'approche de la recherche comportait plusieurs volets:
Dans un premier volet, les informations sur les caractéristiques du secteur et sur les perceptions, les attitudes et les normes prédominantes ont – entre autres – été obtenues par l'observation participative[24], des discussions avec des personnes clés, des conversations accidentelles et des études de cas concrets.

Ces informations constituaient la base du second volet à partir desquelles un questionnaire a été élaboré. Celui-ci comprenait des questions closes et des questions ouvertes qui permettaient de s'étendre sur le sujet (cf. Annexe 4). Le questionnaire a été élaboré en français et il a été structuré en huit parties:

24 L'observation participative, c'est-à-dire le fait de partager la vie quotidienne avec la population et d'avoir des contacts et des dialogues permanents avec elle, m'a permis de devenir familière à la société qui était le sujet de mes études afin de mieux comprendre la vie quotidienne, les relations, les enjeux etc., et de vérifier la validité de mes interprétations.

1. *Généralités:* nom de l'enquêteur, date et langue de l'entretien, quartier, type d'habitat, nombre de personnes vivant dans le ménage;
2. *Caractéristiques individuelles des membres du ménage:* sexe, âge, situation matrimoniale, durée de résidence à Niangon Sud et à Abidjan, ethnie, religion, niveau d'instruction, situation professionnelle, revenu, absence ou présence pendant l'entretien;
3. *Cas de maladie:* nombre de malades, maladie chronique, handicap etc.;
4. *Morbidités perçues:* type de maladie, recours thérapeutique;
5. *Support reçu:* genre d'aide reçue (aide pratique, financière, émotionnelle);
6. *Perception du support par le malade:* satisfaction, attente, aide offerte à d'autres personnes, différences parmi les membres du ménage...;
7. *Structures d'entraide:* structures existant dans le quartier;
8. *Situation socio-économique du ménage:* mode de construction de l'habitat, statut d'occupation du logement, approvisionnement en eau et en électricité, possession de biens manufacturés, dépenses et revenu du ménage.

Je m'intéressais aux expériences concrètes vécues par les interlocuteurs et non aux visions générales. Pour cette raison je me suis concentrée sur des cas concrets de maladies. S'il y avait plusieurs personnes malades dans un ménage, les parties 4 à 6 étaient remplies pour chacune d'elles.

Ce questionnaire, qui avait pour but d'avoir une idée sur le support offert et reçu en cas de maladie, a été utilisé dans une enquête auprès de cent ménages. En m'appuyant sur Le Pape (1997: 78) et JICA et autre (1999: 3–5) qui disent que le style d'habitat correspond au statut socio-économique du ménage[25], et étant donné que je

25 Le Pape (1997: 76) se basait sur le programme défini en 1962–63 par la Société d'Economie et de Mathématique Appliquées (SEMA) qui avait introduit l'outil des types d'habitat comme base d'échantillonnage. Dans son étude, Le Pape ne retenait que quatre types d'habitat: l'habitat rési-

voulais étudier le genre de support dans différentes couches sociales, j'ai décidé de choisir vingt ménages dans chaque type d'habitat (c'est-à-dire dans des immeubles, des maisons individuelles, des habitats villageois, des cours communes et des habitats précaires[26]). C'était le seul critère appliqué dans le choix des cent ménages.

La méthode d'échantillonnage a consisté en un sondage à trois degrés:

- au premier degré, sélection des quartiers par tirage aléatoire et selon une probabilité proportionnelle pondérée par le nombre de ménages recensés d'une part en 1988 lors du Recensement Général de la Population et de l'Habitation (RGPH, publié dans JICA et autre 1999) pour les ménages individuels, villageois et les cours communes[27] et d'autre part en juillet 2000 par nous-mêmes pour les immeubles à étages et les habitats précaires;
- au second degré, choix au hasard des îlots dans les quartiers sélectionnés précédemment;
- au troisième degré, sélection des ménages par tirage aléatoire. Tous les membres des ménages ont été inclus dans l'enquête.

Pour l'enquête auprès des ménages, j'ai collaboré avec deux licenciés de lettres de l'Institut d'Ethno-Sociologie de l'Université d'Abidjan (une femme et un homme). Nous avons ensemble

---

dentiel (qui est caractérisé par la qualité de la construction et l'environnement et qui correspond aux logements dans les immeubles à étages dans notre échantillon), l'habitat économique moderne (construit par des sociétés immobilières qui est conforme aux maisons individuelles dans notre sondage), les logements sur cour commune et les habitats précaires. JICA et autre (1999: 3–6), quant à eux, mentionnaient également ces quatre types d'habitat ainsi que les habitats villageois.

26 Les habitats précaires ont été définis par JICA et autre (1999: 3–6) comme «[...] habitat spontané construit soit en dur, selon la forme des lots précédents mais sans autorisation légale, soit avec des matériaux de récupération («maison en bois»).» Etant donné que nous ne connaissions pas le statut légal des habitats en questions, notre critère de choix était le matériel de construction; c'est-à-dire nous avons sélectionné des «maisons en bois».

27 Les résultats définitifs du RGPH-98 n'étant pas encore officiellement publiés, les calculs se sont faits à partir du RGPH-88.

élaboré la version finale du questionnaire dont la pertinence a été évaluée par une enquête pilote et qui a été améliorée par la suite.

L'enquête auprès de cent ménages a été suivie d'une enquête longitudinale prospective menée auprès de vingt ménages pendant six mois. Une fois de plus, les différents niveaux socio-économiques servaient comme critère de choix. A ce critère socio-économique j'ai ajouté les différents genres de composition de ménage, l'origine ethnique et l'appartenance à différentes confessions religieuses – des aspects que j'avais considérés être importants pour le support. La sélection était également influencée par la quantité et la qualité d'informations reçues auparavant; les ménages qui avaient été plutôt réservés et avares d'informations lors du premier entretien n'étaient plus retenus. Les vingt ménages choisis recevaient des visites périodiques ce qui permettait des entretiens approfondis et répétés. Ces entretiens étaient combinés avec des observations directes.

Une approche plutôt quantitative était utilisée dans le quatrième volet de la recherche en interrogeant 400 personnes fréquentant deux dispensaires du secteur et en analysant les livres de consultations. Ces données statistiques servent à substantialiser et compléter les autres informations.

Enfin, un autre volet de l'étude était la discussion avec des thérapeutes de différents services sanitaires et des représentants de différentes confessions religieuses sur le support qu'ils peuvent offrir aux personnes qui sont dans le besoin.

Après une première analyse des données, j'ai réalisé que je n'avais pas assez d'informations sur des maladies stigmatisées comme les maladies mentales et le SIDA. C'est pour cela que j'ai concentré mes recherches sur ces problèmes de santé lors d'un autre séjour à Abidjan de septembre à décembre 2001. Vu la nature de ces affections, je ne pouvais pas simplement approcher les personnes concernées dans le secteur Niangon Sud. J'ai donc décidé de contacter l'ONG «Lumière Action»[28] dans la commune d'Abobo et

28 Qui avait été créée par des personnes affectées par le VIH ou le SIDA.

l'Hôpital Psychiatrique de Bingerville[29] où j'ai eu l'occasion d'interroger 43 malades ou leurs parents. Le but de ces entretiens était de savoir si les personnes souffrant d'une telle affection sont vraiment stigmatisées et si cela influence le support offert par le réseau social.

Je ne saurais terminer les considérations de l'approche méthodologique sans mentionner ma position d'enquêteuse. De temps en temps, je me sentais obligée d'intervenir en qualité d'infirmière (ma première formation professionnelle que connaissaient la plupart de mes interlocuteurs) influençant ainsi la situation de recherche plus que je l'aurais fait par ma simple présence. J'étais sollicitée de temps en temps pour donner un conseil par rapport à une maladie présente et pour apporter des médicaments. En plus, dans des cas graves, je ne pouvais pas rester inactive et renoncer à offrir du soutien financier.

5. Aperçu du contenu

Feierman et Janzen (1992: 5) ont mis l'accent sur le fait que la santé et la maladie sont ancrées dans la société et qu'un changement dans la société provoque également une modification de celles-ci. C'est pour cela que je commence mon exposé avec la description du territoire sur lequel j'ai entrepris mes recherches. Ce chapitre inclut une rétrospection historique ainsi que la présentation de la situation politique mouvementée et la situation économique actuelle de la Côte d'Ivoire. La description s'arrête en avril 2005 avec la médiation du président sud-africain Thabo Mbeki. Ensuite, je restreins le centre d'intérêt à la ville d'Abidjan d'abord, puis à la commune de Yopougon et finalement au secteur de Niangon Sud. Le portrait de ce secteur est suivi par la description des caractéristiques de la population interrogée.

29 Bingerville est une banlieue d'Abidjan.

Le troisième chapitre est consacré à l'exposition de la population aux crises. La première partie comporte des informations sur la morbidité en Côte d'Ivoire en général et dans le secteur Niangon Sud en particulier. Le paragraphe suivant se prononce sur des conceptions des étiologies possibles de différentes maladies. Ensuite, je brosse un portrait de l'organisation du système sanitaire et des frais que les différents services entraînent, avant d'analyser l'utilisation concrète de l'offre thérapeutique.

Le chapitre suivant prend la démarche de l'enquête principale. Après un aperçu de ce que le terme «aide» signifie pour la population, je porte mon attention sur la capacité de la population interrogée à mobiliser des ressources au sein de ses réseaux sociaux. J'analyse l'assistance offerte dans des différents domaines (p.ex. l'identification de la maladie, les conseils par rapport au traitement, le support financier ou émotif) et par des acteurs différents. En même temps, j'examine de quelle façon des facteurs comme l'âge, le sexe ou le niveau socio-économique du patient peuvent influencer l'aide que celui-ci reçoit. Les effets de la maladie elle-même sur le support offert seront traités dans la section suivante. La suite du chapitre présente au lecteur la description de cas concrets qui éclaircissent la potentialité d'être soumis à des conséquences graves de la maladie et/ou du manque de soutien. La discussion du fait que les relations sociales peuvent non seulement offrir du support, mais avoir aussi des impacts négatifs sur les individus conclut ce chapitre.

Le cinquième chapitre, pour finir, contient d'une part une réflexion critique des résultats de recherches et les met en rapport avec la littérature. D'autre part, quelques interventions potentielles ayant pour but d'améliorer la situation sanitaire et de réduire la vulnérabilité de la population abidjanaise sont proposées.

Pour mieux illustrer les perceptions et les conclusions, le texte contient beaucoup de citations directes des personnes interrogées. Les caractéristiques des 100 ménages listés dans l'Annexe 2 permettent de contextualiser une grande partie de ces citations.

Chapitre deuxième

Le terrain de recherches

1. La Côte d'Ivoire

La Côte d'Ivoire s'étend du Golfe de Guinée jusqu'à la zone soudanaise de l'Afrique de l'Ouest. Elle couvre une superficie d'environ 322'500 km^2. Ses voisins sont: le Libéria et la Guinée à l'ouest, le Mali et le Burkina au nord et le Ghana à l'est (cf. Carte 6 dans l'Annexe 9 qui donne un aperçu de ces pays voisins ainsi que de la Côte d'Ivoire, de ses voies de communication et des activités agricoles des différentes régions).

Le relief de la Côte d'Ivoire est relativement plat avec quelques montagnes dans l'ouest qui ne dépassent pas 1700 m d'altitude. La zone littorale avec une longueur de 550 km est caractérisée par des côtes rocheuses à l'ouest et par des lagunes et des marécages au centre et à l'est. Le sud est couvert de la forêt équatoriale qui s'étend sur une largeur qui varie entre 150 et 300 km. Cette forêt est succédée par la savane puis une végétation clairsemée à caractère soudanais au nord du pays. La végétation de toutes ces zones a été fortement altérée par des activités humaines comme l'abattage du bois, la création de plantations ou la construction de routes.

1.1 La population

La population ivoirienne «[...] est une véritable mosaïque ethnique» (Ministère délégué auprès du Premier Ministre, chargé de l'économie, des finances et du plan (MdPM) 1992: 15). Cependant, quatre grands groupes peuvent être distingués: les Akan

Carte 1
Les ethnies ivoiriennes

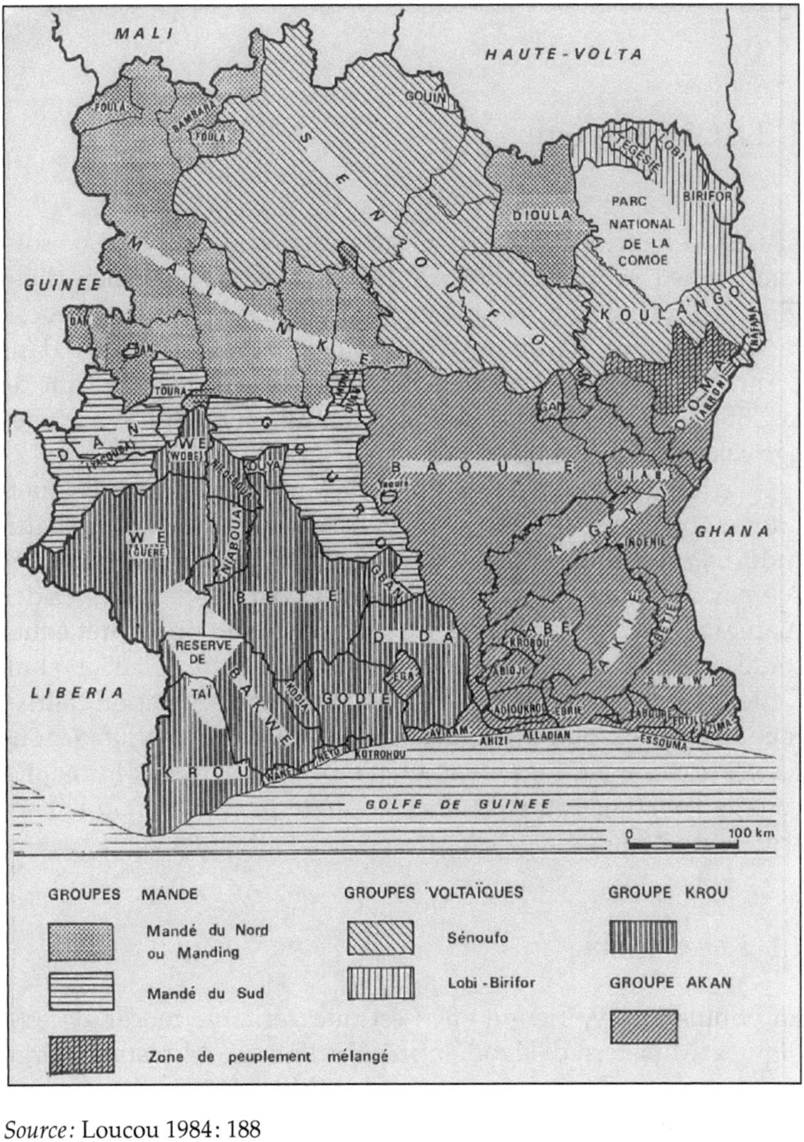

Source: Loucou 1984: 188

Carte 2
Extension des ethnies présentes en Côte d'Ivoire

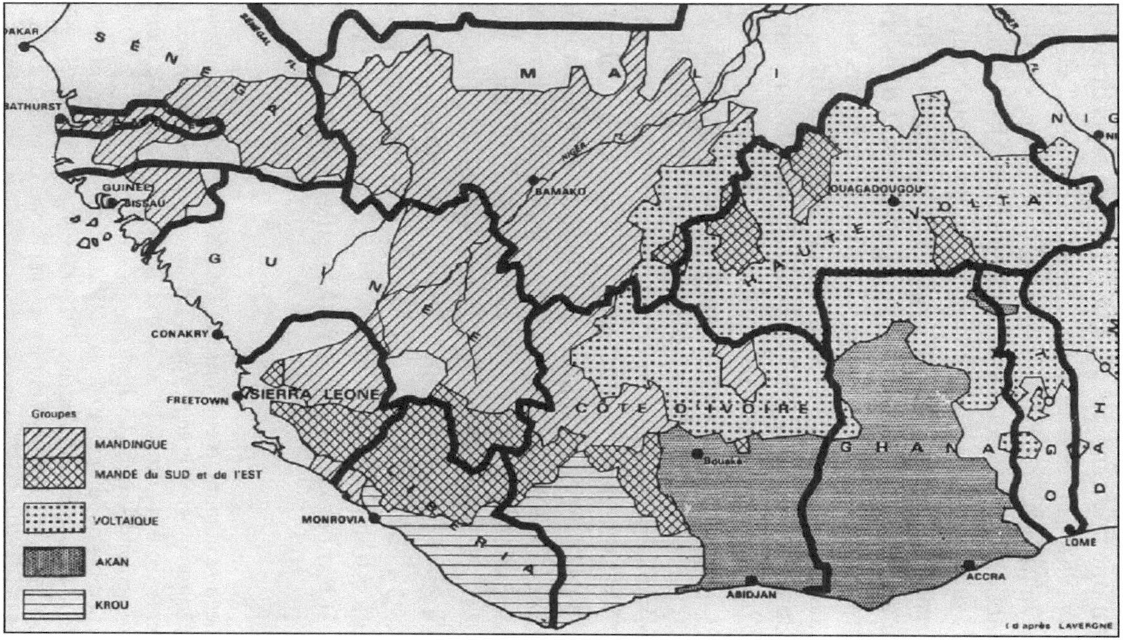

Source: Loucou 1984: 190

(42 % de la population ivoirienne)[1], les Mandé (26,6 %), les Gur (anciennement Voltaïques [Memel-Fotê et autres 1998 : 12]) (16 %) et les Krou (14,6 %) (MdPM 1992: 15). Il s'agit de groupes ethniques qui ont immigré des régions voisines à partir du 15e siècle (Loucou 1984: 18) mais principalement entre le 17e et le 18e siècle (Alemayehu 1990: 78; Kipré 1985a: 47). Ces groupes ethniques se sont établis dans différentes zones : le groupe Akan se trouve dans le quart sud-est de la Côte d'Ivoire, le groupe Krou occupe le quart sud-ouest, le groupe Mandé (subdivisé en Mandé du nord et Mandé du sud) est localisé dans le nord-ouest et dans une partie du centre, tandis que le groupe Gur s'est établi dans le nord et le nord-est du pays (MdPM 1992: 15) (cf. Carte 1 et 2).

Depuis les années 1960 et 70, la Côte d'Ivoire est l'un des pays d'immigration les plus importants de l'Afrique de l'Ouest. Les immigrants viennent surtout du Mali et du Burkina (Hillen 1990b : 21), mais aussi de la Guinée et du Ghana. La guerre civile qui a éclaté au Libéria à la fin de l'année 1990 a provoqué la fuite de 240'000 personnes vers l'ouest de la Côte d'Ivoire (Jakobeit 1993 : 93).[2] D'autres immigrants sont venus de l'Europe (en 1988, on compte 17'470 Français), du Liban et de la Syrie (Jakobeit 1993 : 194). Au milieu des années 80, la population étrangère était estimée à 20 % (Hillen 1990b : 22); Jakobeit (1993 : 193) indique 28 % pour l'année 1988. De 1988 à 1998, ce nombre a augmenté de 3 millions à environ 4 millions. Mais la part des étrangers dans la population totale qui s'élevait à 16'393'221 personnes en 2001 (CIA 2002) est tombée de 28 % à 26 % (Mataillet 2001 : 78).

1 Quelques auteurs (p.ex. Loucou 1984 : 183) différencient entre les Akan et les Lagunaires, mais en m'appuyant sur des chercheurs ivoiriens (tels que Memel-Fotê et autres (1998 : 7–8) et Touré/Konaté (1990 : 100)) je compte les Lagunaires parmi les Akans.

2 Le nombre de réfugiés dépasse 350'000 au point culminant de la guerre et atteint encore toujours quelque 220'000 personnes en mars 1997 (Jakobeit 1998 : 102–103). Fin 1999, par contre, la plupart des réfugiés sont retournés au Libéria (CIA 2002).

1.2 *L'histoire coloniale*

La création de la Côte d'Ivoire n'est pas le résultat d'un développement interne autonome, mais un produit du colonialisme. Le premier contact avec les colonisateurs européens remonte au 15e siècle, où les Portugais ont navigué le long de la côte de l'Afrique de l'Ouest et ont débarqué entre autre dans la région de l'actuelle Côte d'Ivoire. Au début du 16e siècle, les Portugais ont perdu leur dominance politico-économique en ce lieu au profit des Français (Jakobeit 1993: 195) qui ont fondé plusieurs comptoirs. Le commerce s'intensifie au 17e et 18e siècle et il tombe de plus en plus sous l'influence dominante de l'économie de traite (Alemayehu 1990: 78). Les chefs locaux de la zone littorale livrent les esclaves qu'ils ont fait capturer lors des expéditions à l'intérieur du pays, et ils les échangent contre des produits européens (des armes, des textiles, etc.) (Jakobeit 1993: 195). A la suite de ces relations commerciales, des contrats de protectorat sont conclus (Alemayehu 1990: 78) et à partir de la deuxième moitié du 19e siècle, les Français tournent leurs efforts vers la pénétration militaire et vers la valorisation économique de ce territoire. En 1893, ils proclament la colonie française autonome nommée «Côte d'Ivoire»[3] et en 1902, elle est intégrée dans la fédération de l'Afrique Occidentale Française (AOF) (Jakobeit 1993: 195).

Au début, les Français peuvent facilement créer des postes, ce qui les fait croire que la population ivoirienne est bien disposée à l'égard de leur présence. Mais l'introduction des capitations – qui sont instaurées à partir de 1900 pour toutes les personnes de 16 à 60 ans (Jakobeit 1993: 195)[4] – et d'autres atteintes à la

3 Le choix de ce nom se base sur le fait que la première base navale que les colonisateurs français avaient établi à Grand-Bassam en 1843 servait – entre autres – à faire le commerce d'ivoire (Der Neue Brockhaus 1991: 19).

4 Pour pouvoir payer ces impôts, les paysans sont obligés de planter des cultures d'exportation et d'y consacrer une part de leurs champs de subsistance (Jakobeit 1993: 195).

souveraineté des peuples locaux entraînent des actions de résistance et le rejet des colonisateurs (Kipré 1987: 38).

En 1908, Gabriel Angoulvant est nommé gouverneur de la Côte d'Ivoire. Il poursuit une politique de conquête méthodique et globale sur le plan militaire et administratif. Pour arriver à son but, il donne entre autres l'ordre de désarmer les populations, d'interner des chefs jugés hostiles et de déplacer des villages entiers (Kipré 1987: 44–45). Cette politique de «pacification» contient également un volet économique. Selon Angoulvant, l'administration coloniale a le rôle d'un percepteur des impôts et des taxes, elle doit propager les échanges commerciaux entre les peuples colonisés et les entreprises françaises et elle doit amener la population locale à augmenter sa production (Kipré 1987: 51–52). L'ensemble des altérations que l'empire français apporte pour les peuples indigènes a pour conséquence le début de la dissolution des structures de production et de l'ordre social des sociétés précoloniales (Jakobeit 1993: 195).

La subordination politique des colonisés continue à être pratiquée pendant la première guerre mondiale et la période entre les deux guerres (Kipré 1987: 99). L'administration coloniale dispose d'un pouvoir quasiment absolu, mais elle a besoin d'auxiliaires pour lever les impôts, surveiller les colonisés et recruter les travailleurs astreints aux travaux forcés ou au service militaire. A cette fin est organisé un système de chefferie africaine qui se compose de chefs de village, de «représentants», de chefs de canton et de chefs de province. Théoriquement, ces chefs sont élus selon les coutumes traditionnelles régionales, mais le choix de la population doit être approuvé par l'administration coloniale (Kipré 1987: 103–104).

Les chefs qui sont prêts à collaborer avec la puissance coloniale reçoivent des récompenses régulières à partir des années 1930, et ils les investissent dans des plantations de café et de cacao – ainsi se forme la «bourgeoisie ivoirienne des planteurs» (Jakobeit 1993: 195–196). Au début, ces planteurs sont autorisés à embaucher des ouvriers étrangers pour leurs plantations, mais les planteurs français amènent l'administration coloniale à interdire ceci. Par la suite, les planteurs indigènes s'organisent dans le Syndicat Agricole Africaine (SAA) et défendent leurs intérêts sous la direction de Félix Houphouët-Boigny, un chef Baoulé, propriétaire d'une plantation (Jakobeit 1993: 196) et médecin (Fuchs 1998: 405). En 1945, celui-ci est l'un des deux députés de la Côte d'Ivoire qui sont délégués à l'Assemblée constituante de la France et plus tard à l'Assemblée nationale française. En 1946, Houphouët-Boigny obtient l'abolition des travaux forcés par le Parlement français, et le Rassemblement Démocratique Africain (RDA), qui unit les députés de l'Afrique noire, est créé sous sa direction. Peu après, la branche ivoirienne du RDA, le Parti Démocratique de Côte d'Ivoire (PDCI-RDA) est fondé (Jakobeit 1993: 196).

En 1958, la Côte d'Ivoire devient une république autonome et deux ans plus tard, le 7 août 1960, l'indépendance est déclarée. Félix Houphouët-Boigny est élu premier président de la république le 27 novembre 1960 (Fuchs 1998: 405).

1.3 Le système politique et la situation actuelle

Après son indépendance, la Côte d'Ivoire choisit la forme gouvernemental qu'elle a encore aujourd'hui: la république présidentielle. Pendant trente ans, le PDCI est le seul parti politique légitimé dans ce pays, et Félix Houphouët-Boigny, un de ses fondateurs, occupe le poste du président jusqu'à sa mort en 1993. Il est réélu avec 99 % des votes lors des élections en 1985. Cinq ans plus tard, il remporte également la victoire quoique – pour la première fois – il y ait des candidats opposants (Fuchs 1998: 405).

L'autorisation de la constitution de partis politiques devient inévitable, d'une part parce que les bailleurs de fonds subordonnent leurs dons à la condition que la Côte d'Ivoire élargisse les droits de participation démocratique de ses citoyens, et d'autre part parce que le mécontentement politique de ces derniers s'accroît. Ce mécontentement est provoqué par le fait que les cadres urbains supérieurs et moyens se voient de plus en plus confrontés à la limitation de leurs possibilités d'action et de gain ainsi qu'à la menace de chômage tandis que les élèves, les étudiants et les jeunes intellectuels sont empêchés d'entrer ou d'avancer dans la vie professionnelle et politique (Jakobeit 1993: 208). Au printemps 1990, des militants descendent dans les rues et d'autres groupes sociaux, tels que des ouvriers du service public et même des policiers, des gardiens de prisons et des soldats, joignent les protestations. Pour ne pas totalement perdre le contrôle, le gouvernement est obligé de réagir et d'accepter l'instauration du multipartisme (Jakobeit 1993: 208).

En 1990, 25 partis sont officiellement reconnus (Fuchs 1998: 405), p.ex. le Front Populaire Ivoirien (FPI), un parti socialiste, dirigé par l'historien Laurent Gbagbo[5], et le Parti Ivoirien des Travailleurs (PIT), dirigé par le juriste Francis Wodié (Azam/ Morisson 1994: 71). En 1994, une scission dans le PDCI–RDA, l'ex-parti unique, mène à la naissance du Rassemblement des Républicains (RDR) (Kpatindé 1999a: 32).

Tandis que les étrangers originaires des Etats membres de la Communauté Economique des Etats de l'Afrique de l'Ouest (CEDEAO) peuvent participer aux élections jusqu'en 1990, le gouvernement change le Code électoral à la fin de l'année 1994. A partir de ce moment, seulement les Ivoiriens et les personnes qui ont acquis la nationalité par mariage ou par naturalisation ont le droit de vote (Le Pape 1997: 153). Le FPI et le RDR ne sont pas d'accord avec ce changement et boycottent le scrutin présidentiel de 1995 pour protester contre le nouveau Code électoral (Kpatindé 1999a: 31–32). Par conséquent, Henri Konan Bédié, qui avait succédé Félix Houphouët-Boigny sur le fauteuil présidentiel en 1993, peut se déclarer président pour une nouvelle période de cinq ans.

5 Gbagbo crée le FPI en 1982 qui doit siéger clandestinement à l'époque (Kpatindé 1999b: 31). Après avoir posé sa candidature au fauteuil présidentiel lors des élections en 1990 – où il obtient 18 % des votes (Kpatindé 1999b: 31) – Laurent Gbagbo exerce le rôle d'un leader politique opposant.

1.3.1 Le coup d'Etat du 24 décembre 1999

Dans la nuit du 22 au 23 décembre 1999, des jeunes soldats du camp militaire d'Akouédo[6] prennent les armes pour obtenir l'amélioration de leur condition de vie et le paiement de primes échues. Cette mutinerie salariale se convertit en coup d'Etat et le général Robert Gueï, ancien chef d'état-major[7], est installé à la tête d'un Comité National de Salut Public (CNSP) (N'Diayé 2000: 25–26). En s'adressant au public le 24 décembre, Gueï déclare que Henri Konan Bédié n'est plus président de la Côte d'Ivoire. Ce dernier quitte le pays peu après pour s'enfuir au Togo (NZZ du 27.12.99: 1) puis en France (Kpatindé 2002: 58). Gueï et le CNSP – composé de neuf membres – ont pour but d'assurer la sécurité des biens et des personnes, d'initier une vraie démocratie et d'organiser des élections transparentes et justes (N'Diayé 2000: 26). Gueï le formule ainsi: «Nous sommes venus pour balayer la maison, une fois qu'on aura fini je m'en irai» (Gueï cité par N'Diayé 2000: 26).

La junte militaire crée un gouvernement de transition pour régler les affaires d'Etat jusqu'aux prochaines élections. Ce gouvernement est composé de militaires et de civils. Gueï, lui-même, se charge de la défense tandis que trois autres membres de la junte président le ministère de la sécurité, celui du transport et des infrastructures et celui de l'intérieur. Les autres dix-huit postes de ministre sont occupés par les membres de différents partis (NZZ du 06.01.00: 3).

Les élections présidentielles sont fixées pour le 22 octobre 2000, et trois mois avant cette date, le 23 juillet 2000, une nouvelle constitution est adoptée par référendum (Kpatindé 2002: 58) à 86% des suffrages (Kouadio 2002a: 11). Cette constitution détermine que tout candidat à la présidence «[...] doit être ivoirien de naissance, né de père et de mère eux-mêmes ivoiriens de naissance» (Kpatindé 1999a: 32).

6 Ce camp se trouve à l'est d'Abidjan.

7 Il a été mis à la porte par Bédié en 1995, parce qu'il avait refusé de mater les manifestants qui boycottaient le scrutin présidentiel (N'Diayé 2000: 26).

Basant son argumentation entre autres sur cette définition, la Cour suprême rejette la candidature d'Alassane Dramane Ouattara le 6 octobre 2000 (RFI, le 07.10.00). Ouattara, ancien premier ministre de la République de 1990 à 1993 et ensuite directeur général adjoint du Fonds Monétaire International (FMI) jusqu'au 31 juillet 1999, puis enfin président et candidat officiel du RDR au scrutin du 1er août 2000 (Mbougueng 1999: 30) est exclu de la course au fauteuil présidentiel en raison des doutes sur ses origines ivoiriennes – son père était le fils d'un chef héréditaire qui régnait sur des territoires qui s'étendaient entre la Côte d'Ivoire, la Haute-Volta (actuel Burkina Faso), le Ghana et le Mali (Constantine 1999: 17).

Ouattara n'est pas le seul à ne pas être légitimé à se présenter aux élections; d'autres aspirants à ce poste sont éliminés – parmi eux tous les candidats du PDCI, l'ancien parti au pouvoir (p.ex. Henri Konan Bédié, le président renversé le 24 décembre 99, et Emile Constant Bombet, le candidat officiel du PDCI). Seulement cinq concurrents sur dix-neuf sont retenus (RFI, le 07.10.00):

- le général Robert Gueï, qui a décidé de ne pas respecter la parole donnée lors de sa prise de pouvoir – c'est à dire de céder la place aux civils après avoir balayé la maison – et qui a déposé sa candidature pour la magistrature suprême;
- Laurent Gbagbo, le leader du parti socialiste FPI;
- Francis Wodié, le juriste qui préside le PIT;
- Théodore Mel de l'Union des Démocrates de Côte d'Ivoire (UDCI); et
- Nicolas Dioulou, un candidat indépendant (Electionworld.org 2002).

1.3.2 Les élections

Le 22 octobre 2000, 37,4% de la population qui ont droit de vote vont aux urnes pour élire le nouveau président (Electionworld.org 2002). Le PDCI et le RDR ont donné la consigne de boycotter les élections après que leurs candidats ont été exclus (Kouadio 2000: 13).

Les premiers résultats publiés par la Commission Nationale Electorale (CNE) montre un avantage du candidat socialiste Gbagbo sur Gueï, le chef de la junte militaire (Kouadio 2000: 15). Gueï dissout la CNE, se déclare vainqueur avec 52,72 % des votes contre 41,02 % de Gbagbo[8] et revendique le fauteuil présidentiel. Le FPI, qui ne peut pas accepter ceci, fait descendre ses militants dans les rues. La foule qui se dirige vers le centre de la ville d'Abidjan dépasse largement le cercle des partisans de ce parti politique (Kouadio 2000: 17–19). Le corps militaire du général Gueï tire des coups de feu sur ces manifestants pacifiques marchant pour la démocratie (Amnesty International Report 2001).

Par la suite, la CNE reprend son travail (Kouadio 2000: 19) et les résultats finals montrent que Laurent Gbagbo a emporté la victoire avec 59,4 %. Gueï a recueilli 32,7 % des suffrages exprimés, Wodié 5,7 %, Mel 1,5 % et Dioulou 0,8 % (Electionworld.org 2002). Gbagbo est investi dans sa fonction de président le 26 octobre 2000 (Kouadio 2000: 20).

La proclamation des résultats est suivie de collisions violentes entre les partisans de Gbagbo et ceux de Ouattara. Des mosquées sont brûlées (Vokouma 2000: 36), et plusieurs personnes soupçonnées de sympathiser avec le RDR sont arrêtées (Amnesty International Report 2001). Les massacres culminent dans la découverte de 57 corps sur un chantier dans la commune abidjanaise de Yopougon (The World Bank Group 2001).

Ouattara est de nouveau exclu des élections législatives (Kpatindé 2002: 58) qui ont lieu le 10 décembre 2000 et le 14 janvier 2001, et le RDR boycotte le scrutin une fois de plus. Par la suite, le FPI gagne 96 des 225 sièges de l'Assemblée nationale, suivi par le PDCI qui occupe 94 sièges (Electionworld.org 2002). Aux élec-

8 Les circonscriptions électorales où Gbagbo emporte plus de suffrages sont exclues du décompte final sous prétexte qu'il y a eu des irrégularités lors des élections (Kouadio 2000: 17).

tions municipales de mars 2001, par contre, c'est le RDR qui remporte la victoire (Amani/Kouadio 2001: 8): 67 des 197 municipalités sont dans sa main, tandis que le PDCI en tient 56, des indépendants 35 et le FPI seulement 33 (Washington Post Foreign Service du 28.03.01).

Un «forum de réconciliation nationale» est organisé pour limer les vagues d'octobre à décembre 2001. Il est suivi d'une réunion des quatre leaders politiques principaux – Gbagbo, Bédié, Ouattara et Gueï – en janvier 2002 à Yamoussoukro (The World Bank Group 2002). Cette réunion donne l'impulsion au plan de former un gouvernement qui inclut tous les partis politiques significatifs; un plan qui est réalisé en août 2002 (Talla 2002: 11), mais d'une façon qui provoque le mécontentement des partis (Kouadio 2002c: 15): l'Union pour la Démocratie et la Paix en Côte d'Ivoire (UDPCI)[9] ne reçoit qu'un seul siège, le PDCI sept (Ziady 2002: 4) et le RDR quatre (Kouadio 2002b: 12). Moins de dix jours après l'ouverture de ce gouvernement, l'UDPCI se retire de son ministère et le PDCI menace de faire de même, mais il y revient plus tard (Ziady 2002: 4–5).

1.3.3 Le 19 septembre 2002: «Ça recommence!»[10]

Des attaques à l'arme lourde réveillent les populations d'Abidjan, de Bouaké (une ville à 400 km au nord d'Abidjan) et de Korhogo (une ville au nord) dans les heures matinales du 19 septembre 2002 (Dorce 2002: 8; Kpatindé/Fall 2002: 6). Le général Robert Gueï et Emile Boga Doudou, le ministre de l'intérieur, sont assassinés (NZZ du 20.09.02: 1); Alassane Ouattara trouve refuge chez l'ambassadeur de la France (NZZ du 26.09.02: 3). Le soulèvement des centaines de soldats qui protestent contre leur démobilisation imminente – c'est ce que les mutins affirment (Kpatindé/

9 L'UDPCI a été fondée par le général Gueï.

10 «Ça recommence!» est le titre d'un article publié par Kpatindé et Fall (2002).

Fall 2002: 6) – se transforme selon le journaliste Kouadio (2002c: 13) en «[...] la crise la plus grave de l'histoire de la Côte d'Ivoire».

Les troupes loyalistes reprennent le contrôle de la ville d'Abidjan l'après-midi du 19 septembre, mais ce n'est pas le cas pour Bouaké et Korhogo (NZZ du 20.09.02: 1). Les insurgés continuent leur progression sur le terrain et en fin septembre, ils occupent une grande partie du nord et du centre de la Côte d'Ivoire (NZZ du 1.10.02: 5). A l'occasion d'une conférence de presse organisée le 1er octobre à Bouaké, les rebelles présentent le nom de leur mouvement, le «Mouvement Patriotique de Côte d'Ivoire» (MPCI), et ils demandent de nouvelles élections (NZZ du 3.10.02: 3).

Sous la médiation de la CEDEAO un accord de cessez-le-feu est signé le 17 octobre (NZZ du 19/20.10.02: 5) qui est surveillé par des militaires français (NZZ du 27.11.02: 11). Fin octobre, des négociations de paix sont ouvertes à Lomé (Togo) (Fall 2002: 27), mais elles n'arrivent pas à la fin souhaitée parce que les positions des deux partis semblent être inconciliables (NZZ du 15.11.02: 2). Le 25 novembre, Alassane Ouattara quitte la Côte d'Ivoire – à l'initiative de Dominique de Villepin, le Ministre des affaires étrangères français – et part au Gabon (Comarin 2002a: 2).

Les affrontements sur le terrain s'étendent le 28 novembre quand les forces gouvernementales se font attaquer à l'ouest du pays (NZZ du 28.11.02: 3) où deux autres mouvements, le «Mouvement Populaire Ivoirien du Grand Ouest» (MPIGO) et le «Mouvement pour la Justice et la Paix» (MJP), prennent les armes pour venger la mort du général Gueï (NZZ du 2.12.02: 3). Ils conquièrent la ville de Man, mais au début du mois de décembre, ils sont de nouveau délogés de cette ville par les forces loyalistes (Couve 2002: 2). Tout de même, la Côte d'Ivoire est désormais déchirée en trois.

Le 7 décembre, le gouvernement lance un appel à la mobilisation de 3000 volontaires âgés de 20 à 26 ans, et des milliers de jeunes hommes se rendent au Ministère de la Défense pour s'inscrire (Comarin 2002b: 1). Les rebelles du MPCI mobilisent leurs partisans en même temps. Paris annonce le renforcement de son dispositif militaire – connu sous le nom «opération Licorne» – de 1500 à plus de 2000 soldats (NZZ du 13.12.02: 3). La consigne de ces militaires n'est plus simplement la sécurisation du cessez-le-feu et la protection des ressortissants français et étrangers, mais «[...] ‹d'ouvrir le feu› sur toute personne mettant en danger leur vie ou celles des personnes dont ils assurent la protection, ainsi que sur toute personne les empêchant d'accomplir leur mission» (le colonel Baptiste cité par Comarin 2002c: 2).

Des nouveaux combats éclatent le 18 décembre autour de Man et les rebelles du MPIGO reprennent le contrôle de cette ville (Couve 2002: 2). Leur progression vers le sud est entravée près de la ville de Duékoué par des soldats français (Daoudi 2002: 1). Cette intervention des Français est publiquement condamnée par tous les trois mouvements rebelles qui – par la suite – organisent une réunion à Bouaké le 23 décembre pour discuter d'une alliance entre le MPCI, le MPIGO et le MJP. Le MPCI menace en même temps que les combats pourraient reprendre sur tous les fronts militaires (Daoudi 2002: 2).

En début janvier 2003, le MPIGO et le MJP prennent le village Neka au sud-ouest du pays et s'approchent ainsi à 200 km de la ville de San Pedro où se trouve le deuxième port du pays. Des hélicoptères des forces gouvernementales attaquent un village de pêcheurs au centre du pays (NZZ du 3.01.03: 2). Face à cette situation qui devient de plus en plus critique, Dominique de Villepin se rend de nouveau en Côte d'Ivoire et invite non seulement les représentants du gouvernement, mais aussi ceux du MPCI à participer à une table ronde à Paris (NZZ du 7.01.03: 5). Peu avant cette conférence, le gouvernement ivoirien et les rebelles du MPIGO et du MJP – qui reçoivent également une invitation pour venir à Paris (NZZ du 8.01.03: 2) – signent un accord de cessez-le-feu.

La table ronde en France (à Linas-Marcoussis) a pour but de trouver une sortie pacifique de la crise qui a fait des centaines de morts et – d'après le rapporteur spécial onusien McAskie – plus d'un million de réfugiés à l'intérieur de la Côte d'Ivoire (NZZ du

15.01.03: 3; 5); Amnesty International (2002) accuse les forces gouvernementales aussi bien que les rebelles d'avoir violé les droits de l'homme et fait des victimes dans la population civile.

La conférence permet aux représentants des différentes forces politiques ivoiriennes de se mettre autour d'une table et de discuter des problèmes de fond de la crise tels que l'ivoirité, la loi sur le foncier rural et la nationalité (NZZ du 16.01.03: 3). Ils concluent un accord qui prévoit la mise en place d'un gouvernement de réconciliation nationale dirigé par un premier ministre «de consensus», Seydou Diarra, (NZZ du 25/26.01.03: 3) et composé de représentants désignés par chacune des délégations ivoiriennes ayant participé aux négociations (NZZ du 27.01.03: 3). La réalisation de l'accord pose beaucoup de problèmes et c'est seulement le 16 avril 2003 que les derniers ministres entrent en fonction. Bien que la fin de la «guerre civile» soit officiellement déclarée en juillet 2003 la situation demeure instable (Amnesty International 2004). Le pays reste divisé en deux: le nord est dirigé par les «Forces nouvelles» (ex MPCI) tandis que le sud est sous le contrôle du gouvernement.

Suite à la répression violente d'une manifestation le 25 mars 2004 qui a été organisée par les Forces nouvelles et par plusieurs partis d'opposition et qui a été interdite par le gouvernement, les ministres issus des Forces nouvelles et de partis d'opposition se retirent du gouvernement (NZZ du 26.03.04: 7). Peu après, le 4 avril 2004, débute l'opération des Nations Unies en Côte d'Ivoire (ONUCI). Les casques bleus – 6240 soldats et plus de 1000 agents civils – surveillent la zone tampon établie entre les deux camps en coopération avec le dispositif militaire français de l'opération Licorne qui a été renforcé à 4000 hommes (Amnesty International 2005).

Un nouveau accord est signé à Accra en juillet 2004 (NZZ du 02.08.04: 3), et la réunion du conseil des ministres du 9 août met fin à quatre mois de boycott des Forces nouvelles et de l'opposition. Le processus de désarmement des forces militaires rebelles et milices, par contre, qui devrait – selon l'accord d'Accra – commencer à partir du 15 octobre 2004 échoue parce que les Forces nouvelles exigent d'abord l'adoption de réformes politiques (Amnesty International 2005).

La crise s'enflamme de nouveau le 4 novembre 2004 quand les forces armées nationales de Côte d'Ivoire (les FANCI) bombardent des positions des ex-rebelles à Korhogo et Bouaké et un cantonnement des forces françaises Licorne. Par la suite, les troupes françaises détruisent les moyens aériens militaires ivoiriens, ce qui provoque une mobilisation hostile aux Français (NZZ du 08.11.04: 1–2) et le départ d'environs 6000 étrangers (NZZ du 16.11.04: 5) et d'environs 10'000 réfugiés ivoiriens (NZZ du 17.11.04: 2).

Sous la médiation du président sud-africain Thabo Mbeki les différents acteurs politiques ivoiriens – le président Laurent Gbagbo, Henri Konan Bédié, Alassane Ouattara et Guillaume Soro (le chef des Forces nouvelles) – se réunissent à Prétoria et signent un nouveau accord le 6 avril 2005. Cet accord contient – entre autres – la déclaration de cessation de toutes hostilités, l'engagement de désarmement et de démantèlement des milices et l'engagement d'organisation des élections. Peu après cette réunion, le président Laurent Gbagbo autorise Alassane Ouattara à se présenter à l'élection présidentielle qui est fixée au 30 octobre 2005 (Amnesty International 2005).

1.4 L'économie: du «miracle ivoirien» à la crise économique

Après son indépendance, la Côte d'Ivoire a été gouvernée par le PDCI avec pour président Houphouët-Boigny. Sous son règne, l'économie de la Côte d'Ivoire était essentiellement orientée vers le marché global, et l'effort principal de développement était mis sur l'agriculture (Jakobeit 1993: 197). Dans ce but, les plantations de cacao et de café[11] dans la région forestière du sud sont agran-

11 Les premiers caféiers ont été importés en Côte d'Ivoire en 1881 et ont initié le détournement de l'économie de subsistance vers l'économie d'exportation (Jakobeit 1993: 195).

dies, de vastes plantations – non seulement nationales mais aussi privées – sont créées pour la production de cannes à sucre au nord et les palmiers à huile, l'hévéa et l'ananas au sud. En outre, la production de coton dans la savane soudanaise est augmentée (Dubresson 1997: 260). Cette stratégie est couronnée de succès: la Côte d'Ivoire devient le premier producteur mondial de cacao (Jakobeit 1993: 197) et un important producteur de café. Pendant une période de vingt ans, le taux de croissance moyen est de 7 % par an. 75 % des exportations sont basées sur le cacao, le café et le bois (Paulais 1995: 15).

Le «miracle ivoirien» se brise dans les années 80 où les cours à l'exportation du café et du cacao chutent continuellement (Jakobeit 1993: 197), tandis que la production de bois baisse d'une façon dramatique[12]. De 1982 à 1985, le produit intérieur brut (PIB) régresse en moyenne de 4 % par an. En même temps, les investissements privés et publics diminuent et les emplois dans le secteur dit «moderne» qui inclut l'administration publique, les services et le commerce baissent de 20 %. A cet époque, le secteur informel gagne beaucoup d'importance (Alpine/Pickett 1993: 98).[13] La crise économique s'aggrave de plus en plus: en 1989, le PIB a encore chuté davantage. Sur l'exigence du FMI et de la Banque Mondiale, les prix du café et du cacao garantis au producteur connaissent une baisse de 50 % (Paulais 1995: 145). Cette mesure entraîne une détérioration de la situation économique d'environ quatre millions de personnes qui vivent de ces produits culturales (Jakobeit 1993: 206).

Mais les agriculteurs ne sont pas les seuls à souffrir: un programme d'ajustement, qui est négocié avec le FMI, touche plutôt la population urbaine. Ce programme comporte entre autres la stagnation des salaires du personnel dans le secteur public et l'aug-

12 Tandis que 15,6 millions d'hectares de la Côte d'Ivoire étaient couverts de forêt tropicale au moment de l'indépendance, il en restait moins d'un million trente ans plus tard (Jakobeit 1993: 201).

13 Touré (1995: 67) affirme que le secteur informel en Côte d'Ivoire occupe presque trois fois le nombre de travailleurs du secteur moderne.

mentation de la pression fiscale (Paulais 1995: 145). En même temps, le nombre du personnel qualifié étranger est réduit – surtout dans le secteur de l'éducation (Alpine/Pickett 1993: 97–98). Les mesures d'économie dans ce domaine laissent des traces profondes, p.ex. la baisse du taux d'alphabétisation parmi les Ivoiriens âgés de plus de 15 ans de 54% en 1990 (Jakobeit 1998: 104) à 39% en 1997 (Jakobeit 1998: 100).

Malgré tous les programmes d'ajustement structurel imposés par le FMI et la Banque Mondiale, la Côte d'Ivoire a des dettes extérieures de 18 milliards de $US en 1992 (ce qui correspond à environ 5'700 milliards de francs CFA)[14] (Jakobeit 1993: 198). Après la dévaluation du franc CFA de 50% en janvier 1994 (Barry 1999: 67), le PIB s'accroît de 5% (CIA 2002) à 8% (Jakobeit 1998: 103) par an, grâce au redressement de l'exportation des produits agricoles comme le café, le cacao, les ananas, le caoutchouc (CIA 2002), le sucre et le coton (Jakobeit 1998: 103). Malgré ces années de bons résultats, les dettes extérieures se chiffrent encore toujours à 6'581 milliards de francs CFA fin 1998 (Barry 1999: 67). De larges couches sociales subissent un appauvrissement général et le pourcentage des ménages vivant dans la pauvreté augmente de 10% en 1985 à 36,8% en 1995. Bien que cette situation s'améliore légèrement, la proportion d'Ivoiriens vivant en dessous du seuil de pauvreté[15] s'élève encore toujours à 33,6% en 1998 (Office of the Prime Minister 2002: 7). Selon les résultats d'une enquête sur les conditions de vie des ménages faite par l'Institut National de la Statistique en 1998, un quart des travailleurs du secteur informel est touché par la pauvreté et plus de 50% des personnes démunies sont des femmes (Office of the Prime Minister 2002: 8).

14 C'est l'endettement par tête le plus haut de tout le continent africain (Jakobeit 1993: 198). En 2001, la dette extérieure s'élève à 6'158,3 milliards de francs CFA (à peu près 19,4 milliards de $US) ce qui fait que 52,1 % des recettes budgétaires de la Côte d'Ivoire doivent être investies pour payer les intérêts de dettes (Talla 2002: 14).

15 Qui est de 162'800 francs CFA par an, soit 446 francs CFA par jour en 1998 (Office of the Prime Minister 2002: 7).

Fin 1998, l'économie de la Côte d'Ivoire prend un autre coup par le fait que la Banque Mondiale et le FMI suspendent leurs appuis budgétaires pour non-respect des engagements que la Côte d'Ivoire avait pris en signant un plan d'ajustement structurel d'une durée de trois ans en mars 1998 (eia 2001 : 1 ; Massou 2001 : 56).[16]

Mais ce n'est pas le dernier choc que l'économie doit subir. Le coup d'Etat du 24 décembre 1999, l'instabilité politique qui résulte des élections de 2000 et la tentative d'un autre coup d'Etat le 19 septembre 2002 font effondrer les investissements qui baissent de 34 % dans le secteur privé et de 44 % dans le secteur public (The World Bank Group 2002). La conséquence est une croissance négative en 2000 qui varie – selon les sources – de 2,6 % (Massou 2001 : 56) à 2,4 % (Talla 2002 : 11 ; The World Bank Group 2002). En plus, les tensions politiques et la xénophobie provoquent un départ massif des Burkinabés travaillant dans les plantations, ce qui fait que cette branche est confrontée à un manque de main-d'oeuvre aujourd'hui. La diminution de la production de 2000 à 2001 est accompagnée d'une baisse des prix au niveau mondial et il en résulte l'amputation de 25 % sur le revenu des planteurs (Dioh 2001 : 35–36).

Outre le secteur primaire, tous les secteurs de l'économie sont touchés par la baisse générale : l'indice de la production industrielle est à –13,8 % ; en ce qui concerne le secteur des services, les transports sont confrontés à un recul de 5 % tandis que le commerce fléchit de 8 % (Massou 2001 : 57).

Le gouvernement sous Gbagbo élu en octobre 2000 espère que le déblocage des financements multilatéraux permettra de redresser l'économie (Ziady 2001 : 96) et de retrouver une croissance positive en 2002 (Dioh 2001 : 35) ; en 2001, elle est à –0,9 % (Talla 2002 : 11).

16 Dans ce plan, le gouvernement s'est engagé à réduire son déficit budgétaire, à libéraliser encore d'autres secteurs de son économie et à dépenser plus de moyens dans les domaines de la santé et de l'éducation (eia 2001 : 1).

En effet, après le « forum de réconciliation nationale » en 2001 et la réunion des leaders politiques à Yamoussoukro en janvier 2002, le FMI décide de lancer un nouveau programme en Côte d'Ivoire, et les relations avec l'Union européenne, la France, les Etats-Unis et d'autres pays s'améliorent (The World Bank Group 2002) ce qui fait que la Côte d'Ivoire reçoit de nouveau de l'assistance. A l'occasion de la fête nationale de la Côte d'Ivoire, Laurent Gbagbo déclare le 7 août 2002 que l'année 2002–2003 est « [...] l'année des entreprises et des investisseurs [...] » (Gbagbo cité par Talla 2002 : 14).

Le soulèvement du 19 septembre s'est mis en travers de ce projet ambitieux.

2. Abidjan

2.1 Le processus d'urbanisation en Côte d'Ivoire

Les premiers centres urbains du pays se forment autour de différents éléments de l'infrastructure coloniale comme les ports (p. ex. Abidjan, Grand-Lahou, Grand-Bassam), les postes militaires (tels que Dabou, Tiassalé, Daloa et Odiénné) et les stations de chemin de fer (p. ex. Agboville, Bouaké, Katiola) (Traoré 1975: 10–12).

Les résidents français choisissent Grand-Bassam[17] comme capitale administrative de la colonie, mais en novembre 1900, ils quittent ce lieu à la suite de graves épidémies de fièvre jaune et transfèrent le siège du gouvernement à Bingerville. Après la construction du wharf de Port-Bouët en 1931, qui remplace le port de Grand-Bassam, Abidjan devient la capitale économique (Bernus 1962: 58) et joue le rôle d'une place de transbordement des produits tropicaux et des marchandises venues d'Europe (Gibbal

17 La première base navale des Français a été fondée ici en 1843 (Fuchs 1998: 404).

1974: 20). En 1934, Abidjan succède à Bingerville comme capitale administrative (Bernus 1962: 58–59; Kipré 1985b: 237), une fonction qu'elle doit céder à Yamoussoukro en 1983[18]. Puisque les différents ministères sont restés à Abidjan, ce dernier transfert est plutôt un acte symbolique (Dubresson 1997: 259).

Tandis qu'en 1920 il y a peu de villes et de citadins en Côte d'Ivoire (Traoré 1975: 10), ce pays devient l'un des pays les plus urbanisés de l'Afrique de l'Ouest. Sa population urbaine passe de 32% en 1975 à 43% en 1998 (UNICEF 2000: 12). Abidjan est la ville la plus concernée par cette croissance rasante.

2.2 *L'histoire de la ville d'Abidjan[19]: de villages de pêcheurs à la métropole*

Au début du 20e siècle, le «pays des Bidjan» ou Abidjan ne comprend que quelques villages (Barou 1983: 10) fondés par les Ebrié, à savoir Cocody, Adjamé, Santé, Agban, Anoumaba, Atécoubé et Lokodjoro (Niangoran-Bouah 1969: 58).

Ces villages sont peu à peu déplacés ou absorbés par l'expansion de la ville d'Abidjan. A l'époque coloniale, trois agglo-

18 Yamoussoukro était la ville natale de Félix Houphouët-Boigny.

19 La signification du nom «Abidjan» se trouve dans l'histoire du peuple Ebrié qui appartient au groupe ethnique des Akan (Niangoran-Bouah 1969: 52) et qui se nomme soi-même Tchaman (Diabaté/Kodjo 1991: 15). Comme les Ebrié réservent l'usage du nom «Tchaman» aux cérémonies rituelles et domestiques, je les appelle «Ebrié» dans ce texte. Selon la tradition orale, une guerre a éclaté entre les Ebrié et une ethnie voisine au début du 17e siècle, à la suite de laquelle les Ebrié ont quitté leur région d'origine (voisine du pays ashanti dans l'actuel territoire ghanéen). Dans la migration vers le sud, ils sont arrivés au bord d'une lagune (qui porte leur nom maintenant) où ils ont passé leur première nuit sur des feuilles fraîchement coupées. A partir de là, on les a appelés «Bidjan» ou «Mbidjaman» ce qui signifie «ceux (man) des feuilles (mbi) coupées (djan)». «Abidjan» peut être traduit par «pays des Bidjan» (Niangoran-Bouah 1969: 52–59; cf. également Diabaté/Kodjo 1991: 30).

mérations peuvent être distinguées sur ce site: la ville coloniale sur le plateau central et les «villes noires» de Treichville au sud[20] et d'Adjamé au nord qui servent de réservoirs de main-d'oeuvre (Gibbal 1974: 21). La ségrégation est considérée comme mesure prophylactique pour protéger les Européens contre le paludisme et la fièvre jaune (Domergue-Cloarec 1986: 89; Kipré 1985b: 13). La plupart des populations africaines non Ebrié est cantonnée à Treichville, tandis que des Ebrié se trouvent dans les deux «villes noires» (Diabaté/Kodjo 1991: 67).

En 1934, quand Abidjan devient la capitale administrative du pays, elle est encore une petite ville côtière avec 17'000 habitants (Dubresson 1997: 254). Mais après l'ouverture du canal de Vridi en 1950 (Dubresson 1997: 255), qui relie la lagune Ebrié avec la mer, l'accroissement de la population se précipite. En 1950, la ville compte 65'000 résidents, et plus de 125'000 en 1955 (Dubresson 1997: 264). Ce nombre augmente à 180'000 au moment de l'indépendance en 1960 (Hillen 1990b: 22), pour atteindre 2'877'948 habitants lors du recensement de 1998 (Institut National de la Statistique) (cf. Tableau 1).

Tableau 1
Evolution de la population d'Abidjan de 1912 à 1998

Année	*Nombre d'habitants*	*Année*	*Nombre d'habitants*
1912	1'400	1970	550'000
1928	5'400	1975	951'216
1939	22'500	1978	1'269'071
1945	46'000	1980	1'422'000
1950	65'000	1984	1'653'000
1955	127'585	1988	1'934'342
1960	180'000	1991	2'280'385
1963	245'650	1998	2'877'948

Sources: 1912–1945 Barou (1983: 13)
1950–1991 Dubresson (1997: 264)
1998 Institut National de la Statistique

20 Jusqu'en 1934, cette ville porte le nom «Anoumabo» (Diabaté/Kodjo 1991: 79).

2.3 *Les effets de l'essor économique et de la récession*

La ville d'Abidjan doit sa croissance rapide à l'expansion économique de la région qui est étroitement liée à sa position de capitale coloniale. Après l'ouverture du canal de Vridi, les activités commerciales se sont multipliées. L'on a commencé à réaliser la construction d'un port à l'intérieur de la lagune. De grandes maisons de commerce installent leurs sièges dans la ville qui devient un centre de commerce extérieur grâce à sa position stratégique: elle est d'une part reliée à Ouagadougou par le chemin de fer[21] et d'autre part au port de Port-Bouët par un bon réseau routier. La construction du nouveau port, le développement de la ville et l'installation des premiers établissements commerciaux attirent beaucoup d'ouvriers de l'intérieur et de l'extérieur du pays. A cause de la croissance démographique, les limites de la ville coloniale sont élargies (Dubresson 1997: 255–157) (cf. Carte 3, p. 84).

Le développement de la ville d'Abidjan est accéléré grâce à de nombreux investissements de fonds publics du gouvernement dans les infrastructures urbaines – de 1970 à 1980, 66% des fonds sont attribués à Abidjan, seulement 25% aux villes de l'intérieur et 8% à la ville de Yamoussoukro (Dubresson 1997: 259). Par conséquent, la surface de la ville d'Abidjan quintuple de 1965 à 1993 en passant de 3'700 à environ 17'000 hectares (JICA et autre 1999: 3–2).

La consolidation permanente de l'infrastructure abidjanaise, la création de nouvelles installations portuaires industrielles, le régime fiscal favorable et la stabilité politique créent un climat avantageux pour les investisseurs étrangers privés (Dubresson 1997: 259). L'économie citadine est largement basée sur la main-

21 Le sud de la Côte d'Ivoire est couvert de la forêt tropicale qui s'étend entre l'océan et la savane sur une profondeur de 250 km en moyenne. Ce tapis vert est indenté vers le sud en dessous de la région de Bouaké, et cette zone est communément dénommée le « V Baoulé » (Sylla/Haller 1980: 16). A cet endroit, l'épaisseur de la bande forestière se réduit à 150 km et c'est pour cela que la voie ferrée est tracée entre le V Baoulé et Abidjan qui se trouve dans le prolongement de cette zone (Gibbal 1974: 20).

Carte 3
La croissance spatiale d'Abidjan

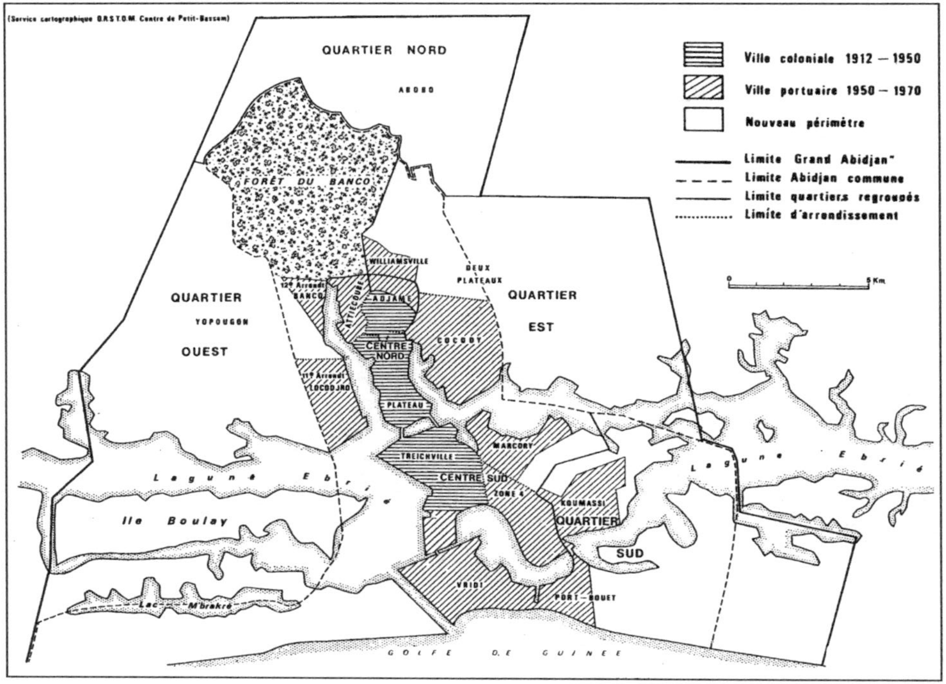

Source: Antoine/Herry 1983: 379

d'oeuvre étrangère: beaucoup de cadres, de techniciens et d'entrepreneurs viennent d'outre-mer accompagnés par des investissements de capitaux en provenance de l'Europe. Le secteur commercial est dominé par des Libanais et des Syriens, tandis que les emplois peu qualifiés sont souvent occupés par des immigrants africains (Heather et autres 1976: 1). En 1978, seulement 35 % de la population abidjanaise y sont nés (en 1988 c'était le cas pour 41 % de la population) (Dubresson 1997: 264). Les migrants, qui viennent de toutes les régions de la Côte d'Ivoire, mais aussi d'autres pays de l'Afrique de l'Ouest, sont plus nombreux que les Ebrié, les propriétaires des terres d'Abidjan avant la colonisation[22], qui constituent 37 % des citadins en 1936, 7 % en 1955 et seulement 2 % en 1988 (Dubresson 1997: 265).

La proportion des travailleurs salariés à Abidjan est élevée; en 1978, 60 % de la population abidjanaise qui est économiquement active reçoit un salaire. Les emplois dans le secteur dit «moderne» font 58 % des postes de travail urbains en 1984, dont 67 % dans l'administration publique, les services et le commerce et 32 % dans les domaines de la production et de la construction (Dubresson 1997: 257).

Quand le revenu résultant de l'exportation du café et du cacao ainsi que la quantité totale d'exportation commencent à baisser au début des années 80 et la récession économique se ressent vivement, le gouvernement est obligé de poursuivre une politique d'assainissement des finances publiques. Dix-huit entreprises para-gouvernementales sont fermées et plusieurs sociétés publiques sont réorganisées, ce qui fait que 11'000 emplois sont supprimés; beaucoup d'entre eux à Abidjan (Dubresson 1997: 261).[23] En 1988, 15,7 % de la population abidjanaise écono-

22 Les Ebrié n'étaient pas les premiers à s'installer à Abidjan ; les Tschassa et les Blèkègonin, deux peuples qui ont disparu aujourd'hui, occupaient ce territoire avant l'arrivée des Ebrié (Diabaté/Kodjo 1991: 9).

23 Entre 1983 et 1993 ce sont même plus de 15'000 postes de travail qui ont été supprimés sans compter les emplois journaliers (Dubresson 1998 : 116).

miquement active ou 22,4% de la population ivoirienne de cette ville sont sans emploi (Dubresson 1997: 264), dont 88,7% de jeunes qui cherchent un premier poste de travail (Jakobeit 1993: 263).

En plus, la situation de la population est détériorée par la diminution des moyens et des services publics ainsi que par l'augmentation des prix (Hillen 1990a: 12). Pour pouvoir survivre, la population est obligée de développer différentes stratégies. Des parties de la maison sont mises en sous-locations, le déménagement dans un logis à moindre coût est envisagé, des membres inactifs du ménage sont renvoyés au village d'origine ou invités à se trouver du travail. Dans plusieurs cas, un petit commerce est lancé pour se faire un peu d'argent (Dubresson 1997: 267). En plus, des anciens lycéens commencent à occuper des emplois salariés qui étaient estimés indignes avant et qu'on avait laissés aux étrangers, comme des emplois industriels peu qualifiés et des postes de gardiennage (Le Pape 1997: 148–149).

2.4 *L'aménagement de la ville*

La construction de la ville d'Abidjan n'est pas laissée au hasard; elle est basée sur des plans gouvernementaux d'urbanisme dont le premier est discuté en 1926 (Dubresson 1997: 271). Après avoir exproprié les terrains à des détenteurs coutumiers pour cause d'utilité publique et après avoir immatriculé la plupart des terrains urbains à son nom, l'Etat devient la seule autorité compétente en matière de droit foncier (Traoré 1975: 88). Les droits fonciers coutumiers sont annulés après des conflits violents avec les Ebrié qui reçoivent à la fin une compensation pour les terres qu'ils ont perdues ainsi (Yapi-Diahou cité par Dubresson 1997: 271). Le gouvernement étatise le terrain dans le but de pouvoir contrôler l'expansion de la ville d'Abidjan du point de vue spatiale et de pouvoir propager des habitats économiques modernes étant en contraste avec les cours communes[24] qui rassemblent la majorité de la population abidjanaise (Dubresson 1997: 271–272).

Après l'ouverture du canal de Vridi en 1950, l'accroissement du nombre des habitants d'Abidjan se précipite et il faut prévoir de nouveaux domiciles. En 1952, un premier programme de construction de logements économiques est engagé et la Société Immobilière d'Habitation de Côte d'Ivoire (SIHCI) est créée pour réaliser ce programme (Le Pape 1997: 55).[25] Sous sa direction des lotissements sont opérés à Atécoubé, Adjamé, Treichville et Koumassi (Diabaté/Kodjo 1991: 84). Tout d'abord, une bonne partie des logements à bon marché est prévue pour les manoeuvres qui viennent travailler sur les chantiers et pour les salariés aux ressources moyennes (p.ex. des cuisiniers, des chauffeurs et des boys). Mais en peu de temps, les administrateurs de la SIHCI changent de politique et visent plutôt le milieu des ouvriers qualifiés (Le Pape 1997: 55–57) ou – comme l'expriment Diabaté et Kodjo – «[...] les élites européanisées [...]» (1991: 84). Pour les autres, le problème de la pénurie des logements demeure et par la suite, plusieurs habitats précaires se développent; entre autres à Port-Bouët et à Vridi (Diabaté/Kodjo 1991: 84).

Après l'indépendance, la population abidjanaise continue de s'accroître et les autorités ivoiriennes lancent de nouveaux plans d'aménagement de la ville. La SOGEFIHA (Société de Gestion et de Financement de l'Habitat) et la SICOGI (Société Ivoirienne de

24 Dans une cour commune, on peut distinguer une partie avec des pièces d'habitations, la douche, les toilettes et les cuisines et une partie ouverte – la cour – qui se trouve au milieu du lot normalement. Chaque logement contient une ou deux, rarement trois chambres. Les cuisines sont des petites pièces tandis que la douche et les toilettes sont généralement utilisées collectivement par les habitants. La plupart des cours communes hébergent plusieurs familles appartenant à différents groupes ethniques. Généralement, les cours communes sont mises en location (Dubresson 1997: 275).

25 A partir de 1959, la SIHCI est secondée par la Société d'Urbanisme et de Construction de Côte d'Ivoire (SUCCI) qui construit – entre autres – l'immeuble des 220 logements à Adjamé (Diabaté/Kodjo 1991: 84).

Construction et de Gestion Immobilière)[26] – une gouvernementale et l'autre para-gouvernementale – se chargent de la construction de logements économiques de 1960 à 1975. Elles sont assistées par la SETU, la Société d'Equipement des Terrains Urbains, qui est responsable de la mise en place de routes et d'autres infrastructures (Dubresson 1997: 272).

Les planificateurs prévoient la construction de 20'000 nouveaux logements par an et la canalisation des nouveaux immigrants sur le plateau du Banco (Diabaté/Kodjo 1991: 124). Les sites plus anciens connaissent un réaménagement : quelques terrains sont subdivisés en différents lots par la construction de routes ou l'installation d'autres infrastructures et d'autres sont réorganisés après avoir fait déguerpir les résidents de lotissements spontanés et casser des cabanes posées illégalement. Entre 1969 et 1973, 20 % des logements existants sont détruits dans le cadre de cette action. Pour tempérer les conflits qui surgissent à cause du déguerpissement, d'autres habitats sont bâtis à la périphérie de la ville comme compensation (Dubresson 1997: 272). Ces expulsions ont lieu dans différents quartiers, p.ex. à Adjamé et à Port-Bouët[27], mais aussi à Koumassi, à Marcory et à Cocody.[28]

Malgré toutes ces activités, les pouvoirs publics n'arrivent pas à contrôler totalement le développement de la ville. D'une part, une grande partie des nouveaux venus n'agit pas comme souhaité: ceux-ci ne s'installent pas au plateau du Banco, mais plutôt à Abobo (un quartier que les urbanistes avaient jugé peu rentable). D'autre part, les ressources financières ne suffisent pas pour réaliser tous les projets (Diabaté/Kodjo 1991: 126).

26 La SICOGI est le résultat de la fusion de la SIHCI et de la SUCCI qui a lieu en 1965 (Diabaté/Kodjo 1991: 84).

27 Où des immeubles collectifs modernes de béton et de briques sont construits à la suite (Heather et autres 1976: VI). Une partie de la population chassée de Port-Bouët s'installe sur des terrains vacants à Yopougon qui sont depuis lors nommés Port-Bouët II (N'Guessan 1983: 454).

28 Yapi-Diahou (1995: 19) qualifie ces cinq quartiers comme des lieux d'intervention privilégiée de l'Etat de 1970 à 1985.

De 1971 à 1977, 5000 logements sont bâtis par an, mais malgré ceci, seulement 20 % des habitants de la ville vivent dans des logements subventionnés par l'Etat en 1985.[29] 47 % du terrain à bâtir est occupé par des logements dits «modernes» en 1988, c'est-à-dire par des maisons individuelles ou des immeubles à étages auxquels la plupart de la population n'a pas accès. Les cours communes sont encore toujours le type d'habitat le plus répandu – 58,4 % des résidents abidjanais sont ainsi logés dans la même année (Dubresson 1997: 274). Suite à la récession, les propriétaires construisent autant d'habitations que possible pour augmenter leurs revenus, et par conséquent les lots sont souvent surpeuplés. Quelques cours sont réduites à un corridor étroit au milieu par la construction de logements additionnels. Les cours communes sont caractérisées par la haute densité de la population, le manque de vie privée et l'infrastructure insuffisante en ce qui concerne les routes, l'eau potable, les eaux usées et l'électricité (Dubresson 1997: 276).

Dans les quartiers d'habitat précaire les conditions de vie sont encore pires: un taux élevé de chômage, l'insécurité de la tenure foncière, le manque d'infrastructure et d'établissements socioculturels comme écoles et centres de santé (Touré 1982: 39–40). En 1992, 16 à 20 % des citadins abidjanais vivent dans des logements précaires (Yapi-Diahou 1995: 11) – un chiffre qui est estimé à 14 % en 1963, 21 % en 1973 et de nouveau 14 % en 1988. La surface occupée par ces habitats augmente de 750 à 1'053 ha entre 1984 et 1987; en 1990, on compte 68 quartiers d'habitat précaire dans toutes les communes de la ville sauf au Plateau (Yapi Diahou cité par Dubresson 1997: 275–276) – en 1992, il y en a 72 (Yapi-Diahou 1995: 11).

A partir des années 80, les plans d'aménagement urbain sont changés à cause du manque de fonds publics et les programmes de construction de logements à loyer modéré sont suspendus

29 Ce genre d'habitations est en principe prévu pour une famille (Le Pape 1997: 76–77).

(Dubresson 1997: 277). Le gouvernement suit les recommandations de la Banque Mondiale qui a proposé de faciliter l'achat de logements pour la population économiquement faible, d'améliorer le système de la propriété foncière, d'arrêter la destruction des logements existants et de commencer à approvisionner en eau potable et en installations sanitaires les districts qui sont les plus dans le besoin (Dubresson 1997: 278). Par la suite, les maisons de la SOGEFIHA et de la SICOGI sont vendues à 48 % et 44 % respectivement du prix réel sur le marché – des fois par paiement par acomptes pendant une durée de plus de 10 ans (Dubresson 1997: 278). Mais seulement une petite partie de la population abidjanaise a accès à la propriété: en 1988, 19 % des chefs de ménage sont propriétaires de leurs logements comparé à 21,8 % en 1995 (Le Pape 1997: 133).

Malgré toutes ces activités sur le marché immobilier, la pénurie de logements à Abidjan est encore toujours un grand problème – il faudrait en construire 25'000 par an (Mbougueng 1998: 66).

2.5 *L'infrastructure urbaine*

Il n'y a pas que le manque de logements – tous les citadins ne peuvent profiter de l'infrastructure urbaine de la même manière. Le ravitaillement en eau est sous la responsabilité de la SODECI (Société de Distribution d'Eau de Côte d'Ivoire) qui a été créée en 1960. Il s'agit de la première entreprise privée de gestion de ce service public en Afrique (SODECI 1998: 60). Elle a connu une expansion forte à Abidjan à partir de l'année 1973. A cet époque, le gouvernement lançait un Programme National de l'Hydraulique qui avait pour but de fournir de l'eau potable à toute la population du pays (Saint-Vil 1983: 477). En 1988, 86 % de la population abidjanaise a accès à cette eau (Dubresson 1997: 282). Jusqu'en 1998, ce chiffre est monté même à 95 % (Office of the Prime Minister 2002: 37). Tandis que les logements dans les immeubles à étages et les maisons individuelles sont généralement dotés d'un branchement domiciliaire, ceci n'est pas toujours le cas dans les cours communes et les habitats précaires. Plusieurs ménages dans ces types d'habitat s'approvisionnent en eau grâce au branchement chez le voisin ou sont obligés d'acheter de l'eau chez un revendeur ou à la fontaine d'eau[30]. D'autres doivent se contenter de l'eau de puits.

En 1998, 87,5 % des ménages à Abidjan utilisent comme source principale d'énergie l'électricité (Office of the Prime Minister 2002: 37).[31] L'exploitation de ce système était dans les mains de l'Etat, qui l'a cédé en novembre1990 à la société privée CIE (Compagnie Ivoirienne d'Electricité) qui ravitaille la population en électricité (CIE 1998: 70). Parmi les ménages qui ne bénéficient pas de l'électrification par la CIE il y en a qui s'alimentent en courant grâce à un branchement fait chez le voisin. Ce service est payé mensuellement en fonction de l'équipement de la maison, p.ex. à 1'000 francs CFA par ampoule.

Par rapport aux eaux usées on doit constater qu'Abidjan ne dispose pas d'un système complet de collecte et d'évacuation (Mbougueng 1998: 65–66). Les maisons construites par des sociétés immobilières sont raccordées au système d'évacuation des eaux usées tandis que les individuels cherchent à diminuer les frais en connectant les tuyaux de leurs immeubles soit au système d'évacuation des eaux usées, soit au système d'évacuation des eaux de pluie ou encore en creusant une fosse en dessous de la maison qui est vidée de temps en temps par des camions citernes privés. Quant aux habitats précaires et aux villages il n'y a même pas de système d'évacuation des eaux usées.

Le ramassage des ordures ménagères pose également des problèmes, vu que 3'000 tonnes d'ordures sont produites quotidiennement (Kra 1999: 42). Par conséquent, des parcelles vides sont utilisées comme dépotoirs illégaux qui attirent toutes sortes de vermines.

30 Généralement à un prix qui est plus élevé que le prix de l'eau qui sort du robinet à domicile.

31 Comparé à 67 % en 1988 (Dubresson 1997: 283).

Beaucoup de citadins ne travaillent pas dans le même quartier où ils logent et dépendent du système de transport urbain.[32] Plusieurs acteurs jouent un rôle important dans ce secteur. La SOTRA, la Société de Transport Abidjanais qui a été créée en 1960 (Diabaté/Kodjo 1991 : 193), est le principal système de transport public ; en 1981, les bus et les bateaux-bus de cette société se chargent de 63 % des services de navette. Grâce à des investissements massifs dans les années 70, la SOTRA peut débusquer les voitures individuelles et les taxis compteurs qui se sont chargés de 52 % des trajets en 1974. En plus, les minibus privés, les « gbakas », sont obligés à se retirer dans la périphérie de la ville. Mais à cause d'un ajustement structurel et des problèmes financiers de la SOTRA, le réseau public se rétrécit à l'avantage des minibus privés et des taxis communs (les « woro-woro ») qui reviennent au centre de la ville en 1994 (Dubresson 1997: 283).

2.6 *L'institution de dix communes de plein exercice*

Une réforme administrative a modifié l'organisation municipale de la ville d'Abidjan en 1980 par la création de dix communes (Barou 1983: 14). Les dix communes, qui composent la ville d'Abidjan, sont : le Plateau[33], Abobo, Adjamé, Attécoubé, Cocody, Koumassi, Marcory, Port-Bouët, Treichville et Yopougon. Par cette réforme administrative, plusieurs domaines ont été décentralisés et se trouvent maintenant sous la responsabilité des autorités municipales, à savoir les établissements culturels et sociaux, la santé et les écoles préparatoires et primaires. Les communes doivent se charger de l'évacuation des déchets, du ravitaillement en eau et du réseau routier. Pour accomplir ces devoirs, elles ont

32 Comme dans tous les pays du continent africain, la population urbaine la plus démunie doit passer jusqu'à trois heures par jour en allant au travail et en rentrant, et des fois, elle doit y consacrer jusqu'à 40 % de son revenu (Bakayoko 2001 : 21).

33 Le centre administratif, commercial et financier de la Côte d'Ivoire.

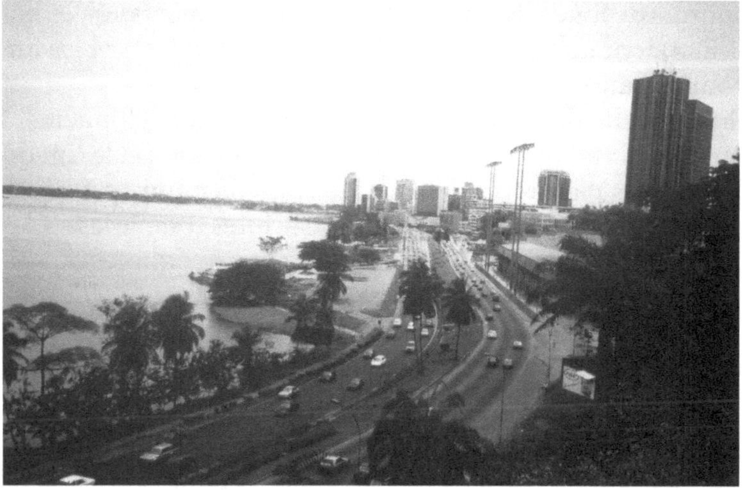

Photo 1
Le Plateau

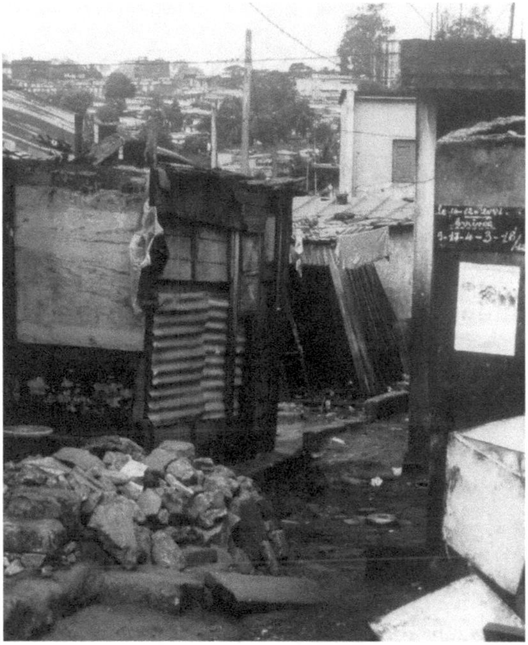

Photo 2
Adjamé

trois sources de fonds: les subventions gouvernementales, les impôts d'Etat dont une partie est reversée aux communes et les impôts communaux (Dubresson 1997: 284).

Grâce à cette décentralisation, les projets de développement local sont mieux adaptés aux besoins de la population et les investissements faits par les résidents et les conseils municipaux permettent d'améliorer les différentes infrastructures comme les écoles et les cliniques. Mais ces activités sont limitées parce que les capacités financières et techniques sont restreintes (Dubresson 1997: 286).

Il y a de grandes différences entre les communes. Les deux communes du Plateau et de Treichville sont les plus riches et leurs budgets d'investissement par habitant sont plus élevés par rapport aux autres. En 1990, p.ex., l'investissement par habitant au Plateau est 43 fois plus élevé que celui de Yopougon, et 14 fois plus élevé à Treichville qu'à Attécoubé (Dubresson 1997: 287).

3. Yopougon

La commune de Yopougon, qui est située à l'ouest d'Abidjan, est la plus grande de la Côte d'Ivoire (Adou 1999: 1). Elle s'étend sur une superficie d'environ 150 km^2[34], 6'667 hectares sans la lagune (JICA et autre 1999: 3–3). Elle est limitée par l'océan atlantique et le port au sud, la commune d'Attécoubé à l'est, les communes d'Abobo et d'Anyama au nord et la commune de Songon à l'ouest. Les origines de Yopougon remontent à un conflit sanglant qui a éclaté à l'occasion du partage d'un poisson au cours d'une cérémonie rituelle. Ceci a provoqué l'émigration d'une fraction des Bidjan qui a traversé la rivière Gbango[35] pour s'installer finale-

34 Information reçue à la mairie de Yopougon le 13 avril 2000.

35 Déformée en «Banco» plus tard (BNETD d.n.p.).

ment[36] dans les champs du vieux Yopou, un chasseur Bidjan[37], qui leur a accordé asile. Ce terrain a été désormais nommé «Yopougon», ce qui veut dire «champs de Yopou» en Ebrié. Avec le temps, plusieurs villages ont été créés, p.ex. Yopougon-Kouté, Yopougon-Santé et Yopougon-Azito (BNETD d.n.p.; Niangoran-Bouah 1969: 59).

En 1970, les premières négociations entre des sociétés immobilières et les villageois initient le développement de la région de Yopougon en quartier d'Abidjan. Les Yopougonnins, qui n'avaient pas oublié l'hospitalité du vieux Yopou, acceptent de céder une part de leurs terres et leurs plantations pour la construction de maisons pour des immigrants (BNETD d.n.p.).

Depuis le début des années 80, Yopougon et Abobo[38] ont connu la plus forte croissance démographique du pays (Escalon 1998: 16). La population de Yopougon est passée de 94'000 personnes en 1975 à 374'500 en 1988 (JICA et autre 1999: 3–3), puis à 688'235 en 1998 (INS RGPH-1998). Selon des chiffres non-officiels reçus à la mairie le 13 avril 2000, la commune hébergeait environ un million de citadins avant les événements du 19 septembre 2002. Depuis ce jour, le nombre de résidents a beaucoup augmenté. Yopougon est habitée principalement par des Ivoiriens[39] – d'une part des villageois autochtones qui ont été intégrés à la ville et d'autre part des immigrants du milieu rural (Adou 1999: 1).

De nos jours, la commune de Yopougon est composée de dix secteurs, de 57 quartiers d'habitation, de treize villages et de plu-

36 Selon Diabaté et Kodjo (1991: 36) ces Bidjan étaient d'abord accueillis par les Songon (dont le territoire se situe à l'ouest d'Abidjan). Comme dans ce temps les femmes étaient rares, les Songon songeaient à tuer leurs hôtes masculins. Ceux-ci étaient avertis et ils quittaient le lieu avec leurs épouses.

37 Diabaté et Kodjo (1991: 36) parlent «[...] d'une vieille dame nommée Yopou [...]».

38 Cette commune abidjanaise se trouve au nord de la ville.

39 Les résultats du Recensement Général de la Population et de l'Habitation 1998 indique 88,6 % d'Ivoiriens et 11,4 % d'étrangers (INS RGPH-1998).

sieurs quartiers précaires. Le seul lien entre Yopougon et le reste de la ville d'Abidjan, où se trouvent les principales zones d'emplois et de services, est l'autoroute du Nord.

4. Niangon Sud

Mes recherches ont été effectuées dans le secteur de Niangon Sud que je voudrais présenter par la suite:

4.1 Niangon – le «village des méchants»

Le mot «Niangon» signifie «pays des assassins» ou «villages des méchants» et ce nom a été donné à la région – d'après ce que la légende raconte – à cause d'un incident malheureux:

Une femme, originaire du village Gbedjanto au bord de la lagune Ebrié, mais mariée depuis longtemps dans une autre localité, a décidé de rendre visite à ses parents. Elle a été accompagnée par son fils aîné qui a insisté pour emprunter l'artère principale pour se rendre chez ses grands-parents au lieu de passer par les petits sentiers derrière les maisons comme sa mère. Malheureusement, celle-ci a oublié d'informer son fils que les villageois avaient institué un mot de passe pour démasquer des ennemis (qui étaient fréquents à cette époque ainsi que des conflits sanglants). Comme le fils – qui n'était pas connu par les siens – ne pouvait pas dire le mot en question, il a été lynché par sa parenté. Le village a été maudit par la mère et par la suite, plusieurs personnes sont décédées. Gbedjanto a donc été abandonné (Niangoran-Bouah 1969: 62–63).

Aujourd'hui, plus rien ne rappelle cette histoire triste dans la vie quotidienne à Niangon.

4.2 *Portrait du secteur Niangon Sud*

Le secteur Niangon Sud qui se trouve dans le sud de la commune de Yopougon touche à la lagune et est composé de dix différents quartiers, y compris trois villages Ebrié (cf. Carte 4, p. 98). Selon le Recensement Général de la Population et de l'Habitation 1998, 57'348 personnes y vivent (INS RGPH-1998).

Le secteur est caractérisé par une intense activité de construction et plusieurs formes d'habitat peuvent être distinguées :

- les immeubles à étages,
- les maisons individuelles construites par des sociétés immobilières comme la SICOGI, la SOGEFIHA et le Groupement Foncier de Côte d'Ivoire (GFCI) ou par des particuliers,
- les habitats traditionnels villageois,
- les cours communes, et
- les habitats précaires.

Niangon Sud est une zone résidentielle et en même temps une zone d'activités commerciales. On y trouve plusieurs marchés, des magasins (p.ex. des petits supermarchés, des boulangeries, des boutiques et des quincailleries), des stations d'essence, des ateliers de couture, des salons de coiffure et des blanchisseries. Les artisans sont représentés par les plombiers, les menuisiers, les garagistes, etc. Les différentes cabines téléphoniques, les cafés Internet et les bureaux de traitement de textes permettent de rester en contact avec le monde extérieur sans être obligé de quitter le quartier. Les seules choses qui manquent pour être autonome sont une agence de banque, un bureau de poste et un commissariat. Plusieurs hôtels sont prêts à recevoir des visiteurs.

Carte 4
Le secteur Niangon Sud dans la commune de Yopougon

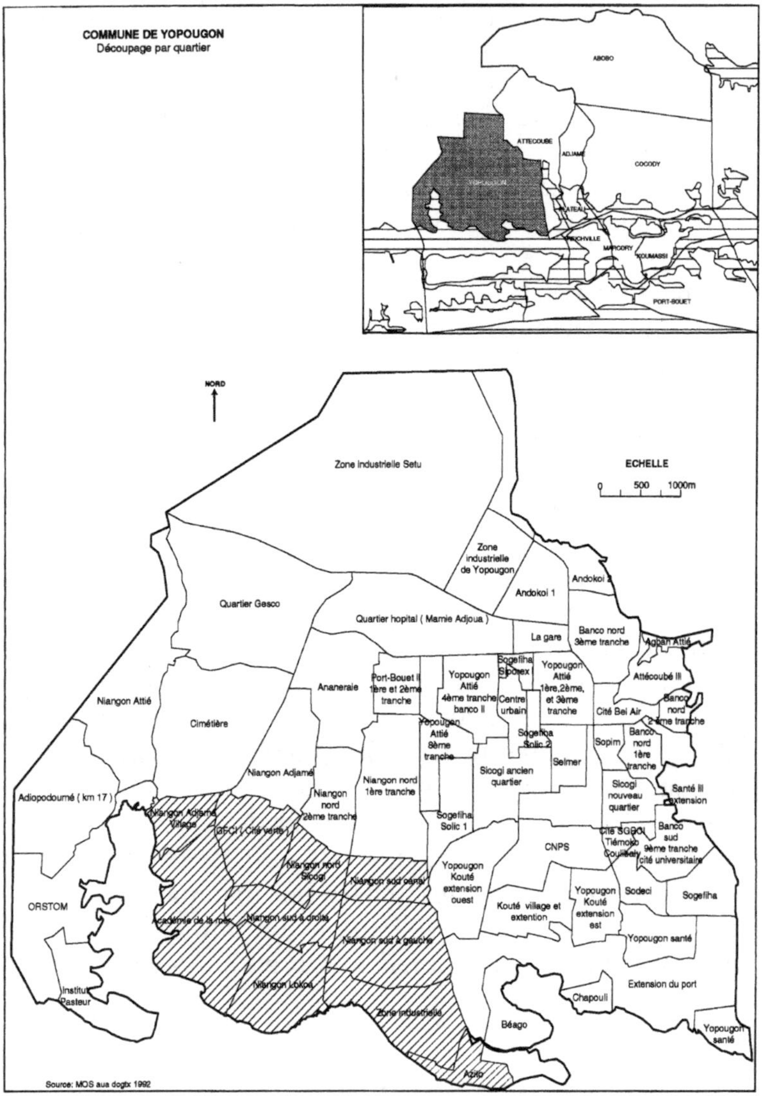

Source: Service cartographique IRD (ex-ORSTOM), Centre de Petit-Bassam

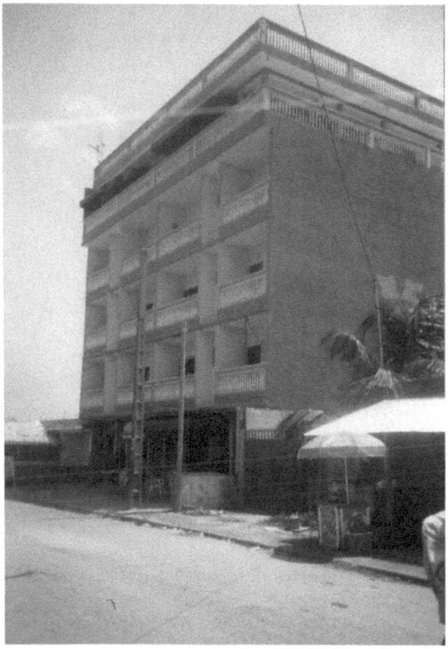

Photo 3
Un immeuble à étage

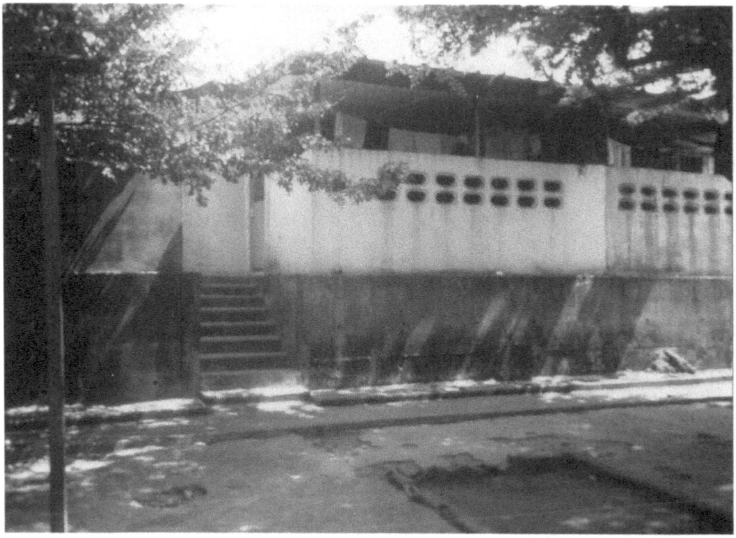

Photo 4
Des maisons individuelles construites par la SICOGI

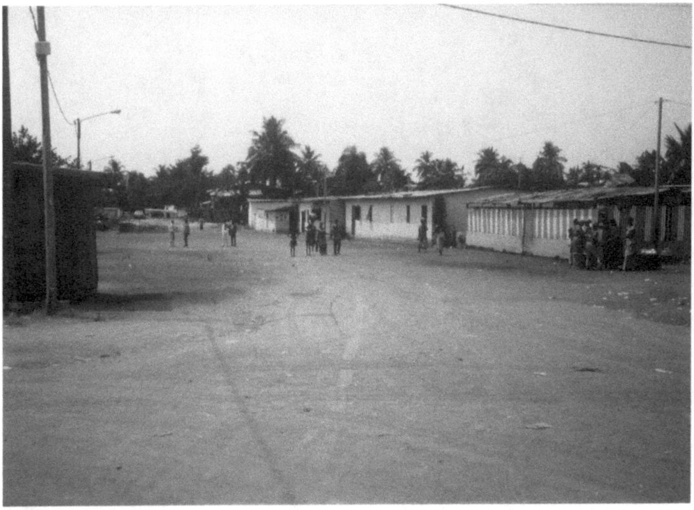

Photo 5
Des habitats villageois (La maison jaune et blanche à droite est un «maquis»)

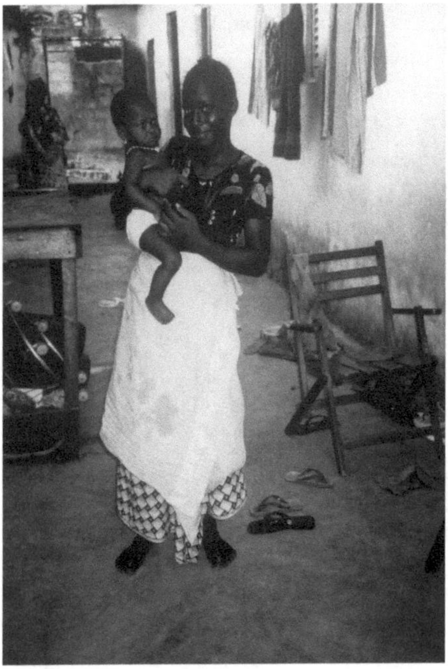

Photo 6
Une cour commune

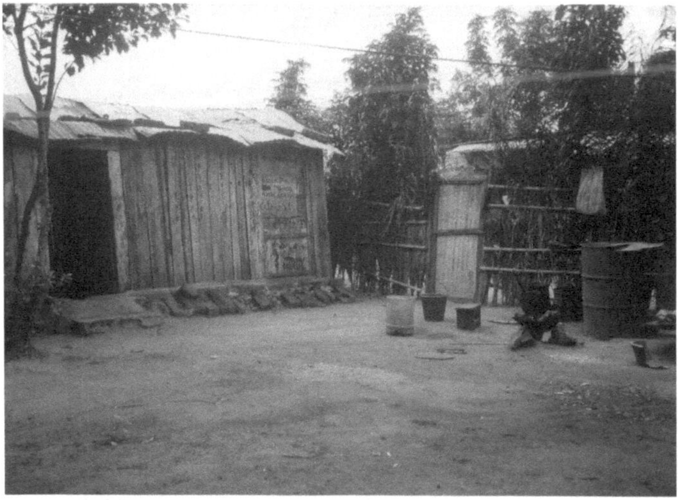

Photo 7
Un habitat précaire

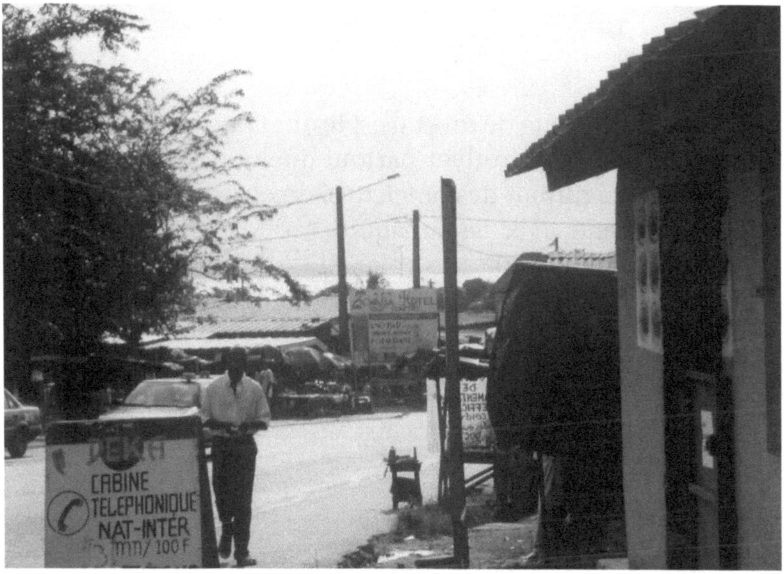

Photo 8
Le Terminus 27 à Niangon Sud à gauche

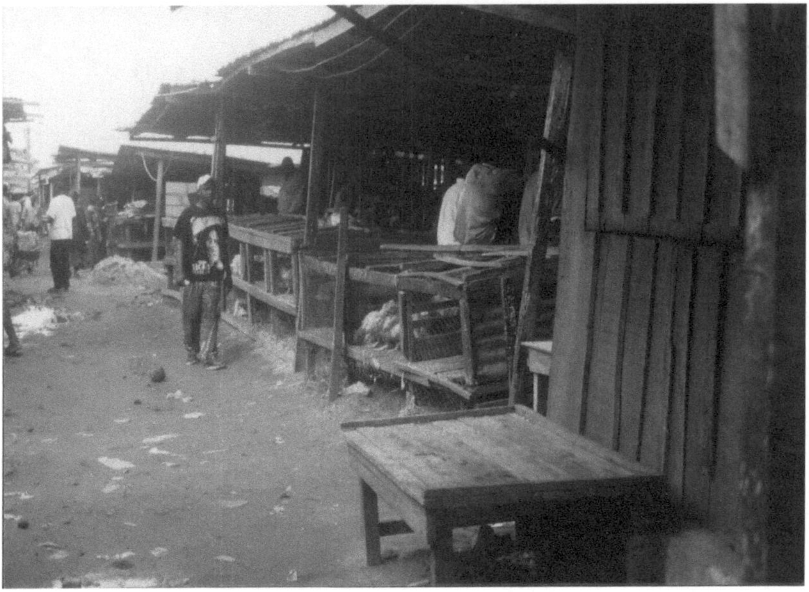

Photo 9
Le marché à Niangon Sud à gauche

Une source importante de revenu est le domaine culinaire et si on a les moyens, on peut trouver partout quelque chose à manger: les kiosques, qui offrent des omelettes, des spaghettis ou des rognons concourent avec les «maquis»[40] où on peut goûter des plats comme le «foutou»[41], le «plakali»[42] et le riz accompagnés par la «sauce graine»[43], la sauce arachide, la sauce tomate ou la

40 Ce sont des petits restaurants de quartier (Touré 1985: 136); les premiers avaient été installés à la fin des années 1960 dans des cours d'habitations communes à Treichville et à Adjamé (Leimdorfer 1997: 136).

41 Le «foutou» est préparé à base de bananes plantains ou d'ignames qui sont mélangés avec du manioc, cuits à l'eau, ensuite pilés et servis sous forme de pain.

42 Le «plakali» est fait avec de la farine de manioc cuite à l'eau.

43 La sauce graine est préparée à base de grains de palme cuits à l'eau, pilés et ajoutés à la sauce.

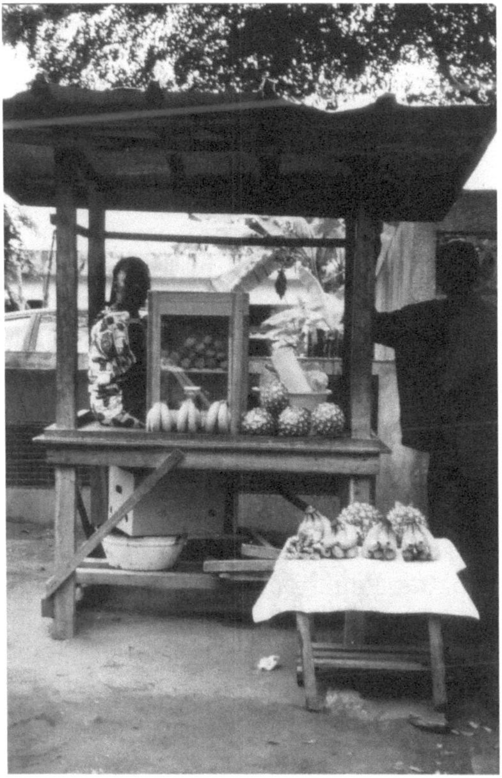

Photo 10
Un étalage en bordure de la route

sauce claire. Particulièrement le soir, de la viande grillée, des poissons ou des poulets à la braise ou du «kédjénou»[44] sont servis. Avec l'«alocodrome», le quartier Niangon Sud à gauche dispose d'un point de rencontre particulier qui regroupe plusieurs femmes qui préparent pour la clientèle. En outre, plusieurs ménages ont installé des étalages en bordure de route où ils vendent des fruits, des gâteaux, du pain sucré, du kaolin, des oeufs, des légumes, de

44 Du poulet, des tomates, des oignons et des piments étouffés dans un «canari» (un pot en terre) fermé traditionnellement avec des feuilles de bananier et ouvert seulement une fois que tout est cuit.

l'eau glacée ou des jus (p.ex. du jus d'ananas, du «gnamakoudji»[45] ou du «bissap»[46]). Cette offre est complétée par le pain bourré, l'«attiéké»[47], le poisson grillé et l'«aloco»[48] qui sont également vendus au bord de la route.

D'autres personnes, qui logent généralement dans ou près des villages d'Azito, de Lokoa et de Niangon Adjamé Village, vivent de la pêche ou de l'agriculture. Mais le rural est également dans l'urbain: de temps en temps, des troupeaux de boeufs passent dans les rues des quartiers résidentiels et quelques parcelles vides sont utilisées pour y faire des petits jardins potagers de piments, d'oignons, de tomates ou même de maïs et de bananes plantains.

Le secteur de Niangon Sud est bien doté avec des écoles primaires (publiques et privées) et dispose d'un grand choix de services de santé.[49]

Malheureusement, plusieurs parties du secteur ne sont pas affiliés à l'infrastructure urbaine. Peu de ménages ont un poste de téléphone fixe à la maison et ce manque est surmonté soit par l'achat d'un cellulaire soit par le recours à une cabine téléphonique dans l'entourage. L'accès à l'eau potable du robinet et à l'électricité n'est souvent pas donné dans les villages et dans les habitats ou les quartiers précaires[50]. Le système de collecte et d'évacuation des eaux usées n'est pas complet non plus.

45 C'est du jus de gingembre avec de l'eau, du sucre, de feuilles de menthe et du citron. «Gnamakou» veut dire «gingembre» en malinké et «dji» «eau» (Touré 1985: 51).

46 Le jus est fait à base des fleurs d'oseille, de l'eau, des feuilles de menthe, de l'anis et du sucre.

47 L'«attiéké» est un genre de semoule de manioc.

48 Ce sont des bananes plantains coupées et frites à l'huile.

49 Cf. chapitre troisième.

50 P.ex. dans le quartier «Niangon continu» qui se trouve entre Niangon Sud à gauche et Yopougon Kouté.

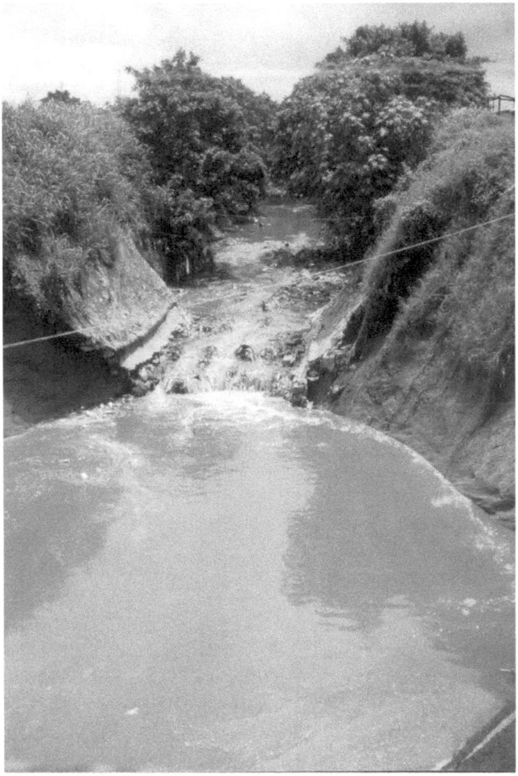

Photo 11
Le grand canal à ciel ouvert qui évacue une grande partie des eaux usées de la commune de Yopougon

En ce qui concerne les ordures ménagères, deux systèmes de ramassage existent: d'une part, il y a des jeunes hommes qui parcourent le quartier et chargent les ordures dans leurs brouettes en contrepartie d'une rémunération modeste et d'autre part, il y a les voitures du service de nettoyage de la commune qui circulent une à deux fois par semaine dans les rues.[51] Malgré ce service, il y a des ordures qui sont déchargées sur des parcelles vides.

51 D'avril 2000 à avril 2001, ces voitures ne passaient pas régulièrement et par conséquent, les ménages comptaient plus sur le service privé des jeunes hommes.

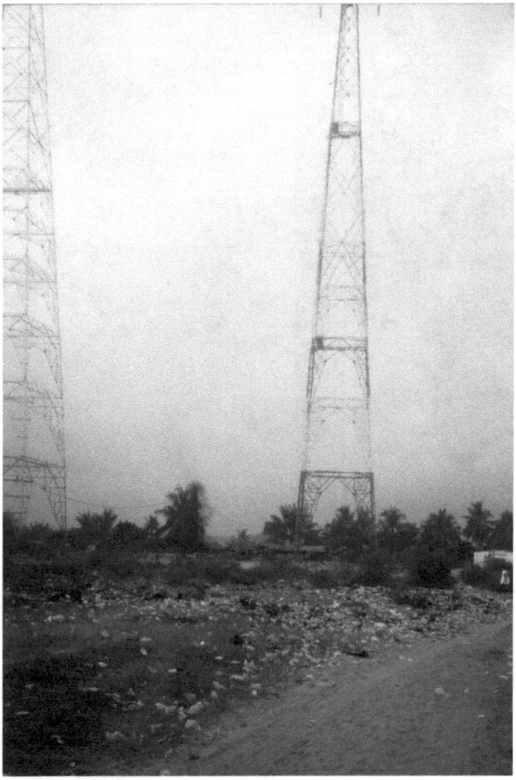

Photo 12
Une décharge sur une parcelle vide dans le village d'Azito

Chaque matin, de longues queues se forment aux arrêts de bus. La plupart des personnes salariées travaillent dans d'autres districts ou communes de la ville d'Abidjan, et beaucoup d'élèves fréquentent des établissements hors du secteur parce qu'il y a peu d'écoles supérieures à Niangon Sud. Les bus – qui selon la distance sont souvent les moyens de transport les moins chers – sont généralement complètement débordés le matin[52] et beau-

52 Sauf les bus express qui relient les quartiers au Plateau, le centre commercial. Ces bus directs coûtent le double du prix de transport des bus ordinaires.

coup de passagers évitent cette cohue en empruntant les « gbakas », les minibus privés, ou les « woro-woro », les taxis communs. Dans ces véhicules, on est assis assez confortablement une fois que la lutte pour un siège est gagnée.

4.3 Les caractéristiques des ménages choisis pour l'enquête

Toutes les couches sociales sont représentées dans le secteur Niangon Sud. Ayant pour but d'analyser – entre autres – l'impact du niveau socio-économique sur le soutien offert à une personne malade, j'ai essayé de faire une coupe transversale par les différentes couches sociales. A cette fin, je me suis basée sur les rapports de Le Pape (1997: 78) et de JICA et autre (1999: 3–5) selon lesquels chaque type d'habitat correspond à un niveau de vie socio-économique différent, et j'ai pris la décision de choisir 20 ménages par type d'habitat, c'est-à-dire 20 ménages dans des immeubles à étages, 20 ménages dans des maisons individuelles, 20 ménages villageois, 20 ménages dans des cours communes et 20 ménages dans des habitats précaires.[53]

C'est cette trame d'analyse que j'utilise pour présenter les ménages choisis pour l'enquête, et je mets les résultats obtenus ainsi en rapport avec les données du Recensement Général de la Population et de l'Habitation réalisé en 1998 et avec d'autres enquêtes faites à Abidjan.

53 J'ai conscience du fait que la représentativité de mon échantillon est influencée par cette décision et que le nombre de ménages choisis par type d'habitat est trop petit pour pouvoir faire des témoignages généralement valables pour tous les 57'348 habitants de Niangon Sud ; les résultats ne montrent que des tendances.

Les ménages interrogés étaient structurés de la manière suivante (cf. Tableau 2):

Tableau 2
Répartition des ménages selon leur composition

Structure du ménage	*Immeubles à étages*	*Maisons individuelles*	*Habitats villageois*	*Cours communes*	*Habitats précaires*	*Total*
Ménages composés de célibataire(s)	5	3		3	4	*15*
Ménages composés d'un couple	1	1		1	1	*4*
Ménages centrés sur une famille nucléaire[54]	1	2	1	2	7	*13*
Ménages centrés sur une famille élargie[55]	10	8	10	7	2	*37*
Ménages centrés sur une famille monoparentale[56]	2	1	3	3	3	*12*
Ménages polygynes[57]				3	1	*4*
Ménages polynucléaires[58]	1	5	6	1	2	*15*
Total	*20*	*20*	*20*	*20*	*20*	*100*

Source: Enquête auprès de 100 ménages du 27 juillet au 9 septembre 2000

La forme la plus répandue de la vie domestique est la vie dans un ménage constitué d'un seul couple qui vit avec (50 % des mé-

54 L'unité résidentielle est constituée d'un couple et de ses enfants.
55 Au couple et ses enfants s'ajoutent d'autres individus parents ou non.
56 L'un des conjoints vit avec au moins un enfant – seul ou avec d'autres individus parents ou non.
57 Le chef du ménage vit avec plusieurs épouses dans le même logement.
58 L'unité résidentielle comprend plusieurs couples avec ou sans enfants et/ou des familles monoparentales qui sont liées par la parenté ou l'alliance.

nages) ou sans (4%) enfant(s). Dans 37% des cas, cette famille nucléaire est élargie par d'autres individus. Ces individus sont généralement soit des parents venant de l'intérieur du pays qui viennent fréquenter l'école ou chercher un emploi à Abidjan soit des domestiques (parents ou non) qui s'occupent du ménage et des enfants. Les familles élargies se trouvent dans tous les types d'habitats, mais rarement dans les habitats précaires où la famille nucléaire représente la façon de cohabitation la plus fréquente dans notre échantillon. Les ménages polynucléaires, par contre, s'accumulent dans les maisons individuelles et les habitats villageois.[59] Tous les types d'habitats hébergent quelques unités résidentielles qui sont centrées sur une famille monoparentale. Huit de ces douze foyers ont une femme à leur tête. La proportion des ménages composés de célibataire(s) est de 15% – cette forme de vie domestique n'est pas la règle dans les villages.

Les ménages comprennent en moyenne à peu près six personnes (cf. Tableau 3, p. 110); les unités résidentielles les plus peuplées sont les habitats villageois[60] où logent 9,1 personnes par ménage contre 4,1 personnes dans les habitats précaires. 16% des ménages de l'échantillon hébergent dix personnes ou plus[61] et la plus forte densité de population peut être constatée dans les cours communes où quatre à cinq personnes doivent partager une pièce – comparé aux immeubles à étages et aux habitats villageois où il y a deux à trois personnes par chambre. Ce qui est intéressant à

59 Lors de son enquête auprès d'environ 200 ménages en 1979, 1985 et 1992 dans différents quartiers d'Abidjan, Le Pape (1997: 94) avait constaté que le nombre des ménages polynucléaires avait augmenté de 6% en 1979 à 16% en 1992 tandis que les ménages centrés sur une famille conjugale avait diminué de 60% à 49%. Ceci est dû au fait que les jeunes de plus de 25 ans ont tendance à prolonger leur résidence au foyer familial même après avoir fondé eux-mêmes un noyau familial (Le Pape 1997: 92).

60 Rappelons-nous qu'il y a beaucoup de ménages polynucléaires parmi ces unités résidentielles.

61 Le Pape (1997: 92) indique que le nombre des ménages de dix personnes ou plus a augmenté de 10% en 1979 à 19% en 1992.

voir est le fait que le pourcentage des femmes qui vivent dans les immeubles à étages et les maisons individuelles est plus élevé que celui des hommes; dans les cours communes et les habitats précaires, c'est le contraire. Deux facteurs peuvent partiellement expliquer cette distribution inégale: d'une part, les habitants des immeubles à étages et des maisons individuelles embauchent le plus souvent des domestiques (qui sont généralement de sexe féminin) que les résidents des autres types d'habitat et d'autre part, les cours communes et les habitats précaires hébergent plus de jeunes hommes célibataires qui immigrent du nord-ouest du pays ou de l'étranger et qui sont logés par des parents ou qui louent un logement ensemble.[62]

Tableau 3
Nombre de personnes vivant dans les ménages

	Immeubles à étages	*Maisons individuelles*	*Habitats villageois*	*Cours communes*	*Habitats précaires*	*Total*
Nombre total de personnes	92	135	182	112	81	*602*
Pourcentage des femmes	58,7 %	59,3 %	48,9 %	45,5 %	44,4 %	*51,5 %*
Pourcentage d'hommes	41,3 %	40,7 %	51,1 %	54,5 %	55,6 %	*48,5 %*
Nombre moyen de personnes par ménage	4,6	6,8	9,1	5,6	4,1	*6*[63]
Nombre moyen de personnes par chambre	2,5	3,0	2,6	4,5	3,1	*3*

Source: Enquête auprès de 100 ménages du 27 juillet au 9 septembre 2000

62 Selon le RGPH-98, la population de la Côte d'Ivoire en général se compose de 51 % d'hommes et de 49 % de femmes. Tandis que la population ivoirienne compte 51 % de femmes contre 49 % d'hommes, la population étrangère est composée de 55 % d'hommes et de 45 % de femmes (BTPR 2001 : 10).

63 Selon le RGPH-98, la taille moyenne par ménage est de 5,8 personnes pour toute la Côte d'Ivoire (BTPR 2001: 8).

Les habitants de Niangon Sud sont plutôt jeunes; cette tendance se montre aussi dans l'échantillon des ménages interrogés: 34,6% des personnes de ce sondage ont moins de 15 ans et seulement 0,9% dépassent 65 ans.[64]

Comme toute la Côte d'Ivoire, le secteur de Niangon Sud est une mosaïque ethnique.[65] Selon le Recensement Général de la Population et de l'Habitation 1998, 95,4% de la population est ivoirienne (comparé à 88,6% dans l'ensemble de la commune de Yopougon), dont 47% des Akans[66], 18% des Mandé, 5,3% des Gur et 24,3% des Krou[67] (INS RGPH-1998). La composition ethnique des 100 ménages interrogés se distingue des chiffres officiels par rapport aux points suivants (cf. Tableau 4, p. 112):

64 Ceci correspond aux chiffres du RGPH-98 qui indiquent 34,7% de jeunes de moins de 15 ans et 0,8% de personnes âgées de plus de 65 ans pour la commune de Yopougon. Il y a une grande différence entre ces chiffres et la répartition d'âges en Suisse où seulement 18% de la population avaient moins de 15 ans et 15% plus de 65 ans en 2000 (Population Reference Bureau 2000).

65 Au contraire de Brazzaville et Yaoundé, les populations ne sont pas regroupées par affinités ethniques à Abidjan – elles sont plutôt très dispersées (Dubresson 1998: 122).

66 Avec 18%, les Baoulé forment le groupe le plus grand parmi eux (INS RGPH-98).

67 Dont 12,7% des Bété (INS RGPH-98).

Tableau 4
Répartition des ménages selon leur composition ethnique

Groupe ethnique	*Immeubles à étages*	*Maisons individuelles*	*Habitats villageois*	*Cours communes*	*Habitats précaires*	*Total*
Akan	8	13	16	3	2	42
Krou	2	4	2	2	3	13
Mandé	2		1	10	2	15
Gur	1				1	2
Ménages multi-ethniques ivoiriens	4	3	1	3	3	14
Ménages multi-ethniques ivoiriens et étrangers	1			1	1	3
Etrangers	2			1	8	11
Total	*20*	*20*	*20*	*20*	*20*	*100*

Source: Enquête auprès de 100 ménages du 27 juillet au 9 septembre 2000

- Le recensement général ne parle pas de ménages multiethniques qui constituent 17 % de notre échantillon. Ces ménages se trouvent dans tous les types d'habitats, mais il n'y en a qu'un seul parmi les habitats villageois.
- Les Krou sont mal représentés dans le sondage.
- Parmi les Akan, ce ne sont pas les Baoulé qui dominent, mais les Ebrié, les premiers habitants de la ville d'Abidjan. Ce biais s'explique par le fait que vingt ménages étaient choisis dans des villages autochtonesoù nous avons rencontré dix des onze ménages Ebrié.
- Le nombre des étrangers est plus important que dans le Recensement Général de la Population et de l'Habitation par rapport à Niangon Sud et correspond plutôt au résultat concernant l'ensemble de la commune de Yopougon. La plupart des étrangers vit dans des habitats précaires. Ceci correspond à l'observation que Yapi-Diahou (1995: 11) avait faite lors de son enquête

auprès de 620 ménages vivant dans des quartiers précaires à Abidjan: 62 % des personnes de son sondage étaient des étrangers. La plupart des non-Ivoiriens de notre échantillon vient du Burkina Faso (4) ou du Togo (3), mais il y a aussi des ménages qui hébergent des Maliens (2), des Congolais (1), des Ghanéens (1), des Guinéens (1), des Libanais (1) ou des Nigérians (1).

La religion joue un grand rôle dans la vie de beaucoup d'habitants de Niangon Sud, ce qui peut facilement être constaté à l'occasion d'une promenade dans le secteur. Partout on aperçoit des lieux de culte – pendant mon séjour de avril 2000 à avril 2001, j'ai compté 44 établissements de différents mouvements religieux. Ce nombre a encore augmenté jusqu'en septembre 2001.

Seulement 6,2 % des personnes interrogées de 15 ans ou plus indiquent être sans religion, toutes les autres sont des adhérents de différentes confessions religieuses (cf. Tableau 5):

Tableau 5
Répartition des ménages par la religion des personnes de 15 ans ou plus

Religion des personnes de ≥ 15 ans	*Immeubles à étages* (n = 63)	*Maisons individuelles* (n = 90)	*Habitats villageois* (n = 115)	*Cours communes* (n = 66)	*Habitats précaires* (n = 51)	*Total* (n = 385)
Chrétien	66,7 %	60 %	80,9 %	24,2 %	45,1 %	59,2 %
Catholique	34,9 %	40 %	8,7 %	10,6 %	23,5 %	22,6 %
Protestant	12,7 %	13,3 %	69,6 %	9,1 %	7,8 %	28,6 %
Autres chrétiens	19,1 %	6,7 %	2,6 %	4,6 %	13,7 %	8,1 %
Musulman	17,5 %	12,2 %		43,94 %	41,2 %	18,7 %
Animiste		5,6 %	2,6 %	12,1 %	2 %	4,4 %
Autres religions ou religion inconnue	12,7 %	7,8 %	14,8 %	10,6 %	9,8 %	11,4 %
Sans religion	3,2 %	14,4 %	1,7 %	9,1 %	2 %	6,2 %

Source: Enquête auprès de 100 ménages du 27 juillet au 9 septembre 2000

59,2 % du sondage sont des chrétiens et 18,7 % des musulmans. La plus grande partie des chrétiens loge dans les habitats villageois, des immeubles à étages et des maisons individuelles tandis que la proportion des musulmans est plus importante dans les cours communes et les habitats précaires.

Les chiffres du Recensement Général de la Population et de l'Habitation 1998 montrent une grande différence entre les divers niveaux locaux (cf. Tableau 6).

Tableau 6
Comparaison entre les chiffres du RGPH-98 et les ménages interrogés

Religion	*Abidjan*(1)	*Yopougon*(1)	*Niangon Sud*(1)	100 *ménages*(2)
Chrétien	42,3 %	47,3 %	60,4 %	59,2 %
Catholique	28,8 %	30,7 %	40,5 %	22,6 %
Protestant	7,5 %	10,0 %	12,1 %	28,6 %
Autres chrétiens	6,0 %	6,6 %	7,8 %	8,1 %
Musulman	41 %	27,5 %	15,3 %	18,7 %
Animiste	3,0 %	3,9 %	2,7 %	4,4 %
Autres religions	2,1 %	2,8 %	2,7 %	11,4 %[68]
Sans religion	11,1 %	17,9 %	18,2 %	6,2 %

Source: (1) INS RGPH-98
(2) Enquête auprès de 100 ménages du 27 juillet au 9 septembre 2000

Les musulmans et les chrétiens se contrebalancent plus ou moins dans l'ensemble de la ville d'Abidjan (41 % de musulmans contre 42,3 % de chrétiens), mais le pourcentage des musulmans vivant à Yopougon diminue jusqu'à 27,5 % (contre 47,3 % de chrétiens). Cette tendance s'accentue encore dans le secteur de Niangon Sud où la population se compose de 60,4 % de chrétiens et de 15,3 % de musulmans. Les données de notre enquête ressemblent à celles du secteur de Niangon Sud du recensement général, mais en ce qui concerne le pourcentage de catholiques et de protestants elles

68 Ce pourcentage est aussi élevé parce que le chiffre inclut également les membres de ménages dont la confession religieuse n'est pas connue.

diffèrent beaucoup. Ceci est dû au fait que la plupart des villageois – dont le nombre (115) dépasse largement celui des résidents des autres types d'habitat – adhèrent à la confession protestante.

Par rapport au niveau d'études, des différences significatives apparaissent entre les divers types d'habitat (cf. Tableau 7)[69]:

Tableau 7
Répartition des ménages par niveau d'études des personnes de 15 ans ou plus

Niveau d'études des personnes $\geq$ *15 ans*	*Immeubles à étages* (n = 63)	*Maisons individuelles* (n = 90)	*Habitats villageois* (n = 115)	*Cours communes* (n = 66)	*Habitats précaires* (n = 51)	*Total* (n = 385)
Aucune école	9,5 %	10,0 %	16,5 %	28,8 %	43,1 %	*19,5 %*
Ecole primaire	12,7 %	13,3 %	40,0 %	22,7 %	19,6 %	*23,6 %*
1er cycle	12,7 %	21,1 %	29,6 %	22,7 %	21,6 %	*22,6 %*
2e cycle	20,6 %	21,1 %	4,4 %	13,6 %	5,9 %	*12,7 %*
Ecole professionnelle	15,9 %	21,1 %	5,2 %	3,0 %		*9,6 %*
Université	25,4 %	8,9 %	1,7 %	3,0 %	5,9 %	*8,1 %*
Niveau d'études inconnu	3,2 %	4,4 %	2,6 %	6,1 %	3,9 %	*3,9 %*

Source: Enquête auprès de 100 ménages du 27 juillet au 9 septembre 2000

Le pourcentage de personnes de 15 ans ou plus sans formation scolaire (19,5 %) correspond plus ou moins aux résultats de l'enquête à Indicateurs Multiples (MICS 2000) publiés par UNICEF (2000: 29). Les auteurs de la MICS 2000 indiquent que 72,9 % des habitants de la ville d'Abidjan savent lire. La proportion des per-

69 Le système scolaire est organisé de la même façon que le système français: l'école primaire – qui est en général fréquentée à partir de 7 ans (mais beaucoup de parents envoient leurs enfants à l'école à partir de 4 ans) – dure six ans, et ensuite, l'élève passe à l'école secondaire. Le premier cycle de l'école secondaire va de la sixième à la troisième classe, et le second cycle inclut la deuxième, la première et la terminale qui conduit au baccalauréat. Normalement, la scolarisation dans les écoles publiques est gratuite, mais les parents doivent payer l'uniforme, les livres, les cahiers et les stylos. La rentrée des classes en septembre signifie souvent une grande charge financière pour le ménage.

sonnes qui n'ont pas été à l'école est la plus élevée dans les habitats précaires, tandis que les villageois interrogés fréquentent (ou ont fréquenté) le plus souvent l'école primaire (40 %) ou les cours du 1er cycle (29,6 %). Parmi les résidents dans les immeubles à étages et dans les maisons individuelles une grande partie va (ou est allée) dans une école professionnelle (15,9 % respectivement 21,1 %) et un quart des individus de 15 ans ou plus qui vivent dans un immeuble à étages suit (ou a suivi) des cours à l'université. Les habitants des cours communes ont plutôt tendance à ne pas aller à l'école ou à arrêter les études au niveau du 1er cycle.

Par rapport à la différence entre hommes et femmes (cf. Tableaux 8 et 9), il peut être constaté que le pourcentage de femmes sans formation scolaire est à peu près deux fois celui des hommes. Ceci est également le cas concernant l'école primaire. A partir du 1er cycle, le nombre des hommes dépasse généralement celui des femmes[70] et cette tendance s'observe – surtout au niveau des études supérieures – dans tous les types d'habitat.

Tableau 8
Répartition des ménages par niveau d'études des femmes de 15 ans ou plus

Niveau d'études des femmes ≥15 ans	*Immeubles à étages* (n = 37)	*Maisons individuelles* (n = 53)	*Habitats villageois* (n = 53)	*Cours communes* (n = 29)	*Habitats précaires* (n = 21)	*Total* (n =193)
Aucune école	13,5 %	17,0 %	24,5 %	41,4 %	52,4 %	25,9 %
Ecole primaire	21,6 %	22,6 %	50,9 %	31,0 %	14,3 %	30,6 %
1er cycle	18,9 %	18,9 %	18,9 %	20,7 %	23,8 %	19,7 %
2e cycle	16,2 %	15,1 %	1,9 %	3,5 %	4,8 %	8,8 %
Ecole professionnelle	18,9 %	15,1 %	1,9 %			8,3 %
Université	8,1 %	7,6 %	1,9 %			4,2 %
Niveau d'études inconnu	2,7 %	3,8 %		3,5 %	4,8 %	2,6 %

Source: Enquête auprès de 100 ménages du 27 juillet au 9 septembre 2000

70 Ceci pourrait être causé par la conception que la position de la femme dans la société se définit surtout par la maternité et moins par son niveau d'études.

Tableau 9
Répartition des ménages par niveau d'études des hommes de 15 ans ou plus

Niveau d'études des hommes ≥ 15 ans	*Immeubles à étages* (n = 26)	*Maisons individuelles* (n = 37)	*Habitats villageois* (n = 62)	*Cours communes* (n = 37)	*Habitats précaires* (n = 30)	*Total* (n = 192)
Aucune école	3,9 %		9,7 %	18,9 %	36,7 %	13,0 %
Ecole primaire			30,7 %	16,2 %	23,3 %	16,7 %
1er cycle	3,9 %	24,3 %	38,7 %	24,3 %	20,0 %	25,5 %
2e cycle	27,0 %	29,7 %	6,5 %	21,6 %	6,7 %	16,7 %
Ecole professionnelle	11,6 %	29,7 %	8,1 %	5,4 %		10,9 %
Université	50,0 %	10,8 %	1,6 %	5,4 %	10,0 %	12,0 %
Niveau d'études inconnu	3,9 %	5,4 %	4,8 %	8,1 %	3,3 %	5,2 %

Source: Enquête auprès de 100 ménages du 27 juillet au 9 septembre 2000

L'aperçu de la situation d'emploi de l'échantillon montre les détails suivants: 41,8 % des personnes de 10 ans ou plus vivant dans les ménages interrogés sont occupées, 12,2 % chôment, 14,6 % sont des ménagères et 1,8 % sont à la retraite[71]. Le nombre modeste de retraités peut être expliqué d'une part par le fait que la population de Niangon Sud est plutôt jeune et d'autre part par la tendance des retraités aisés à se construire une maison au village d'origine. Le taux des élèves et des étudiants dans notre échantillon atteint 26,8 %.[72]

71 La plupart des retraités (62,5 %) se trouvent dans les habitats villageois. Normalement, c'est à l'âge de 55 ans qu'on va à la retraite, les hauts fonctionnaires y vont à 60 ans.

72 Ces chiffres correspondent plus ou moins à celles du RGPH-98 pour la commune de Yopougon: le pourcentage des occupés et des ménagères compté lors du recensement est plus bas (37,4 % pour les occupés et 11,6 % pour les ménagères) et le nombre d'étudiants ou élèves est plus élevé (32,2 %). Ceci est dû au fait que le RGPH inclut toutes les personnes à partir de 6 ans et pas seulement à partir de 10 ans comme notre échantillon. En ce qui concerne les chômeurs (qui représentent 12,2 % dans notre sondage), le RGPH-98 distinguent entre des chômeurs (0,9 %), des personnes en quête d'un premier emploi (4,1 %) et d'autres inactifs (11,4 %).

Parmi les individus qui vaquent à une occupation, le nombre des travailleurs indépendants dépasse celui des salariés (84 contre 62 personnes). Tandis que les hommes sont beaucoup plus nombreux dans le milieu des salariés (79 % contre 21 % de femmes), ces dernières dominent le secteur des travaux indépendants (59,5 % comparé à 40,5 % d'hommes). Une autre tendance se manifeste: les personnes qui reçoivent un salaire logent souvent dans des immeubles à étages ou des maisons individuelles, et une grande partie de celles qui travaillent indépendamment (71 sur 84 individus) vit dans les habitats villageois, les cours communes et les habitats précaires.

Le revenu des ménages enquêtés ne pouvait pas être déterminé – d'une part à cause d'une certaine réticence[73] et d'autre part à cause de l'incapacité d'indiquer des montants précis[74]. La même difficulté s'est posée par rapport aux dépenses, mais dans le domaine du loyer au moins, nous avons eu quelques informations concrètes:

33 ménages ne payent pas de loyer parce que les logements leur appartiennent (dans 31 cas) ou sont des dons que les propriétaires leur ont fait. La plupart des propriétaires (12) se trouve dans les habitats villageois, mais il y a également huit habitats précaires et sept maisons individuelles (dont six maisons construites par la SICOGI)[75] qui appartiennent aux habitants. Les loyers les plus modérés (de 1'500 à 20'000 francs CFA)[76] doivent être payés pour les habitats précaires. Les prix pour les logements dans des cours communes (de 6'000 à 40'000 francs CFA) correspondent à peu près à ceux exigées des locataires des habitats villageois qui

73 Les personnes interrogées pouvaient craindre que nous collaborions avec le fisc.

74 Le revenu peut varier d'un jour à l'autre – surtout en travaillant dans le secteur informel.

75 Cf. p. 87–88.

76 En 2000, 1 franc suisse équivalait à 400 francs CFA.

varient de 7'000 à 25'000 francs CFA.[77] Les habitants des maisons individuelles dépensent de 17'000 à 50'000 francs CFA de loyer, et les logements les plus chers se trouvent dans les immeubles à étages où les prix vont de 30'000 à 70'000 francs CFA.

L'approvisionnement en eau potable est garanti par différentes sources. Tous les foyers du sondage vivant dans des immeubles à étages ou des maisons individuelles tirent l'eau d'un branchement domiciliaire, comparé à onze ménages dans les habitats villageois, onze dans les cours communes et quatre dans les habitats précaires, c'est-à-dire que 66 % des ménages interrogés bénéficient d'un branchement domiciliaire. Les autres unités résidentielles sont obligées d'acheter l'eau chez des vendeurs, ce qui coûte plus cher que l'eau du robinet à domicile.[78] Les habitants de trois habitats précaires n'achètent que de l'eau pour boire et utilisent l'eau des puits pour se laver et pour faire la lessive, tandis qu'un ménage dans ce type d'habitat évite ces dépenses en buvant l'eau de puits. Ce dernier ménage ainsi que dix autres habitats précaires ne disposent pas de latrines – leurs résidents vont faire leurs besoins «dans la brousse».

Cinq foyers ne sont pas raccordés au réseau électrique; il s'agit d'un ménage villageois et de quatre ménages dans les habitats précaires.

Toutes ces données indiquent que le niveau de vie socio-économique des ménages interrogés est hétérogène. Pour analyser ce niveau approximativement, j'ai utilisé les variables suivantes:

- le mode de construction de la maison,
- le statut d'occupation du logement,
- le branchement d'eau domiciliaire,
- le raccord au réseau électrique,

77 A l'exception d'une famille, ces locataires ne sont pas des Ebrié mais appartiennent à d'autres groupes ethniques.

78 Harpham et autres (1988: 114) ainsi que Satterthwaite (1993: 98) confirment que les populations urbaines démunies doivent souvent payer des prix exorbitants pour l'eau.

- la disposition des latrines,
- la possession de divers biens manufacturés,
- la déclaration des ménages s'ils arrivent à couvrir les frais,
- le statut d'emploi actuel et
- la disposition d'une assurance (cf. Annexe 1).

Les valeurs obtenues ainsi confirment plus ou moins l'hypothèse de Le Pape (1997: 78) et JICA et autre (1999: 3–5), selon laquelle chaque type d'habitat correspond à un niveau de vie socio-économique différent (cf. Diagramme 1):

Diagramme 1
Les différents types d'habitat et le niveau socio-économique des ménages

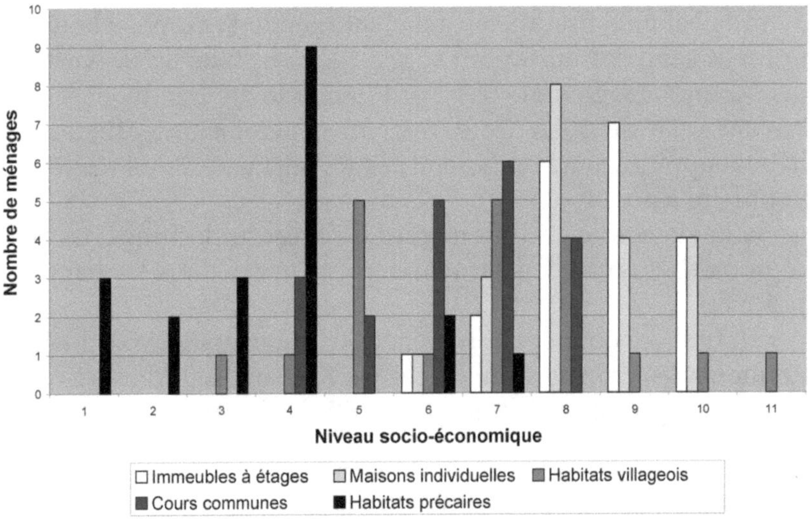

Source: Enquête auprès de 100 ménages du 27 juillet au 9 septembre 2000

Les ménages vivant dans des habitats précaires font généralement preuve d'un niveau plutôt bas, suivis des ménages résidant dans des cours communes qui se rassemblent en grande partie au milieu de l'échelle. Une grande partie des habitants des maisons individuelles et des immeubles à étages montre un niveau de vie plus élevé. Dans mon échantillon, les deux derniers types d'habitat se distinguent seulement légèrement. Par rapport aux résidents dans les villages on peut constater une grande dispersion. Les locataires qui ne sont pas originaires des villages[79] ont tendance à avoir un niveau socio-économique plus bas que les villageois mêmes.

La définition de la situation socio-économique à partir des variables mentionnés ci-dessus me permet de classer les ménages du sondage dans trois niveaux différents (cf. Tableau 10):

Tableau 10
Répartition des ménages par niveau socio-économique

Niveau socio-économique	*Immeubles à étages*	*Maisons individuelles*	*Habitats villageois*	*Cours communes*	*Habitats précaires*	*Total*
A = ménage démuni			2	3	17	22
B = ménage appartenant à la fraction inférieure de la couche moyenne	9	12	15	17	3	56
C = ménage appartenant à la fraction supérieure de la couche moyenne	11	8	3			22
Total	20	20	20	20	20	100

Source: Enquête auprès de 100 ménages du 27 juillet au 9 septembre 2000

C'est cette trame d'analyse que je vais désormais utiliser dans ce texte en général. Le niveau A comprend des ménages vraiment démunis tandis que les deux autres catégories peuvent être considérées comme appartenant à la couche moyenne. Beaucoup de

79 Cf. Annexe 1, ménages 31–40.

ménages – indépendamment du niveau auquel ils appartiennent – souffrent de la situation économique difficile que traverse la Côte d'Ivoire et dix-neuf foyers avouent avoir des difficultés à couvrir les frais du ménage ou de ne pas pouvoir le faire du tout. On entend la résignation dans la voix d'un chef de ménage[80] qui dit: «Des fois même, il n'y a rien à manger et on reste comme ça.»

5. Résumé et conclusions

L'exposé susdit montre que la population de la Côte d'Ivoire est confrontée à une situation plutôt difficile. Cette situation affecte tout le pays, mais notre étude est centrée sur la ville d'Abidjan. La pierre fondamentale pour l'évolution de cette métropole a été posée pendant l'époque coloniale. Grâce au port et à la station de chemin de fer, qui lie Abidjan avec l'intérieur du pays et avec le Burkina Faso, les activités commerciales se multipliaient dans cette région et la ville commençait à s'élargir.

Après l'indépendance, l'économie de la Côte d'Ivoire est restée principalement basée sur l'agriculture. De 1960 à 1980, le pays a connu une expansion économique extraordinaire – on parlait même du «miracle ivoirien». L'essor a été bloqué par la chute des prix du café et du cacao sur le marché mondial dans les années 80, ce qui a provoqué une crise économique. Dans la ville d'Abidjan, la crise se faisait surtout sentir par une diminution des moyens publics investis dans le secteur social et par le fait que de plus en plus de personnes étaient menacées de chômage à cause d'une baisse des emplois dans le secteur moderne. Comme la Côte

80 Il s'agit du ménage 21 qui est classé au niveau B. Le chef de ménage a été licencié en 1996 et depuis ce jour il n'a plus trouvé d'emploi. C'est sa femme qui prend en charge les dépenses de la famille qui comprend 18 personnes. Elle fabrique et vend de l'attiéké.

d'Ivoire n'arrivait plus à payer ses dettes extérieures, elle était obligée d'accepter un programme d'ajustement structurel négocié avec le Fonds Monétaire International en 1989, qui contenait entre autre la stagnation des salaires du personnel dans le secteur public.

Les conditions de vie difficiles pour la population se sont encore empirées avec la dévaluation du franc CFA en 1994, qui avait eu pour conséquence une augmentation des prix des produits importés. A la suite de tous ces développements, de larges couches sociales ont subi un appauvrissement général.

Une nouvelle détérioration de la situation s'est fait sentir après le coup d'Etat du 24 décembre 1999, parce que les investissements étrangers se sont effondrés et le baromètre économique a de nouveau montré une croissance négative. La situation politique instable n'avait pas seulement des conséquences économiques, elle était étroitement liée à une ambiance d'incertitude et de peur qui se faisait sentir par une certaine réticence envers des étrangers (surtout des autres pays d'Afrique). C'était dans ce climat d'insécurité que mes recherches se sont déroulées.

Mes enquêtes étaient concentrées sur le secteur Niangon Sud dans la commune de Yopougon. Cette commune se trouve dans l'ouest de la ville d'Abidjan, et le développement en quartier d'Abidjan remonte seulement aux années 1970. Depuis les années 80, Yopougon a connu une forte croissance démographique et le nombre d'habitants égale presque un million en 2000. La population est plutôt jeune, et toutes les couches sociales sont représentées dans la commune. La plupart des résidents appartiennent à la classe moyenne.[81]

Ceci peut également être constaté chez les habitants du secteur Niangon Sud, le secteur où j'ai choisi 100 ménages pour mon enquête. Cet échantillon peut être caractérisé de la façon suivante:

81 Les personnes les plus nanties se concentrent dans les communes des Deux-Plateaux, de Cocody, de Marcory et de Riviera.

l'unité résidentielle la plus fréquente (54 %) est la famille nucléaire ou élargie qui est constituée d'un couple avec ou sans enfant(s) et qui peut adopter d'autres individus (parents ou non). Tous les groupes ethniques ivoiriens sont représentés et 14% des ménages hébergent des étrangers. La religion joue un rôle important dans la vie de la plupart des foyers qui adhèrent à différentes confessions religieuses: 59,2 % des membres de ménages sont des chrétiens, 18,7% des musulmans et 4,4% des animistes; seulement 6,2% des personnes de 15 ans ou plus disent ne pas être croyantes. 80,5% du sondage disposent d'une formation scolaire. Le niveau d'études des hommes est plus élevé que celui des femmes: 13% des hommes de 15 ans ou plus n'ont pas été à l'école comparé à 25,9% des femmes du même groupe d'âge, et 22,9% des hommes font (ou ont fait) des études supérieures dans une école professionnelle ou à l'université; chez les femmes seulement 12,5% dispose de ce niveau d'études. Par rapport à la situation d'emploi, on peut constater que 41,8% des personnes de 10 ans ou plus sont occupées. Parmi les salariés, le pourcentage des hommes est plus grand (79%) tandis que les femmes sont plus nombreuses dans le secteur des travaux indépendants. Le taux de chômage dans notre échantillon s'élève à 12,2%. En définissant la situation socio-économique des ménages par un jugement à partir de différentes variables (p.ex. le mode de construction de la maison, l'infrastructure disponible et la possession de biens manufacturés) on peut dire que 22% des foyers interrogés hébergent des personnes vraiment démunies tandis que 56% appartiennent à une fraction inférieure de la couche moyenne et 22% à une fraction supérieure.

C'était parmi cette population que j'ai pu observer les effets concrets de la situation économique désastreuse qui fait souffrir beaucoup de ménages. D'une part le revenu du foyer reste le même ou il diminue et d'autre part les dépenses augmentent. Pour pouvoir affronter cette situation, plusieurs stratégies ont été développées. Plusieurs personnes salariées ont leur «gombo», c'est-à-dire elles vaquent à d'autres occupations après avoir quitté leur poste de travail, pour arriver à couvrir tous les frais du ménage.[82] Dans beaucoup de foyers, les femmes sont obligées à faire du petit commerce[83] pour pouvoir nourrir la famille.

Bien que beaucoup d'individus – pleins d'imagination et d'initiative – arrivent à se débrouiller en trouvant des petites brèches sur le marché, il y a beaucoup d'autres qui ne savent plus comment s'en sortir.

Dans une telle situation où les frais de ménage ordinaires sont déjà élevés, la maladie d'un membre de la famille peut être synonyme d'une catastrophe si on ne peut pas avoir recours à un réseau social.

82 On peut citer l'exemple de l'infirmier qui travaille à plein temps au Centre Hospitalier Universitaire (CHU) de Treichville et qui va faire la garde dans une clinique privée toutes les trois nuits. En plus, il est embauché par une organisation non-gouvernementale qui fait le dépistage du VIH/SIDA et il y passe quatre à cinq matins par mois. «Gombo» est le nom du fruit vert d'Hibiscus esculentus (Keita 1983: 524) qu'on utilise comme légume et pour faire une sauce. Il s'agit d'un légume glissant – dans le langage populaire on parle du «gombo» d'une personne parce qu'elle glisse d'un poste de travail à l'autre.

83 D'habitude elles vendent des produits alimentaires (des petites gourmandises ou des plats complets) au bord de la route.

Chapitre troisième

La situation sanitaire

1. Les principaux problèmes de santé en Côte d'Ivoire

La population de la Côte d'Ivoire est confrontée à des maladies diverses dont 50 à 60 % sont – selon le Ministère de la Santé Publique de la République de Côte d'Ivoire (1996: 8) – causées par des agents infectieux et parasitaires. La plupart d'eux sont propres aux zones tropicales, tels que le paludisme, la trypanosomiase, la bilharziose et le ver de Guinée. Tandis que la lèpre, la syphilis et le pian[1] sont en régression, la tuberculose est en recrudescence (Ministère de la Santé Publique de la République de Côte d'Ivoire 1996: 24–25).

Depuis une trentaine d'années, une augmentation de problèmes de santé qui sont étroitement liés à l'industrialisation tels que les problèmes cardiovasculaires (l'hypertension artérielle en particulier), les accidents qui résultent du travail aux machines, les accidents de la route ou l'abus d'alcool et de drogues peut être observée (Ministère de la Santé Publique de la République de Côte d'Ivoire 1996: 8). En outre, le nombre de personnes qui souffrent d'une maladie chronique, comme le diabète ou d'une affection psychiatrique, s'accroît également et depuis 1985, le SIDA se répand rapidement (Ministère de la Santé Publique de la République de Côte d'Ivoire 1996: 25, 8).

Les zones urbaines ne sont pas épargnées de ce développement, ce que montrait une petite enquête que j'ai menée du 7 août au 16 septembre 1999 auprès de 18 professionnels travaillant soit

1 Il s'agit d'une maladie cutanée tropicale provoquée par le Treponema pertenue (Pschyrembel 1977: 382).

dans le Centre Hospitalier Universitaire (CHU) de Treichville soit dans deux dispensaires de la même commune.[2] L'enquête visait entre autre à découvrir les principaux problèmes de santé rencontrés par les malades. Les affections les plus souvent mentionnées par les professionnels – qui étaient libres de donner autant de réponses qu'ils voulaient – étaient le paludisme (mentionné par 14 personnes), les problèmes hépatiques (14), les insuffisances cardiaques (14, dont 11 parlaient de l'hypertension artérielle), le VIH ou le SIDA (9), les affections respiratoires (5), les méningites (4) et la tuberculose (4). Les conditions de vie en certains milieux urbains, tels que le surpeuplement, le faible niveau de revenu de la population et le manque de ravitaillement en eau dans les habitats précaires peuvent contribuer à la prédisposition des habitants aux maladies épidémiques et peuvent encore favoriser l'apparition de maladies infantiles, de paludisme, de malnutrition[3] et de maladies sexuellement transmissibles (Ministère de la Santé Publique de la République de Côte d'Ivoire 1996: 30).

Généralement, la mortalité est élevée, et les enfants sont confrontés à un risque considérable d'évolution mortelle des maladies infectieuses et parasitaires (Ministère de la Santé Publique de la République de Côte d'Ivoire 1996: 26), notamment les nourrissons. Selon les chiffres du Population Reference Bureau publiées en 2000, la Côte d'Ivoire note 112 décès de nourrissons par 1000 naissances vivantes[4]. Les conséquences se montrent dans l'espérance de vie qui est estimée – selon la même source – à 47 ans.[5]

2 Parmi ces dix-huit personnes onze travaillaient au CHU et sept dans les dispensaires; il s'agissait de trois médecins, une sage-femme et quatorze infirmiers.

3 Selon la deuxième enquête à indicateurs multiples (MICS2) réalisée en 2000, 20 % des enfants vivant en milieu urbain en Côte d'Ivoire sont frappés par la malnutrition comparé à 18 % des enfants en milieu rural (UNICEF 2000: 13).

4 En comparaison de la Suisse où ce nombre est à 4,8 dans la même année (Population Reference Bureau 2000).

5 En Suisse, le Population Reference Bureau (2000) estime l'espérance de vie à 80 ans.

La population de Niangon Sud est également menacée par des agents morbifiques et des cas de maladies apparaissent souvent ce qui montrent – entre autres – les données enregistrées dans les livres de consultations du dispensaire de Niangon Lokoa. Ce dispensaire, inauguré le 18 décembre 1999, a été fréquenté par 6'042 malades en 2000. 2'308 clients venaient de Lokoa même. Vu que ce village héberge autour de 6'000 personnes (INS RGPH-1998), cela veut dire que plus d'un villageois sur trois a eu recours à ce service de santé. Considérant que ce n'est pas la seule offre médicale qui est à la disposition de la population (il y a d'autres possibilités telles que l'automédication, l'infirmerie privée ou des guérisseurs au village, d'autres services dans les quartiers aux alentours, etc.) on peut tirer la conclusion que la morbidité est effectivement élevée.[6]

Concernant les problèmes de santé prévalents, les chiffres du dispensaire de Niangon Lokoa confirment la forte charge de la morbidité due aux maladies infectieuses et parasitaires mentionnée par le Ministère de la Santé Publique de la République de Côte d'Ivoire (1996: 8) (cf. Diagramme 2, p. 130).

Parmi les 6'042 patients, il y avait des personnes qui souffraient de plusieurs problèmes de santé; c'est pour cela que 7'458 affections différentes étaient enregistrées.

6 Malheureusement, je n'avais pas accès à des statistiques officielles sur ce point.

Diagramme 2[7]
Problèmes de santé des malades fréquentant le dispensaire Niangon Lokoa en 2000 (n = 6042)

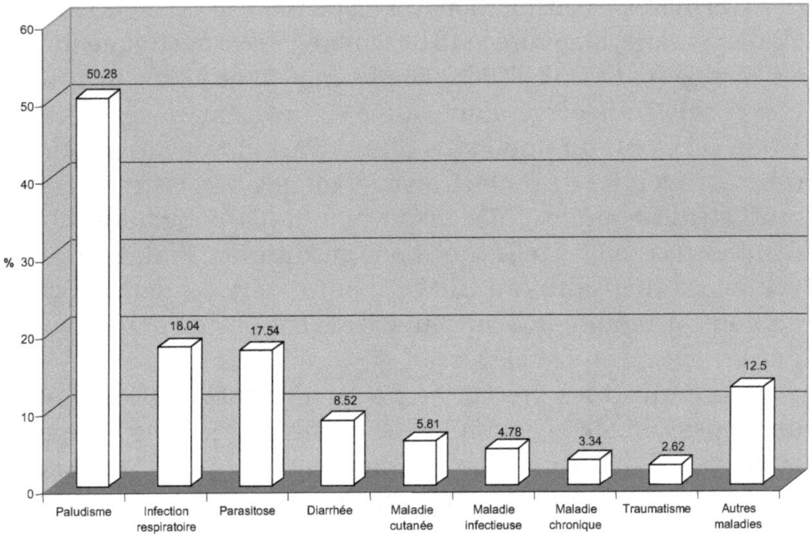

7 Le diagramme se compose de différentes colonnes qui nécessitent des commentaires:
- La rubrique «maladie cutanée» comprend p.ex. les abcès, la cellulite, la dermatose, les eczéma, les furoncles, la mycose, le panaris, les phlegmons, le pian et la pyodermie.
- Les «maladies infectieuses» incluent les oreillons, la rougeole et la varicelle ainsi que la fièvre typhoïde, la méningite et les maladies sexuellement transmissibles, etc. 38 cas de conjonctivite figurent aussi dans cette colonne, même quand la cause n'était pas indiquée dans le livre de consultation.
- La catégorie des «maladies chroniques» regroupe l'arthrose, l'asthme, la hypertension artérielle, la lombalgie et le rhumatisme, etc.
- Le groupe des «autres maladies» finalement contient des douleurs abdominales, dentales et gastriques, des problèmes gynécologiques, le zona, etc.

Un autre élément qui illustre la forte charge de la morbidité est l'enquête auprès de 100 ménages réalisée de juillet à septembre 2000 (cf. Tableau 11). Cette enquête se base sur la perception des personnes affectées, c'est-à-dire que tous les problèmes de santé que les enquêtés considéraient comme maladie ont été intégrés dans l'étude.

Tableau 11
Répartition des ménages par nombre de personnes malades

Nombre de malades par ménage	*Immeubles à étages*	*Maisons individuelles*	*Habitats villageois*	*Cours communes*	*Habitats précaires*	*Total*
0	2	2	4	4	1	
1	14	16	8	14	18	
2	3	2	5	1		
3	1		2	1	1	
5			1			
Nombre total de malades	*23*	*20*	*29*	*19*	*21*	*112*
Nombre total de personnes vivant dans les ménages	92	135	182	112	81	602
Pourcentage de personnes malades	25 %	14,8 %	15,9 %	17 %	25,9 %	18,6 %

Source: Enquête auprès de 100 ménages du 27 juillet au 9 septembre 2000

Dans 87 % des ménages nous avons rencontré au moins un épisode de maladie. Dans un tiers des cas, l'affection s'était déclarée 1 à 10 jours avant l'entretien et 25 personnes se plaignaient d'un problème de santé chronique. Le pourcentage de personnes atteintes par rapport au nombre de membres des ménages est le plus haut dans les habitats précaires – ceci correspond au rapport du Ministère de la Santé Publique cité ci-dessus – mais au niveau des immeubles à étages il est quasiment aussi élevé. Ce dernier chiffre doit être vu en relation avec le genre de problèmes de santé qui ont été considérés comme maladie: les habitants des immeubles à étages étaient les seuls à mentionner « constipation », « ballonnement », « vomissement dû à une grossesse » et « migraine liée à la menstruation ».

La classification des ménages selon le niveau socio-économique, quant à elle, souligne qu'un niveau faible (niveau A) peut augmenter le risque de tomber malade (cf. Tableau 12).[8]

Tableau 12
Répartition des ménages par nombre de personnes malades et niveaux socio-économiques

Nombre de malades par ménage	*Niveau socio-économique A* (= démuni)	*Niveau socio-économique B* (= fraction inférieure de la couche moyenne)	*Niveau socio-économique C* (= fraction supérieure de la couche moyenne)	*Total*
0	2	9	2	
1	18	38	14	
2	1	6	4	
3	1	3	1	
5			1	
Nombre total de malades	*23*	*59*	*30*	*112*
Nombre total de personnes vivant dans les ménages	80	365	157	602
Pourcentage de personnes malades	28,8 %	16,2 %	19,1 %	18,6 %

Source: Enquête auprès de 100 ménages du 27 juillet au 9 septembre 2000

La variété des affections apparues dans les 100 ménages est très grande, mais 45,5 % des souffrances ont été diagnostiquées comme paludisme par le malade ou des membres de sa famille.[9] Pour les maladies chroniques, notre échantillon montre la tendance que le rhumatisme, les maux au dos et les ulcères au pied se trouvent

8 Beaucoup d'auteurs ont accentué la relation réciproque qui existe entre la santé et la pauvreté, p. ex. Harpham et autres 1988, McGrahanan et Songsore 1996, Satterthwaite 1993 et WHO 2001.

9 Ceci peut être expliqué par le fait que nous avons interrogé les ménages à la fin de la saison pluvieuse.

plutôt dans les habitats villageois et les habitats précaires – où logent plus de gens âgés que dans les autres types d'habitats – tandis que les personnes qui disent souffrir de l'hypertension artérielle habitent dans des immeubles à étages ou des maisons individuelles.

2. Les conceptions des causes de maladies

Non seulement la variété de problèmes de santé est grande, mais aussi le nombre de modèles d'explication[10]. Une distinction importante est faite dans la nosologie populaire entre les causes de maladies dites «naturelles» et les causes dites «surnaturelles» ou «mystiques».[11] Dans les années 1970 la dichotomie entre les causes «naturelles» et les causes «mystiques», respectivement entre la médecine «moderne» et la médecine «traditionnelle» a été critiquée par plusieurs anthropologues médicaux qui essayaient de surmonter cette grosse simplification[12], mais une grande partie de la population abidjanaise utilise cette dichotomie jusqu'à présent.

10 Ce terme a été introduit dans la discussion par Kleinman (1980: 104–118) qui parle des «explanatory models». Il soutient que le malade et sa famille disposent généralement d'un autre modèle que le praticien folklorique et le praticien professionnel (pour les termes «folklorique» et «professionnel» cf. p. 141–142), ce qui fait que tous les trois interprètent la maladie de façons différentes. Ces modèles d'explication ne sont pas des phénomènes rigides; ils peuvent être modifiés au cours du traitement (Greifeld 1995a: 12–13).

11 Cantrelle et Locoh (1990: 16–17) indiquent que cette dichotomie entre les maladies causées par les génies ou la sorcellerie d'une part et les maladies «naturelles» d'autre part se trouve partout dans l'Afrique de l'Ouest.

12 Cf. paragraphe 3.1, p. 140–143.

2.1 *Les causes «naturelles»*

Interrogé sur l'origine de leur maladie, les patients rencontrés lors de l'enquête auprès de 100 ménages ou leurs parents nous indiquaient les causes «naturelles» suivantes[13]:

- les activités professionnelles: les travaux durs, la fatigue et le stress sont aperçus comme facteurs qui peuvent contribuer à l'apparition d'une affection (du paludisme en particulier); ces activités ont été mentionnées dans 24 cas;
- les causes climatiques: le soleil, le froid ou le changement de climat sont souvent (par 18 malades ou leurs parents) considérés responsables d'un accès palustre;
- le comportement malsain de l'individu: les rapports sexuels non protégés ou l'abus d'alcool ou de drogue sont reconnus comme comportements risqués et nuisibles à la santé par 8 patients;
- la nutrition: le sevrage est une période pénible pour l'enfant et est souvent considéré comme cause de diarrhées – en plus, la consommation excessive de la sauce graine et de l'«attiéké» n'est pas recommandée parce qu'elle pourrait mener à un accès de paludisme; la nutrition comme cause de maladie a été mentionnée dans 6 cas;
- les agents infectieux ou parasitaires: des vers, des moustiques et des microbes ont été cités par 5 personnes affectées comme causes de différents problèmes de santé tels que la diarrhée, le paludisme, la fièvre typhoïde et les affections respiratoires;
- les effets indésirables d'une prestation médicale: les interventions peuvent causer d'autres problèmes de santé; une vaccination peut, p.ex., provoquer de la fièvre (2 parents ont indiqué ceci);
- les causes génétiques: la prédisposition à certaines maladies peut être vue comme héritage des parents (ceci était le cas pour une personne).

13 Il s'agit là de représentations qui sont beaucoup répandues dans la population abidjanaise en général, pas seulement dans la population interrogée.

Même si à notre question beaucoup de malades attribuaient leur affection à une cause concrète, je pouvais constater que la cause n'est pas considérée comme centrale au moment où la maladie apparaît. La première réaction au problème est plutôt une réaction symptomatique, c'est-à-dire que la personne atteinte ou les gardes-malades cherchent tout simplement à faire disparaître le malaise.[14] Généralement, les affections d'origine «naturelle» sont traitées et guéries à l'aide de la phytothérapie ou des médicaments pharmaceutiques; appliqués en automédication ou par un spécialiste. Celui-ci commence souvent aussi par un traitement symptomatique parce qu'un diagnostic se basant sur des analyses de sang ou sur d'autres examens peut rarement être réalisé par manque de moyens financiers des clients.

La question sur la cause de la maladie est seulement posée si le traitement ne fait pas l'effet souhaité. Au centre de santé, p.ex., l'infirmier demande au patient qui ne réagit pas au traitement antipaludéen[15] de faire une analyse de sang pour vérifier s'il n'a pas la fièvre typhoïde. Si une maladie persiste malgré le traitement ou si elle devient chronique, la personne atteinte ou ses parents cherchent également à connaître la cause du problème – dans ce cas, la maladie est plutôt attribuée à une cause «mystique».[16]

14 Ainsi il n'est pas étonnant que 35 des 112 malades rencontrés dans les 100 ménages disaient ne pas connaître l'origine de leur affection.

15 Généralement, les malades qui font plus de 38 degrés de fièvre sont traités contre le paludisme s'ils n'ont pas apparemment un autre problème de santé.

16 Trois malades de notre échantillon auprès de 100 ménages et les parents d'un quatrième mentionnaient le côté «mystique» de leur affection: deux ont des problèmes au niveau du pied (un ulcère et une paralysie respectivement), un au niveau des yeux, et le quatrième est sourd-muet. Adiaboua et Loba, qui ont fait des recherches sur le rôle des femmes dans la médecine «traditionnelle» chez les Ebrié, Adioukrou et Attié en Côte d'Ivoire, ont également pu constater que si «[...] une maladie d'apparence bénigne se complique, alors elle est dite surnaturelle» (1972: 360).

2.2 *Les causes «mystiques»*

Les causes «mystiques» sont étroitement liées à la conception du monde. A l'occasion d'une étude sur «Les représentations de la santé et de la maladie chez les Ivoiriens» effectuée d'octobre 1994 à février 1995 sur l'ensemble de la Côte d'Ivoire, Memel-Fotê et autres (1998) ont pu constater que la vision du monde des différents groupes ethniques se ressemble beaucoup.[17]

Selon cette vision, le monde est divisé en deux sphères, une sphère invisible et une sphère visible. La première se compose de deux niveaux: du niveau céleste et du niveau souterrain. Les champs célestes sont la demeure de Dieu ou de l'homme primordial qui est le prédécesseur de tous les êtres. Dans le niveau souterrain se trouvent entre autre le village des morts – où séjournent les ancêtres – et le village des génies, les génies qui sont domiciliés dans les montagnes, les rivières, les arbres et les rochers.

Le monde visible héberge les humains, les animaux, les végétaux et les minéraux et on y distingue deux temps: le jour, pendant lequel le soleil garantit la visibilité, et la nuit qui est dominée par l'invisible. Il n'y a que les devins, les guérisseurs et les sorciers qui peuvent voir pendant la nuit (Memel-Fotê et autres 1998: 21–22).

Marc Augé précise dans son livre «Théorie des pouvoirs et idéologie», qui se base sur des recherches réalisées chez les Alladian, les Avikam et les Ebrié à partir de l'année 1965, que les sorciers se déplacent «en double» pendant la nuit, c'est-à-dire que leur apparence corporelle reste au village, et ce «double» est invisible à ceux qui ne sont pas clairvoyants (Augé 1975: 99). Même si – selon la perception de ces peuples lagunaires – chaque individu possède un minimum de clairvoyance qui lui permet d'avoir conscience des règles élémentaires qui déterminent les rapports normaux dans son entourage, il faut noter que ce minimum ne

17 La vision décrite ci-dessous correspond à ce que mes interlocuteurs m'ont dit sur ce sujet.

qualifie pas l'individu pour interpréter les signes renvoyant à une modification des rapports normaux qui est provoquée par l'action de l'individu même ou d'autrui (Augé 1975: 141).

La position de l'individu dans la société pré-coloniale se définit par rapport à sa place dans l'univers familial et villageois d'une part et par rapport à un au-delà de cet univers; un au-delà temporel (les morts) et un au-delà spatial (l'eau, la forêt et les génies qui sont censés y vivre) (Augé 1975: 132). Cette perception ne se limite pas aux populations lagunaires; elle est largement répandue dans toute la Côte d'Ivoire. Les succès et les échecs d'un individu sont considérés comme des signes et des instruments de son destin, de ses rapports avec sa société, avec les morts et avec le monde en général, et ils sont expliqués par ses forces individuelles (Augé 1975: 161). La force ou le pouvoir dans le monde lagunaire pré-colonisé, caractérisé par Augé comme «pouvoir noir» et «[...] comme possibilité effective d'action sur les hommes et les choses [...]» (1975: 103), s'exerçait dans différents domaines interférents:

- Le domaine technique qui comprenait les connaissances donnant à l'individu un certain contrôle sur le réel (p.ex. les techniques de l'agriculture ou de pêche) ainsi que sur le surréel.
- Le domaine social avec une sphère d'influence familiale et/ou extra familiale.
- Le domaine économique qui incluait le contrôle, la gestion et la redistributions de certains biens comme les poissons et les produits cultivés et la possession ou l'octroi d'autres biens tels que les armes, les esclaves ou des femmes (Augé 1975: 103).

Une réussite exceptionnelle, d'une part, était conçue de s'exercer aux dépens d'autrui, et un échec, de l'autre part, était censé être causé par l'action ou la réaction d'un autre individu qui pouvait être vivant ou mort (Augé 1975: 122) ou – comme le dit Augé lui-même –

> [l]'idéologie lagunaire [...] voit logiquement dans tous les évènements – et plus particulièrement dans la masse quotidiennement accrue des mal-

heurs plus ou moins grands, de la maladie à la mort, en passant par la stérilité ou la pauvreté, qui affectent tel ou tel membre de la communauté, les effets de volontés bonnes ou mauvaises, protectrices ou destructives (1975 : 191).

Avec la colonisation, ces «pouvoirs noirs» sont confrontés aux pouvoirs nommés «blancs» par Augé qui se manifestent dans des agressions militaires et idéologiques en imposant un nouveau code politique et juridique. Désormais, la force appartient à celui qui gagne les faveurs de l'administration. Les comptes familiaux et villageois ne peuvent plus être réglés de façon autonome mais doivent être soumis à l'arbitrage français. Par conséquent, les sorciers peuvent souvent agir sans être punis. L'agression idéologique se poursuit à un autre niveau : le christianisme et les différents prophètes[18] renversent le système d'interprétation traditionnel et renvoient l'individu à sa propre responsabilité. Le prophète Harris, p. ex., prêche à ses fidèles que le «pouvoir blanc» sera la force de celui qui renonce aux génies et qui servira le Dieu de la Bible qui est plus fort que les génies (Augé 1975: 244–245).

Ainsi, l'individu est privé du terrain de référence qui lui permettait d'y trouver la raison de son destin et le cadre de son existence d'autant plus que la modernisation des villes et des villages et l'urbanisation entraînent souvent la séparation physique de la famille et des alliés et un affaiblissement démographique et institutionnel des villages (Augé 1975: 114). Les relations interpersonnelles changent et l'individu se trouve fréquemment en face des étrangers absolus (p. ex. à l'école ou à son lieu de travail) ou «[...] en face de [...] l'univers indifférencié du monde moderne» (Augé 1975 : 289) où «[...] ni la famille, ni le village, ni le terroir ne sont plus ce qu'ils ont été, et [où] l'individu [...] est invité à se définir ou à se trouver en dehors de la relation qui le constituait

18 Augé (1975) mentionne – entre autres – Harris et Atcho. Harris, un Grebo du Libéria, s'engage à convertir les peuples côtiers à partir de 1913 (Augé 1975 : 247) tandis que Atcho – lui-même rattaché au courant harriste – fait son apparition au début des années 1950 (Augé 1975 : 252).

jusqu'à présent [...]» (Augé 1975: 291). Dans ce monde moderne, l'individu est confronté à des nouveaux malheurs qu'il doit interpréter tels que les échecs scolaires, le chômage et la perte des terres (Augé 1975: 113).

Mais malgré l'apparence des «pouvoirs blancs» et l'invalidation croissante du système d'interprétation traditionnel la conception pré-coloniale du monde et de l'individu influence encore toujours la pensée pas seulement d'une grande partie de la population lagunaire, mais de la population de la Côte d'Ivoire en général.

Ainsi il n'est pas étonnant que Memel-Fotê et autres (1998: 27–30) indique que – selon la croyance populaire – les esprits de la sphère invisible, c'est-à-dire les ancêtres et les génies, peuvent intervenir dans le domaine de la santé et de la maladie. Eux et les autres clairvoyants, les sorciers, peuvent provoquer des affections. Ce sont ces affections qui sont considérées avoir des causes «mystiques».[19]

3. La pluralité médicale

Vu le grand spectre de maladies et de différentes conceptions des causes il n'est pas étonnant que le système médical[20] de la Côte d'Ivoire soit caractérisé par une grande variété d'offres thérapeutiques. Ces offres sont utilisées complémentairement (synchro-

19 Janzen (1997: 282) accentue qu'en Afrique subsaharienne en général la conception est répandue que les ancêtres peuvent causer des maladies si on les néglige.

20 J'utilise le terme «système médical» comme synonyme du terme «système sanitaire» et je le comprends de la même façon que Landy (1977: 131) qui dit: «A society's medical system is the total organization of its social structures, technologies, and personnel that enable it to practice and maintain its medicine [...], and to change its medicine in response to varying intracultural and extracultural challenges.» D'autres auteurs tel que Dunn (1977: 135) parlent de différents systèmes médicaux à l'intérieur du système sanitaire.

niquement ou consécutivement) et ne peuvent pas toujours être délimitées l'une de l'autre d'une façon précise. Pour faciliter la description et la compréhension une classification typologique du système médical en plusieurs sous-groupes est quand même indispensable.[21]

3.1 *La classification typologique du système médical*

Plusieurs essais ont été faits pour classer la complexité des systèmes médicaux d'une façon systématique. En voici quelques-uns:

Le modèle le plus simplifiant déjà mentionné ci-dessus divise le système médical en médecine moderne[22] et médecine traditionnelle[23] et part de l'idée que le choix du malade par rapport à cette

21 J'ai conscience du fait qu'il s'agit là d'une typologie artificielle, d'une création de «types idéals» selon Max Weber, qui ne correspond plus à la réalité. L'idée du système même peut être mise en question: d'une part, le consentement règne dans le domaine de la théorie générale de systèmes («allgemeine Systemtheorie» en allemand) que les systèmes se constituent et se maintiennent à l'aide de la création et de la conservation d'une différence de l'entourage (Luhmann 1987: 35). Par rapport au système médical, il est parfois difficile de définir ses limites exactes et de le différencier de son entourage. D'autre part, beaucoup d'anthropologues médicaux – entre autres Kleinman (1995: 5–6) dont j'utilise la typologie pour classifier l'offre thérapeutique à Abidjan – se sont détournés de la description des systèmes médicaux dans les années 1990. Ces anthropologues n'ont pas mis en doute l'existence du système médical en tant que tel, mais ils ont préféré porter leur attention sur des approches qui se réfèrent plus aux acteurs, leurs façons d'agir et à leurs expériences de souffrances (cf. Hörbst/Wolf 2003: 21; Kleinman 1995: 5–6). Malgré les réserves mentionnées ci-dessus, je tiens à l'idée du système médical et de sa classification typologique parce qu'elle présente un cadre qui aide à organiser la réalité complexe de l'offre thérapeutique à Abidjan.

22 Appelée également médecine occidentale, biomédecine, médecine officielle, médecine des sciences naturelles ou – ce que j'ai souvent entendu dire en Côte d'Ivoire – «médecine des blancs».

23 Cette division est p.ex. faite par Memel-Fotê et autres (1998).

dichotomie est influencé par sa conception du monde soit plutôt «traditionnelle» soit plutôt «moderne».

Un modèle plus riche est proposé par Dunn (1977: 135) qui parle de systèmes médicaux locaux (selon Dunn, la plupart des systèmes de la médecine «primitive» ou «folklorique» rentre dans cette catégorie, p.ex. les pratiques «traditionnelles» africaines ou les pratiques populaires suisses), de systèmes médicaux régionaux (la médecine chinoise, la médecine indienne Ayurveda et la médecine arabe Unani) et du système médical cosmopolite (qui se base sur les connaissances de la biologie moderne). Dunn souligne que la médecine locale et la médecine régionale sont aussi «moderne» que la médecine cosmopolite (1977: 137) et qu'il y a des éléments scientifiques dans toutes les trois (1977: 136). La perspective de Dunn est celle des praticiens des différentes traditions médicales et ne concorde pas forcément avec le comportement de la population.

Kleinman (1980: 49–60), par contre, met le point de vue de l'utilisateur du système médical au centre et élabore dans les années 70 et 80 une autre typologie qui distingue trois secteurs:

- le secteur populaire(«popular sector»),
- le secteur folklorique(«folk sector»)[24] et
- le secteur professionnel («professional sector»).

Ces secteurs se chevauchent, ce qui les rend perméables. Un critère important pour la répartition en secteurs est le degré d'institutionnalisation, de bureaucratisation et de professionnalisation. Tandis que le secteur populaire est diffus, le secteur professionnel est institutionnalisé au plus haut degré. Il comprend les professionnels du corps médical et paramédical et il est fréquemment identifié avec la biomédecine, mais les praticiens des

24 Massé (1995: 321) traduit «folk sector» par «secteur alternatif». Il se peut que ce terme soit mieux approprié à Québec, où Massé travaille, mais dans le contexte de la Côte d'Ivoire je préfère la traduction «secteur folklorique» (proposée également par Fassin 1990: 44) qui est plus près du terme original.

médecines Ayurveda et chinoise sont également inclus dans ce secteur.

Les spécialistes non-professionnalisés et non-bureaucratisés font partie du secteur folklorique. Dans ce secteur, on distingue souvent entre l'aspect sacral et l'aspect profane, mais en réalité, cette division est plutôt floue. Le secteur folklorique regroupe des guérisseurs désignés par l'Organisation Mondiale de la Santé (WHO 1976: 4) de la manière suivante:

> Le guérisseur est une personne qui est reconnue par la collectivité villageoise dans laquelle elle vit, comme compétente pour disperser des soins de santé grâce à l'emploi de substances végétales, animales et minérales et d'autres méthodes basées sur le fondement socio-culturel et religieux aussi bien que sur les connaissances, comportements et croyances liées au bien-être physique, mental et social, aussi bien qu'à l'étiologie des maladies et invalidités prévalentes dans la collectivité (Domergue-Cloarec 1986: 33 citant Coulibaly Ouezzin).

Les spécialistes du secteur folklorique se caractérisent donc par le fait qu'ils se réfèrent à un savoir local, ce qui fait que les conceptions de la maladie du praticien et du client se ressemblent.

Le secteur populaire, finalement, est le plus grand secteur. Il contient plusieurs niveaux: l'individu, la famille, le réseau social et la communauté. Kleinman qualifie le secteur populaire comme arène culturelle laïque, non-professionnalisée, non-spécialisée et populaire dans laquelle les symptômes sont aperçus, la maladie est définie pour la première fois, les activités pour retrouver la santé sont initiées, et le traitement choisi est évalué. La plupart des cas de maladie sont soignés dans ce secteur. Mais les activités principales du secteur populaire ne se concentrent pas sur la maladie et son traitement, mais plutôt sur la santé et son maintien. Selon Kleinman, le secteur populaire a reçu peu d'attention des chercheurs qui s'occupaient plutôt du secteur folklorique avec ses méthodes plus dramatiques et exotiques.

Kleinman (1995: 9) lui-même critique son modèle plus tard en disant que la réduction du procès de recherche d'assistance au choix entre différents types de recours ainsi que la schématisation des divers pas entrepris dans le choix du thérapeute sont trop mécaniques.

A partir de la fin des années 70, Kleinman (1980: 24) poursuit le but de faire reconnaître la médecine ou le système sanitaire comme système culturel équivalent aux systèmes culturels de la religion, de la langue et de la parenté. Il participe décisivement à dénouer la religion et la médecine et à faire de l'anthropologie médicale un domaine de recherche autonome dans le cadre de l'anthropologie (Good 1994: 52). Selon Kleinman (1980: 28–29), une grande partie des anthropologues restreignent leur intérêt beaucoup sur les formes sacrales de la guérison et négligent trop le côté profane de ce domaine. En contraste avec ceci, Kleinman lui-même ne mentionne que rarement la dimension religieuse dans son modèle.

Csordas (1987: 9) et Brodwin (1996) argumentent plus tard que la division stricte entre la médecine et la religion ne rime à rien parce que certains phénomènes religieux ou médicaux sont seulement compréhensibles si on considère les deux dimensions. En se référant au continent africain, Whyte (1989: 289) exprime son opinion de la façon suivante:

> I would even suggest that medical anthropology meets the anthropology of religion more directly in Africa than elsewhere.

Berche (1999: 340) fournit comme explication que la laïcisation, c'est-à-dire la séparation du domaine du religieux de celui du médical qui était un moment décisif du développement de la médecine occidentale n'a pas eu lieu en Afrique.

En Côte d'Ivoire, le système médical est effectivement étroitement lié au système religieux; la conception du monde et des causes de maladies «mystiques» décrites ci-dessus sont un indice pour cette alliance étroite qui existe entre les deux domaines. A mon avis on ne tient donc pas suffisamment compte de l'importance de la religion si on la traite seulement sous l'aspect sacral du secteur folklorique. Elle peut avoir une grande influence sur tous les secteurs (cf. Figure 2, p. 144).

Figure 2
Les liens entre le système médical et le système religieux

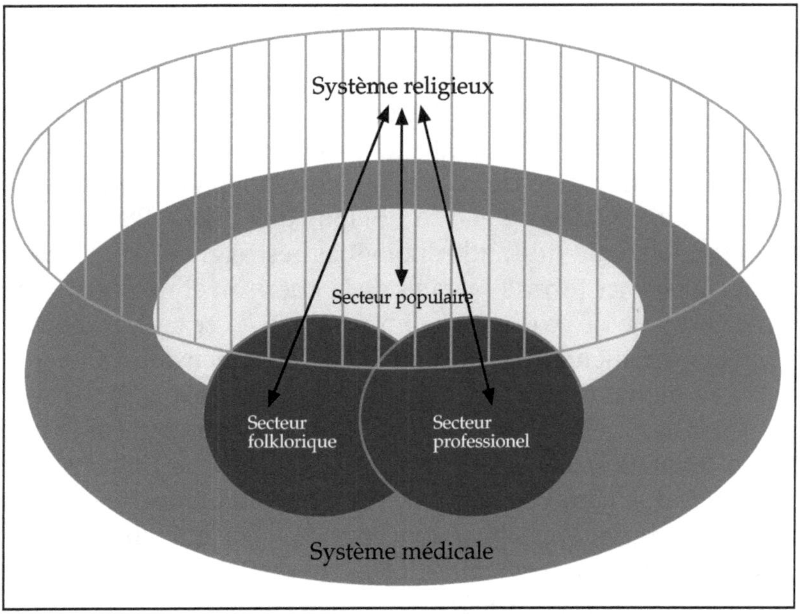

L'importante influence du système religieux sur le système médical se montre p. ex. dans le support mutuel entre les «frères et soeurs en Christ»[25] qui peut être attribué au secteur populaire ainsi que les instructions religieuses qui sont données au fidèles sur les comportements à tenir pour ne pas tomber malade ou pour retrouver la santé.[26] En plus, je considère que le dialogue individuel avec Dieu sous forme de prière qui inclut la demande d'être guéri peut également être classé dans ce secteur. Les entreprises des officiants rituels de différentes confessions, par contre, dont

25 Qui a souvent été mentionné par les malades.
26 P. ex. des règles d'hygiène.

les activités essentielles sont d'ordre religieux, mais qui interviennent en cas de maladie dans le but de guérir la personne affectée, peuvent être considérées comme activités au sein du secteur folklorique. Le fait que des missionnaires offrent souvent des soins médicaux du secteur professionnel pour attirer les «païens» qu'ils essaient de convertir par la suite peut également être considéré comme activité intersystémique. C'est pour cela que je consacre un paragraphe particulier au système religieux tout en sachant que cette division artificielle n'existe pas en réalité.

4. Le système médical existant à Abidjan

4.1 Le secteur populaire

Dans le monde entier, la plupart des maladies est identifiée et soignée dans le secteur populaire.[27] C'est dans ce secteur qu'une affection est analysée tout d'abord et où les premières mesures sont entamées. Ces mesures vont de l'automédication par l'individu lui-même à la réunion familiale qui décide du comportement ou du traitement approprié.

L'automédication peut se faire à l'«indigénat» – un traitement généralement à base de plantes achetées au marché ou coupées en brousse – ou avec des médicaments produits par le secteur professionnel. L'utilisation de fortifiants est également très répandue à Abidjan. En plus, le malade reçoit souvent des repas particuliers et dans quelques cas, il est mis sous un régime alimentaire.

Différentes acteurs jouent un rôle important dans le secteur populaire: les membres de la famille (et en particulier les

27 Kleinman (1980: 50) parle de 70 à 90% de cas de maladie qui sont gérés dans ce secteur aux Etats-Unis et au Taiwan.

femmes[28] et surtout les mères[29]), les voisins, les amis – c'est-à-dire l'ensemble du réseau social de la personne malade. Comme le réseau social et son rôle en cas de maladie sont sujets du chapitre quatrième, je renonce à entrer dans les détails ici.

4.2 Le secteur folklorique

Les praticiens du secteur folklorique – souvent appelés «tradipraticiens» – peuvent être classés de différentes façons. J'adopte la classification de Memel-Fotê et autres (1998) qui distinguent le guérisseur, le devin et le devin-guérisseur ou guérisseur-devin.[30] Le premier soigne à l'aide de médicaments, mais au contraire du devin, du devin-guérisseur et du guérisseur-devin il n'exerce pas la divination. Le devin – assisté par des génies ou des ancêtres du monde invisible – vise à découvrir la cause ou le sens de la maladie, mais il ne soigne pas tandis que le devin-guérisseur ou guérisseur-devin poursuit les deux buts: trouver la cause de la maladie et guérir la personne malade. Mais il faut dire que cette différenciation absolue entre guérisseur et devin n'existe pas dans la croyance populaire. Elle suppose que chaque guérisseur a un certain pouvoir de voir dans l'invisible; il en a besoin pour se protéger et pour protéger son client (Memel-Fotê et autres 1998: 33). Chaque guérisseur doit donc disposer de certains «pouvoirs noirs» selon Augé (1975).

28 Adiaboua et Loba (1972: 361) accentuent que «[...] chaque femme a des connaissances empiriques de physiologie et de pharmacopée qui sont à la base d'une forme primaire de médecine générale.»

29 Lors d'une enquête auprès de 715 ménages dans le district Solenzo au Burkina Faso Sauerborn et Nougtara (1992: 97) ont constaté que 70% des maladies simples ont été traitées par les mères ainsi que 37,3% des maladies graves.

30 Adiaboua et Loba (1972: 362) différencient entre les guérisseuses simples et les guérisseuses clairvoyantes.

Le savoir et le pouvoir de ces praticiens proviennent de différentes sources qui peuvent surgir séparément ou en combinaison: la transcendance, l'hérédité et la formation (Memel-Fotê et autres 1998: 34).[31]

La transcendance peut être désignée – selon Memel-Fotê et autres (1998: 34) – comme «[...] toutes les puissances données comme agents extérieurs à l'homme et présumés supérieurs à lui: Dieu, génies, ancêtres.»

L'hérédité est caractérisée par la transmission du pouvoir et du savoir de génération en génération à l'intérieur d'une communauté lignagère qui est souvent liée à la croyance à un «don inné» (Memel-Fotê et autres 1998: 36).

La formation se déroule dans un «cadre exotérique», l'apprentissage, et un «cadre ésotérique», l'initiation. Au cours de ce processus, un praticien ancien transmet ses connaissances à un disciple (Memel-Fotê et autres 1998: 37).

Dans le secteur folklorique, le traitement se fait normalement à l'aide de médicaments qui peuvent contenir différents ingrédients d'origine végétal, minéral, animal ou industriel. Le plus souvent, des produits végétaux sont appliqués.

Plusieurs parties des plantes sont utilisées: les feuilles, les fruits, les écorces ou les racines; elles sont collectées selon un rituel approprié. La palette des formes d'application est vaste: boisson, purgation, massage, inhalation, gouttes, bains de vapeurs, lavements, etc. Ce traitement est souvent appelé «traitement à l'indigénat». En général, les praticiens du secteur folklorique ne connaissent pas de prix fixe pour leurs prestations; le malade paye ce qu'il peut – de 5'000 à 150'000 francs CFA – souvent seulement après la guérison.

31 Domergue-Cloarec (1986: 33) parle de «don», «hérédité» et «choix».

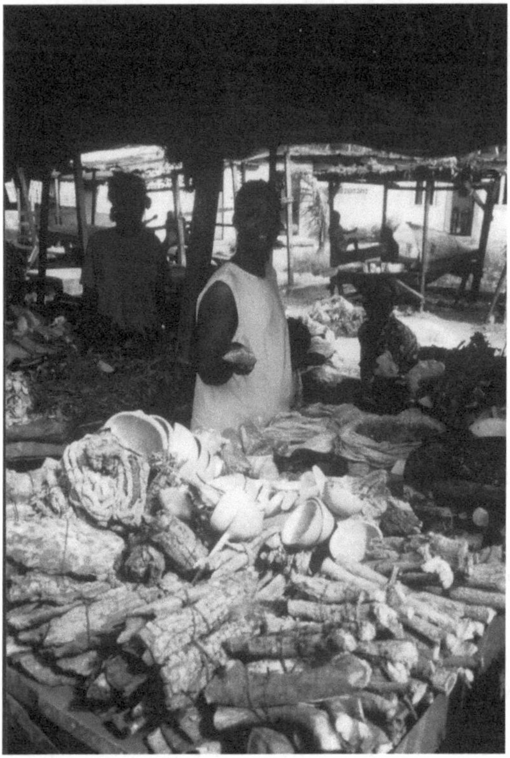

Photo 13
Vendeur de
produits végétaux
au marché

4.2.1 Les guérisseurs

Les guérisseurs – appelés également «herboristes» ou «phytothérapeutes»[32] – utilisent des différentes méthodes pour détecter la maladie, mais les plus importantes sont l'observation et l'interrogation du malade.[33] L'observation demande du guérisseur

32 Ces deux désignations ne sont pas toujours exactes en vue que les décoctions utilisées par les guérisseurs peuvent également contenir des produits animaux ou minéraux (Koumaré 1983: 27).

33 Memel-Fotê et autres (1998: 45) désignent ces méthodes comme méthodes «traditionnelles».

l'emploi de tous ses sens: la vue, le toucher, l'ouie et l'odorat (Memel-Fotê et autres 1998: 45).

Certains guérisseurs traitent n'importe quelle affection, d'autres se sont spécialisés sur des maladies particulières, p.ex. les rebouteux qui soignent les fractures et les accoucheuses traditionnelles qui assistent à l'accouchement et qui prodiguent des soins à la mère et à l'enfant. A cet effet, elles préparent des décoctions pour masser le ventre ou elles font des lavements pour faciliter la sortie de l'enfant.

Le cas de Abé Logbou Emilienne à Niangon Sud à gauche[34]

Une petite affiche au bord de la route attire l'attention des passants sur le travail de la «vieille»[35] qui offre son aide comme guérisseuse à Niangon Sud à gauche depuis plus de 15 ans. Abé Logbou Emilienne reçoit cinq à dix clients par jours – des enfants, des femmes et des hommes qui viennent du voisinage mais également d'autres quartiers. Elle soignent plusieurs affections: l'aménorrhée, l'asthme, la maladie de la fontanelle[36], les hémorroïdes, l'impuissance sexuelle, le paludisme, le rhumatisme, la sinusite et le zona. Le traitement se fait à base de plantes que Madame Abé Logbou va chercher près de son village d'origine ou qu'elle va

34 J'ai recueilli la plupart des informations sur le travail d'Abé Logbou Emilienne lors d'un entretien avec sa fille le 20.03.2001; à ce moment, Madame Abé Logbou était partie pour aller donner des produits à un malade. C'est en décembre 2002 que j'ai pu avoir des informations complémentaires grâce à Omer Jean Logbo, un de mes amis dans le quartier.

35 Les termes «le vieux» ou «la vieille» désignent le père ou la mère – il s'agit des noms d'amitié qui expriment le respect qu'on a envers la personne appelée ainsi. Sur l'affiche au bord de la route est écrite «la vieille» et pas le nom de la guérisseuse.

36 Cette maladie qui affecte seulement les bébés peut commencer avec la naissance et elle disparaît au plus tard à l'âge d'un an. Elle peut provoquer le vomissement, la diarrhée et le corps chaud, et elle fait que le bébé ne peut pas avaler et il commence à maigrir. Pour la biomédecine, une fontanelle enfoncée est signe de déshydratation (Greifeld 1995b: 117).

acheter au marché. Elle utilise surtout les écorces et les feuilles et elle les prépare comme elle l'a appris auprès de son père qui soignait également à base de plantes. Selon «la vieille», il n'y a pas de prix pour le traitement[37]; une fois que le client est guéri, il peut donner ce qu'il veut. Malheureusement, avec la situation économique difficile, tous les gens ne respectent pas cette obligation.

4.2.2 Les devins-guérisseurs

Les devins-guérisseurs ou guérisseurs-devins – également connus sous le nom «féticheurs» – cherchent à découvrir l'origine de la maladie et à déterminer le traitement approprié à l'aide de la divination. Plusieurs techniques sont connues, p. ex.:

- la nécromancie: le devin interroge les esprits des morts (Memel-Fotê et autres 1998: 46);
- la caurimancie: le devin jette les cauris à terre puis interprète la façon dont ils sont disposés sur le sol (Coppo 1983: 122);[38]
- l'hydromancie: le devin utilise de l'eau pour découvrir la cause du problème;[39]
- la géomancie: le devin pose de la poussière, de la boue ou du sable et il détecte par ce moyen la cause de la maladie (Diakité 1993: 30);

37 Lors de ma première visite, la fille m'avait dit que le traitement est à 5'000 francs CFA.

38 Touré et Konaté (1990: 176) indiquent que la consultation peut aussi être faite à l'aide de noix de cola; Imperato (1977: 57) parle de cauris, de noix de cola ou de petites pierres.

39 Almita Rahn, une anthropologue qui a travaillé avec une tradi-praticienne au Ghana, m'a décrit cette méthode en juillet 2002 de la façon suivante: La praticienne demande le client après son nom et son mal et ensuite elle conjure l'eau qui est dans un «canari» (un petit pot en terre cuite). Le malade doit faire le creux de sa main et la praticienne y verse l'eau. Après avoir gardé l'eau dans la main pendant un moment, le client la verse sur terre et la praticienne lit dans ces traces sur le sol.

- la possession et la transe: elles servent à entrer en communication avec les génies; et
- la chiromancie: le devin lit la maladie dans la paume de la personne atteinte.

Pour réparer la faute commise qui a provoqué la maladie et pour se réconcilier avec le monde invisible, le devin-guérisseur demande souvent d'effectuer des sacrifices rituels d'animaux (Domergue-Cloarec 1986: 35). Dans certains cas, des talismans et des amulettes peuvent protéger contre la maladie.

Le cas de Dr. Ogou Layé à Niangon Sud Canal[40]

Dr. Ogou Layé a ouvert son établissement à Niangon Sud Canal en novembre 2000. Notre entretien a lieu trois mois plus tard et il m'informe qu'au début il n'avait qu'un à deux clients en trois jours, mais entre temps, il est trop chargé. Ce sont surtout des femmes qui viennent le voir. Il offre ses services pas seulement aux malades mais à toutes les personnes qui ont des problèmes de réussir dans la vie, des problèmes dans des relations sociales ou amoureuses ou qui sont confrontées à la sorcellerie, à l'empoisonnement ou à l'envoûtement. Les clients viennent de tout

40 Dr. Ogou Layé vient du Bénin. J'ai également discuté avec un devin-guérisseur ivoirien qui exerce son métier dans le secteur Niangon Sud. Ce dernier est originaire de Lakota, une ville au centre-ouest du pays qui est très connue pour ses devin-guérisseurs parce qu'ils passent souvent dans les médias (mais il faut dire qu'il y a des devins-guérisseurs renommés dans tout le pays). En vue du fait que le phénomène des devins-guérisseurs qui quittent leur pays ou leur lieu d'origine pour gagner leur vie ailleurs est repandu (David Signer, p. ex., qui a fait des recherches sur «l'économie de la sorcellerie» (1999) a reçu une grande partie de ses informations grâce à un guérisseur qui était originaire du Mali mais qui avait pris domicile à Abengourou, une ville à l'est de la Côte d'Ivoire, et grâce à une guérisseuse qui travaillait à Abidjan mais qui était née à Bonoua, une ville située pas loin de Grand-Bassam) et par égard pour les informations détaillées que Dr. Ogou Layé m'a donné, j'ai décidé de présenter son histoire.

Yopougon et Dr. Ogou Layé travaille aussi à Marcory; c'est dans cette commune qu'il loge. Il fait la consultation à 5'000 francs CFA.

Interrogé sur l'origine de ses connaissances professionnelles, Dr. Ogou Layé répond:

> Je viens du nord du Bénin; mes parents étaient des grands savants, des grands guérisseurs. Mon grand-père était parmi les gens qui sont partis pendant la deuxième guerre mondiale, on les avait pris forcément. Il est revenu parce que chez nous, si quelqu'un quitte pour aller dans une guerre on le prépare pour qu'il revienne. Il a pris une balle dans le flanc, il est revenu pour se faire soigner et la guerre était finie.
>
> Avant de mourir il a dit qu'il va partir mais qu'il va revenir. Ma mère était enceinte, et 21 jours après la mort du vieux je suis né et j'ai une marque de la balle à mon flanc droit. Alors on a dit que c'est lui qui est revenu. C'est lui qui me montre ce qu'il faut faire, il est avec moi quand je vais dans la brousse, etc.
>
> Mon père était un grand chasseur avec beaucoup de pouvoir. A l'âge de 16 ans, j'ai commencé à entrer dans la brousse avec un fusil et une torche (pour la chasse pendant la nuit). Mon père avait un fusil de blanc et moi un fusil traditionnel. On a fait sept jours dans la brousse et au septième jour, j'étais dans un coin et mon père dans un autre. Je le cherchais et je l'ai trouvé; il avait tué un boeuf de brousse[41] et je l'ai trouvé avec une femme Peulh. Je l'ai demandé où c'est qu'il avait trouvé cette femme et il me disait de me taire. La femme me parlait mais je ne la comprenais pas. Le père coupait la queue du boeuf de façon traditionnelle et ensuite la femme me saluait avec le nom de ma mère; mon père me disait d'aller chez elle et de m'asseoir entre ses jambes. Je le faisais et elle commençait à me parler d'une langue que je comprenais. Elle me donnait une calebasse avec du poudre noir dans la main et elle me disait de faire un voeux et de manger le poudre. Après avoir fait cela elle me dit: «C'est fini, à partir d'aujourd'hui toutes les maladies sont finies. S'il y a quelque chose qui ne va pas, il faut nous appeler et on t'expliquera.» Rentré au campement; c'est là qu'on a commencé à m'appeler grand-papa. Si quelqu'un avait un problème, il venait me voir, même les vieilles personnes. Je suis resté avec mon vieux pendant sept ans et à l'âge de 24/25 ans je suis parti au Nigeria, j'ai commencé à travailler là-bas et j'ai fait 11 ans. Ensuite je suis retourné au Bénin pour rester deux ans mais j'ai réalisé que Bénin c'est trop peu[42] alors j'ai pris la route d'Abidjan. Je suis arrivé ici le 21 février 2000.

41 Il s'agit en fait d'un buffle.

42 Cela veut dire: «Je ne peux pas gagner assez d'argent.»

Le plus souvent, Dr. Ogou Layé fait la consultation avec des cauris, mais il utilise également des bougies, des cendres, des parfums et des écorces pour accomplir ses «travaux mystiques». Il soigne toutes les maladies qui sont liées à la sorcellerie. A cet effet, il contacte le sorcier qui a causé le problème et il lui demande ce qu'il veut pour sacrifice (des fois c'est un pagne blanc, des fois un mouton, un canard, un pigeon, un poulet, etc.). «Si un sorcier ne veut pas laisser sa victime après avoir reçu le sacrifice, il a mérité la mort» dit Dr. Ogou Layé. Dr. Ogou lui prend alors son pouvoir et par conséquent, le sorcier sera rejeté par son groupe.

4.3 *Le secteur professionnel*

Le secteur professionnel est venu s'ajouter aux autres instances thérapeutiques au début du 20e siècle. Il remonte aux activités des colonisateurs français. Voici une petite rétrospection historique:

En 1901, les autorités françaises ont décidé de fonder une ambulance[43] à Grand-Bassam où le service de santé pouvait récupérer les locaux du gouvernement qui étaient inoccupés après le transfert de la capital à Bingerville. Cette formation sanitaire disposait de dix lits pour Européens dans un pavillon et de douze lits pour la population autochtone dans une annexe. En outre, elle comprenait également une pharmacie (Domergue-Cloarec 1986: 77).

A partir de 1905, un nouvel hôpital réservé aux malades européens était construit à Bingerville; les Africains étaient obligés de continuer à aller se soigner à Grand-Bassam (Domergue-Cloarec 1986: 77–79).

Dans la période de 1905 à 1908, trois autres ambulances étaient inaugurées: l'infirmerie appartenant au chemin de fer à Abidjan

43 Domergue-Cloarec (1986: 77) définit le terme «ambulance» «[...] synonyme d'infirmerie, c'est-à-dire à l'époque une formation sanitaire de moyenne importance ou mieux d'une sorte d'hôpital en réduction.»

et celles de Toumodi et de Lahou – les deux dernières étaient exclusivement militaires (Domergue-Cloarec 1986: 81).

Dans toutes les formations sanitaires mentionnées, le personnel était avant tout un personnel militaire (Domergue-Cloarec 1986: 59). En 1918, après la première guerre mondiale, une école de médecine ouvrait ses portes à Dakar. Des médecins, des sages-femmes et des pharmaciens auxiliaires étaient formés ici (Lasker 1977: 281).[44] Grâce à ce personnel africain, le service de santé et le service d'Assistance Médicale Indigène (AMI)[45] pouvaient se développer d'avantage (Grimaud cité par Domergue-Cloarec 1986: 61) et l'accès aux services devenaient de plus en plus facile pour les Africains. L'accent principal de la «médecine de masse» était mis sur la vaccination, l'hygiène du milieu et la prophylaxie (Ministère de la Santé Publique de la République de Côte d'Ivoire 1996: 9).

A compter des années 1930, les services de santé publics étaient complétés par des formations sanitaires privées construites par des missions catholiques ou protestantes (Domergue-Cloarec 1986: 309; Lasker 1977: 284).

A l'indépendance, le réseau de services sanitaires professionnels en Côte d'Ivoire se composait de différentes dispensaires dispersés sur tout le territoire ivoirien et des structures hospitalières à Abidjan. Des structures de soins au sein des entreprises s'ajoutaient au système de santé public. Le dernier s'adressait par principe à l'ensemble de la population, mais il ne pouvait pas garantir une couverture satisfaisante en ce qui concernait d'une part la population bénéficiaire (les établissements n'étaient pas repartis dans le pays d'une façon équilibrée) et d'autre part les moyens disponibles (par rapport au personnel et au matériel) (Massiot 1995: 5). Le gouvernement attachait de l'importance à la forma-

44 Felix Houphouët-Boigny, le premier président de la Côte d'Ivoire, était un de ces «médecins africains» (Lasker 1977: 285).

45 Ce service a été créé en 1905 au niveau de chaque colonie (Domergue-Cloarec 1986: 56).

tion de personnels, et plusieurs institutions ouvraient leurs portes dans les années 60: la faculté de médecine en 1962, l'école nationale des sages-femmes et l'école des infirmiers en 1964, l'Institut National de la Santé Publique en 1968 et la faculté de pharmacie en 1977 (Ministère de la Santé Publique de la République de Côte d'Ivoire 1996: 10).

Les nouveaux hommes au pouvoir continuaient à investir des grandes sommes dans le secteur hospitalier urbain. Par conséquent, en 1970, 50% des médecins, 60% des sages-femmes et 33% des infirmiers se regroupaient à Abidjan qui hébergeait un huitième de la population totale (Massiot 1995: 7 citant le Plan quinquennal de développement économique, social et culturel 1971/75).

A cette époque, la Côte d'Ivoire commençait à changer d'orientation en matière de santé. Ce domaine était intégré dans un ensemble plus large d'interventions qui touchaient également l'éducation, l'assainissement et autres, et la politique de santé était adaptée à la situation locale. En même temps, les enfants et les mères ont été définis comme publics cibles.[46] Par la suite, un nombre important de centres de Protection Maternelle et Infantile (PMI) ouvraient leurs portes (Massiot 1995: 7–8).

La période 1970/74 a été caractérisée par une augmentation des coûts de la santé, et le gouvernement était obligé d'abandonner le principe de gratuité de soins, sur lequel la politique française de santé publique avait été basée et qui n'avait pas été remis en question au moment de l'indépendance. Tandis que le secteur privé subissait un développement sans précédent dans les années 70, le secteur public était confronté à la nécessité de baisser les coûts et de chercher de nouveaux financements (Massiot 1995: 5–9).

46 Ces mesures entreprises par la Côte d'Ivoire en 1970 correspondaient plus ou moins aux recommandations de l'Organisation Mondiale de la Santé qui ont été élaborées lors de la conférence d'Alma Ata huit ans plus tard. La conférence à Alma Ata a tourné l'attention globale sur les besoins sanitaires élémentaires des pays en voie de développement.

A cette situation venaient s'ajouter les mesures imposées à la Côte d'Ivoire par la Banque Mondiale et le FMI au début des années 80 qui exigeaient entre autre la réduction des dépenses publiques et la libéralisation du secteur de la santé. Par conséquent, la frontière entre le public et le privé disparaissait, et le personnel du secteur public commençait à s'engager parallèlement dans des activités privées. Pour la population, la libéralisation entraînait une participation financière aux frais qui variait entre 40 et 80% selon le type de l'établissement sanitaire. Cette participation concernait les consultations, les examens, les médicaments et les séjours hospitaliers (Massiot 1995: 9–10).

La population était également touchée par la dévaluation du franc CFA en janvier 1994 qui entraînait une forte augmentation du prix des médicaments (Guessan et Portal 1996: 1) – Duranson (1994: 17) parle même du doublement du prix des importations.[47] Le paragraphe suivant donne un aperçu des services sanitaires à Abidjan comme ils se présentent aujourd'hui.

4.3.1 Les services de santé publics à Abidjan

4.3.1.1 Les Centres Hospitaliers Universitaires (CHU)

La ville d'Abidjan dispose de trois Centres Hospitaliers Universitaires: celui de Treichville, celui de Cocody et celui de Yopougon. L'histoire du CHU de Treichville remonte à l'année 1938 où cet établissement ouvrait ses portes comme «annexe» à l'Hôpital Central du Plateau. Quinze ans plus tard, le CHU acquérait son autonomie administrative et financière et devenait l'hôpital de Treichville (Livret d'accueil du CHU de Treichville) avant de se transformer en Centre Hospitalier Universitaire en 1976 (Ministère de la Santé Publique de la République de Côte d'Ivoire 1996: 10).

47 Seulement 10% des médicaments sont produits par des sociétés ivoiriennes (Duranson 1994: 8), le reste vient de l'Europe; en particulier de la France (Massiot 1995: 17).

Le CHU de Cocody fut inauguré en 1970 (Ministère de la Santé Publique de la République de Côte d'Ivoire 1996: 10) et le CHU de Yopougon fut construit à la fin des années 80 (Massiot 1995: 12).

Etant donné que c'est le CHU de Treichville que je connais le mieux, je vais le présenter un peu plus en profondeur:

Le CHU de Treichville est composé de différents pavillons qui s'étendent sur 42 hectares et qui ont une capacité de 756 lits – il est le plus grand établissement hospitalier de la Côte d'Ivoire (Livret d'accueil du CHU de Treichville).

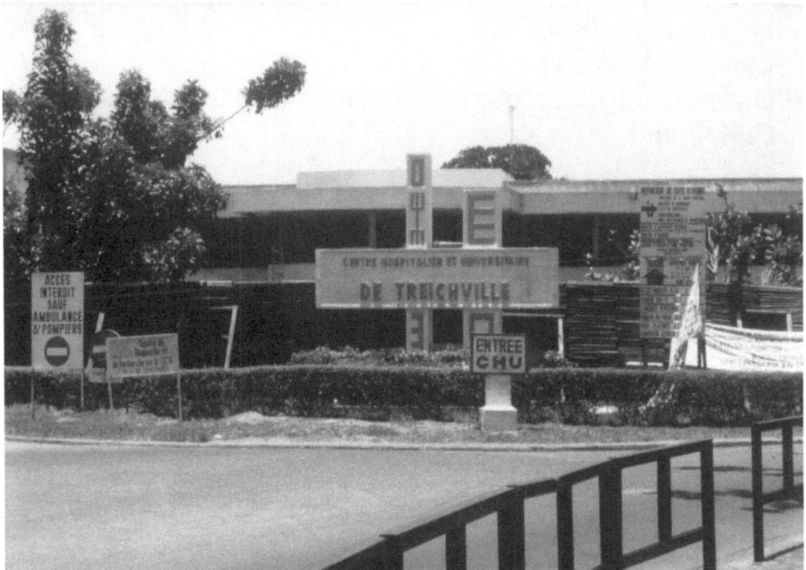

Photo 14
Le CHU de Treichville

Un malade qui vient aux services d'urgences reçoit les premiers soins après avoir payé 2'500 francs CFA en pédiatrie et en médecine ou 5'000 francs CFA en chirurgie et en gynécologie s'il bénéficie d'une assurance. Les patients sans prise en charge payent un tarif réduit qui fait la moitié du tarif mentionné. Comme tous les autres établissements du secteur public, les CHU fonctionnent également selon le principe que le client doit payer les frais avant de recevoir le service souhaité. En cas d'hospitalisation, le client peut choisir entre différentes catégories de chambres:

- la chambre à plus de deux lits (= 3^{e} catégorie) coûte 2'000 francs CFA/jour (tarif réduit) ou 3'000 francs CFA/jour (tarif normal);
- la chambre à deux lits (= 2^{e} catégorie) coûte 6'000 ou 10'000 francs CFA/jour;
- la chambre à un lit (= 1ère catégorie) coûte 10'000 ou 12'000 francs CFA/jour;
- la chambre à la clinique[48] à deux lits coûte 10'000 ou 15'000 francs CFA/jour et
- la chambre à la clinique à un lit coûte 15'000 ou 20'000 francs CFA/jour.[49]

Pour être admis, le malade doit payer une caution équivalente à dix jours d'hospitalisation. A ces frais viennent s'ajouter les dépenses pour les examens, les médicaments et le matériel (p. ex. les seringues, les intranules, les perfuseurs, le sparadrap et le thermomètre).

Le manque de matériel est un grand problème pour le personnel[50] – soit le matériel que les malades devraient fournir pour pouvoir faire le traitement, soit le matériel disponible dans le ser-

48 La visite médicale quotidienne à la clinique est assurée par le professeur lui-même ou par un médecin chef.

49 Tandis que les frais d'hospitalisation sont à peu près les mêmes au CHU de Cocody, les prix au CHU de Yopougon sont plus élevés: 7'500 francs CFA/jour en 3e catégorie, 10'000 francs CFA/jour en 2e et 40'000 francs CFA/jour en 1ère (il s'agit ici des tarifs normaux).

50 Ces informations proviennent d'une enquête auprès de onze praticiens (une femme médecin et dix infirmières et infirmiers) travaillant à la Médecine générale ou à la Clinique médicale et de l'observation participative faite lors de mon stage comme infirmière dans ce service. A l'occasion des visites dans d'autres services j'ai pu constater que les problèmes sont partout les mêmes.

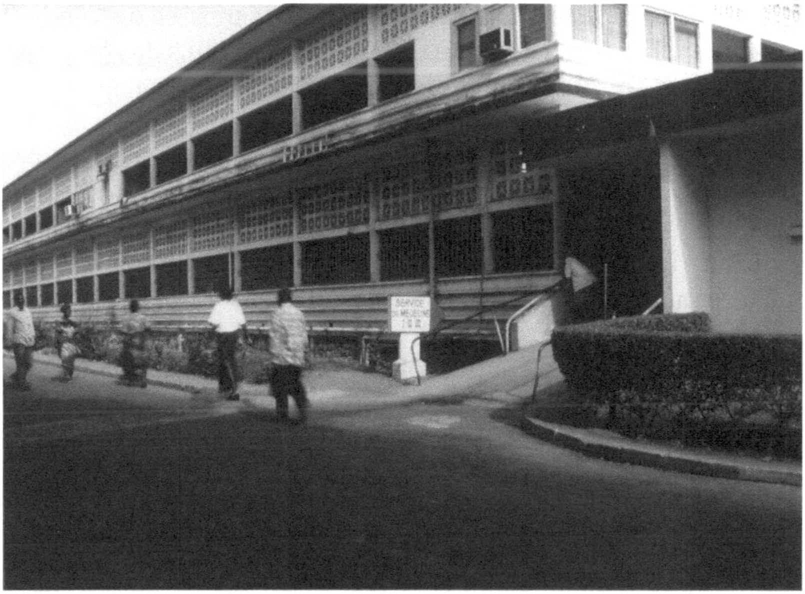

Photo 15
Le service de médecine

vice.[51] Une autre difficulté rencontrée par les agents de santé est le manque de personnel. A la Clinique médicale qui dispose de 22 lits, ce sont un infirmier et deux aides-soignantes qui assurent les prestations. Il y a un infirmier qui travaille pendant la journée et un autre qui fait la garde la nuit tandis que les aides-soignantes font 24 heures de services. Ceci est également le cas pour les infirmiers travaillant aux trois départements de la Médecine générale. Chaque service est doté de 34 à 36 lits et dans chacun des services il y a un infirmier et deux aides-soignantes qui s'occupent des

51 Je pense p. ex. à la paire de ciseaux pour enlever les fils qui était émoussée et qui ne pouvait pas toujours être stérilisée après l'utilisation parce qu'il y avait trop de malades qui venaient pour un traitement, ou à un service qui disposait d'un tensiomètre mais pas de stéthoscope ; le dernier devait être emprunté chez le médecin ou chez un étudiant en médecine pour pouvoir mesurer la tension.

malades. Ils montent le matin vers huit heures et descendent 24 heures plus tard. La plupart d'eux habitent dans des quartiers lointains de l'hôpital et mettent souvent une à deux heures pour venir au travail ou pour retourner à la maison. A l'exception de deux personnes, tout le personnel soignant interrogé dit ne pas gagner assez d'argent pour loger et nourrir leurs familles – pour les 150 à 240 heures qu'ils travaillent par mois ils reçoivent en moyenne un salaire de 100'000 à 150'000 francs CFA. La femme médecin n'est pas salariée parce qu'elle est encore en formation.[52] Six infirmiers sont – à part de leur travail au CHU ou au dispensaire – engagés dans d'autres formations sanitaires publiques ou privées pour pouvoir couvrir les frais de subsistance. Un des infirmiers interrogés au CHU de Treichville en août 1999 m'a expliqué les conséquences de ce phénomène de la façon suivante:

> [...] le problème c'est que les gens – que ce soit les médecins ou les infirmiers – ils ont tous des cliniques et des fois même ils oublient les malades ici pour aller là-bas. Tu ne vois plus un médecin, ils sont tous partis à leurs cliniques.[53]

4.3.1.2 Les formations de santé urbaines

La ville d'Abidjan dispose de différents genres de formations de santé, p. ex.:

- des maternités: elles prennent soins des femmes enceintes par rapport aux contrôles pendant la grossesse et par rapport à l'accouchement. Les prix des prestations sont généralement abordables. A la Maternité Libanaise à Treichville, p. ex., les femmes doivent payer 500 francs CFA pour l'acte de l'accouchement,

52 Plus tard elle pourra toucher à peu près 300'000 francs CFA par mois. Le revenu des aides-soignantes est à 40'000 francs CFA par mois.

53 Ce phénomène existe depuis longtemps. Massiot (1995 : 10) indique qu'au début des années 80, on estimait le nombre de médecins qui étaient employés au secteur public et qui travaillaient en même temps à titre indépendant à 50 %.

1'500 francs pour le kit et 1'500 francs pour l'ordonnance de sortie.[54]

- des centres de Protection Maternelle et Infantile (PMI): le public cible des PMI sont les mères et leurs enfants. Ces centres ont pour but de surveiller et de traiter les enfants mal nourris de moins de cinq ans et de prévenir de grandes endémies en assurant des vaccinations (Fassin 1992: 43). La consultation à la PMI revient généralement à 500 francs CFA.
- des dispensaires: ils offrent leurs services à toutes les personnes malades. Les prestations sont souvent assurées par des infirmiers et ne coûtent pas trop cher non plus; en 1999 la consultation par l'infirmier était à 500 francs CFA.[55]

4.3.1.3 Les centres médico-sociaux de la Caisse Nationale de Prévoyance Sociale (CNPS) et de l'Institut National de la Santé Publique (INSP)

La Caisse Nationale de Prévoyance Sociale (CNPS) a établi deux centres médico-sociaux à Abidjan; un est situé à Yopougon et l'autre à Treichville. La CNPS offre des prestations qui s'inscrivent dans le cadre de l'Action Sanitaire et Sociale de la caisse. Dans un premier temps, ces services étaient seulement destinés aux assurés sociaux, c'est-à-dire aux salariés du secteur moderne, et ils étaient gratuits, mais à cause de la forte demande de la population non-assurée, la CNPS était obligée d'élargir la sphère d'activités et d'exiger une participation financière (Massiot 1995: 11–12). Aujourd'hui, les centres sont ouverts pour toute la population et le prix de la consultation est à 1'000 francs CFA en pédiatrie et en médecine générale et à 3'000 francs CFA dans les autres services (ophtalmologie, gynécologie, chirurgie générale). Les

54 Information reçue en septembre 1999 à la Maternité Libanaise.
55 Information reçue en septembre 1999 au Dispensaire Jean Delafosse et au Dispensaire du Pont Houphouët-Boigny à Treichville.

personnes travaillant dans le privé et ayant une carte CNPS peuvent bénéficier d'une réduction.[56]

L'Institut National de la Santé Publique (INSP) à Adjamé s'engage dans la recherche et la formation en santé publique. En même temps, il offre des soins curatifs à la population. A ce but, il dispose de différents services, tels qu'un centre antidiabétique (où la consultation est à 3'500 francs CFA), une PMI (où les consultations prénatale coûtent 500 francs CFA et les consultations d'enfants 300 francs CFA), un service d'hygiène mentale (où les nouveaux cas payent 1'500 francs CFA et les anciens 500 francs CFA) et un service dermatologique (où la consultation est à 500 francs CFA).[57]

4.3.1.4 Les établissements spécialisés de santé publique

Cette catégorie comprend des institutions sanitaires qui offrent leurs services à une certaine clientèle:

- Les Centres AntiTuberculeux (CAT) s'adressent aux tuberculeux et leur offrent des médicaments gratuits.
- L'Hôpital Psychiatrique de Bingerville accueille les personnes atteintes de maladies mentales. Elles doivent payer 20'000 francs CFA forfaitaire et cela inclut l'hébergement, la nourriture et les entretiens avec les médecins pendant tout le séjour. Les frais de médicaments ne sont pas couvert par ce montant.
- L'Institut de Cardiologie d'Abidjan est le seul dans l'Afrique de l'Ouest, mais la plupart des clients sont des Ivoiriens. Comme il y a beaucoup de personnes qui souffrent des affections cardiaques à Abidjan, le service de consultation est beaucoup fréquenté, même que la consultation de routine revient à 8'000 francs CFA et l'échocardiogramme (ECG) également. Dans l'institut, trois services essentiels peuvent être distingués: les urgences, la médecine et les soins intensifs. Pour être admis aux

56 Information reçue en novembre 2002 de Guillaume Kouadio Kouamé, étudiant en médecine.

57 Cf. note 56.

urgences, la consultation chez un médecin et un ECG sont préalables; la consultation aux urgences elle-même coûte 10'000 francs CFA. Le tarif des soins est en fonction de la pathologie. La chambre à la médecine est à 10'000 francs CFA/jour, mais afin d'être hospitalisé dans ce service, il faut prévoir une somme de 150'000 francs CFA en minimum: le malade doit payer une caution de 75'000 francs CFA pour 10 jours, une avance sur consommation en pharmacie de 50'000 francs CFA et une avance sur consommation de biologie (c'est-à-dire pour les examens de sang) de 25'000 francs CFA. L'admission aux soins intensifs, quant à elle, exige le paiement d'une caution de 250'000 francs CFA pour 10 jours d'emblée.[58]

- Le service de santé scolaire et universitaire est garanti par les infirmeries de collège et lycée; les élèves et les étudiants ne doivent rien payer dans ces services.
- L'infirmerie de prisons offre des prestations gratuites aux détenus.

4.3.1.5 La Pharmacie de la Santé Publique

La Pharmacie de la Santé Publique (PSP) a été créée par les colonisateurs français; en 1984, elle a été réformée. Elle approvisionne les établissements du secteur public de médicaments (Duranson 1994: 10) à des prix en moyenne 3,5 fois inférieurs à ceux des pharmacies privées (Massiot 1995: 18).

Le gouvernement promeut la production, la distribution et la commercialisation des médicaments générique[59] (Ministère de

58 Information reçue en mars 2003 de Georges Kouamé N'guessan, infirmier diplômé d'Etat.

59 Duranson (1994: 20) définit le générique comme «[...] médicament dont la molécule active, connue sous une dénomination commune internationale, est tombée dans le domaine public, généralement au bout d'une vingtaine d'années. C'est à dire qu'un laboratoire qui a découvert un principe actif peut l'exploiter exclusivement sous forme d'une spécialité pendant une durée déterminée, après laquelle n'importe qui peut la fabriquer. Le prix du médicament diminue alors, pour une efficacité théoriquement identique à celle du médicament original.»

l'Economie et des Finances 1997: 197) qui sont essentiellement vendus dans le domaine public et qui reviennent en général 40% moins cher que le médicament original (Massiot 1995: 19).

4.3.2 Les services de santé privés

Le secteur privé s'est développé avant tout dans les années 1970 (Massiot 1995: 9). Pour ouvrir un établissement privé, le praticien doit disposer d'une autorisation de création officielle. Il y a des cas où cette règle est éludée. Ainsi, un de mes interlocuteur m'avoue:

> Nous sommes des médecins générales et nous travaillons tous au CHU; normalement on n'ose pas avoir un cabinet à côté, alors nous devons tricher et utiliser l'autorisation de quelqu'un d'autre pour notre centre.

4.3.2.1 Les services de santé privés à but lucratif[60]

Le choix de services privés à but lucratif est vaste et comprend des cliniques, des cabinets médicaux, des cabinets dentaires, des laboratoires d'analyse médicale, des centres d'imagerie diagnostique, des pharmacies et des infirmeries. La Carte 7 (dans l'Annexe 9) donne un aperçu de l'offre thérapeutique privée et publique disponible à Niangon Sud.

Les différents services de santé ne visent pas tous la même clientèle. A Niangon Sud comme à Abidjan en général, il y a des cliniques de luxe où la consultation médicale coûte, p.ex., 7'500 francs CFA pour les assurés, mais il y a aussi des services à caractère social où les clients ne payent que 500 francs CFA par consultation. Les prix des prestations varient également énormément. A certains endroits, les injections sont faites à 400 francs CFA, à d'autres cela revient à 1'000 francs CFA pour le même produit, les

60 Les données présentées dans ce paragraphe proviennent d'une enquête réalisée du 26 janvier au 26 mars 2001 auprès des différents services médicaux existant dans le district Niangon Sud.

frais d'un accouchement oscillent entre 30'000 et 150'000 francs CFA et le traitement de palu coûte entre 5'000 (y compris l'hospitalisation) et 10'000 francs CFA (sans hospitalisation). Au contraire du secteur public, plusieurs praticiens du secteur privé acceptent d'engager un traitement sans que le malade paye une somme forfaitaire; le règlement de la dette peut se faire une fois que le client est guéri. Avec la situation économique difficile de plus en plus de patients ne sont plus capables de respecter leurs engagements. Alors beaucoup de thérapeutes sont obligés de changer leurs habitudes en encaissant le prix du traitement lors de la première rencontre.

En ce qui concerne le personnel qui assure les prestations il faut dire qu'il n'est pas toujours qualifié. Souvent il s'agit de simples infirmiers brevetés, des aides-soignants ou des agents techniques de santé.

Le même problème se pose en ce qui concerne la vente de médicaments; ceux-ci s'achètent dans les pharmacies, mais aussi chez des vendeuses ambulantes[61] qui se promènent dans les rues chargées d'une bassine remplie de médicaments ou installent une échoppe au marché et enfin chez les vendeurs de médicaments chinois qui offrent leurs produits au bord de la route.[62] Au regard de la chaleur et l'humidité auxquelles ces médicaments se trouvent exposés, on peut se demander si leur efficacité n'en souffre pas. Au début des années 1990, le gouvernement ivoirien interdisait la vente illicite de médicaments par les vendeuses ambulantes, mais il n'arriva pas à ses fins parce que ce marché répond à une demande réelle et permet à la population démunie d'avoir accès aux médicaments (Duranson 1994: 32). Généralement, les prix des médicaments en quantité égale sont plus bas dans les

61 Dans la plupart des cas il s'agit de femmes et c'est pour cela que j'utilise la forme féminine.

62 Même que ces vendeurs n'ont pas suivi une formation institutionnalisée, je les compte au nombre des praticiens du secteur professionnel parce qu'ils vendent des produits fabriqués par des professionnels de ce secteur.

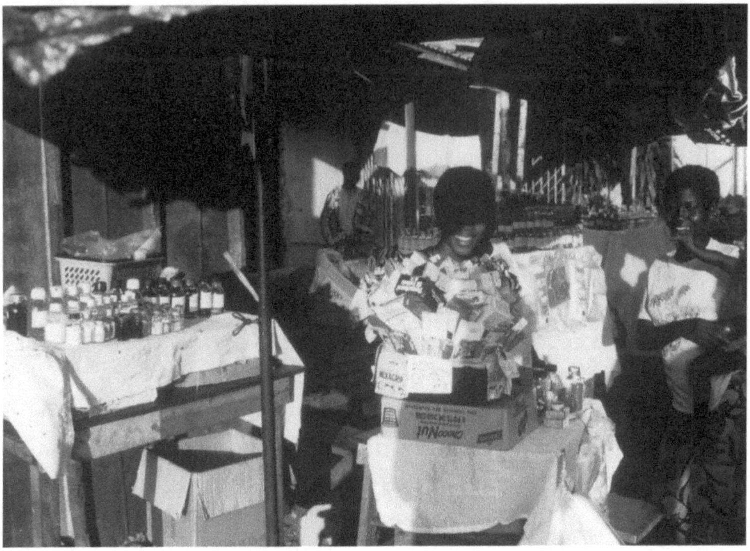

Photo 16
Une vendeuse de médicaments au marché

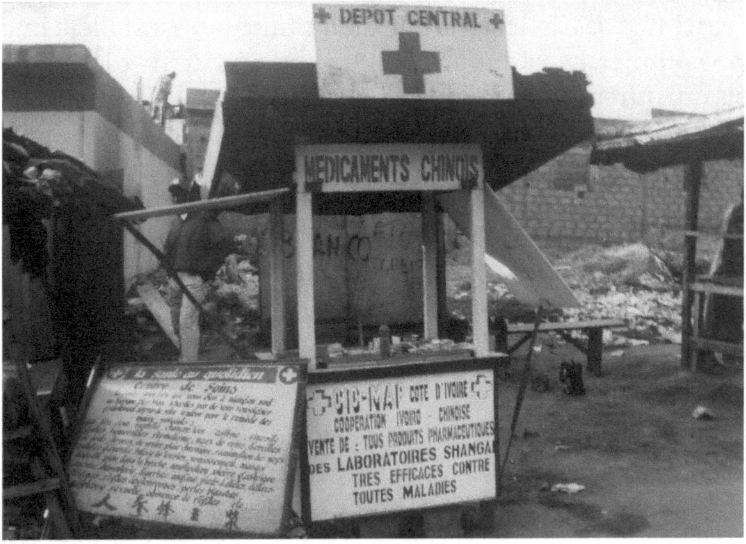
DEPOT CENTRAL
MEDICAMENTS CHINOIS
COTE D'IVOIRE
COOPERATION IVOIRO - CHINOISE
VENTE DE : TOUS PRODUITS PHARMACEUTIQUES
DES LABORATOIRES SHANGAI
TRES EFFICACES CONTRE
TOUTES MALADIES

Photo 17
Vente de médicaments chinois

pharmacies,[63] mais le point fort des pharmacies dites «par terre» est la mode de vente: elles permettent un achat à l'unité. Dans ces pharmacies «par terre», les médicaments sont souvent identifiés selon leur aspect, c'est-à-dire selon leur forme et leur couleur (Cantrelle/Locoh 1990: 18). Ceci peut entraîner certains dangers dont témoigne l'exemple d'un vieux pêcheur – un de nos enquêtés – qui avait des ulcères au pied. Quand il me montrait ses plaies pour la première fois, j'étais surprise de voir qu'elles étaient couvertes d'une couche verdâtre qui ressemblait au vert-de-gris. A ma question de savoir les produits qu'il utilise pour soigner ses ulcères, le pêcheur me tendait des capsules oranges qui contenaient – selon lui – des antibiotiques dont il dispersait le contenu sur ses plaies. Au verso de la plaquette était écrit «Ferrum Hausmann»; il s'agissait donc d'un produit de fer.

4.3.2.2 Les services de santé privés à but non-lucratif

Dans le secteur de santé privés à but non-lucratif on peut distinguer les centres créés par des missionnaires et les formations sanitaires urbaines à base communautaire (FSU-com).

Des missions catholiques et protestantes commençaient à ouvrir des services sanitaires à partir des années 1930 (Domergue-Cloarec 1986: 309; Lasker 1977: 284) – vers 1950, l'ensemble du pays comptait trente dispensaires missionnaires en tout (Lasker 1977: 286). Entre temps, leur nombre a augmenté. Dans la seule commune de Yopougon, il y en a au moins trois à quatre.[64]

La création des FSU-com a eu lieu plus tard – elle avait été inspirée par l'initiative de Bamako (Escalon 1998: 8). Cette initiative, qui avait été fondée en 1987, poursuit le but de couvrir les

63 En prenant l'exemple de la Chloroquine on peut constater que 10 comprimés du générique coûtent 190 francs CFA à la pharmacie privée tandis que chez les vendeuses ambulantes deux comprimés sont à 75 francs CFA ou trois à 100 francs CFA.

64 Information reçue à la mairie de Yopougon.

frais d'exploitation[65] d'un établissement sanitaire par une contribution financière des utilisateurs (Bichmann 1995: 156–157). Par la suite, huit FSU-com ont ouvert leurs portes dans les communes abidjanaises de Yopougon et d'Abobo de 1993 à 1998. Elles sont le résultat du Projet Santé Abidjan (Escalon 1998: 6) qui – pour sa part – tirait son origine d'une convention franco-ivoirienne (le rapport CEPRASS cité par Massiot 1995: Annexe). Les deux communes ont été choisies comme lieu d'implantation pour des raisons diverses:

- Abobo et Yopougon ont connu une forte croissance démographique depuis les années 80.
- Peu de services sanitaires publics étaient disponibles dans ces communes, ce qui contrastait avec une grande offre dans le secteur privé.[66]
- La population disposait de peu de moyens financiers pour acheter des médicaments ou pour payer les consultations.
- Le taux d'utilisation des services publics et privés était faible.
- La qualité des services existants était également faible (le rapport CEPRASS cité selon Massiot 1995: Annexe).

Les FSU-com poursuivent les objectifs suivants: les consultations curatives d'adultes et d'enfants, le suivi des grossesses et des accouchements, le dépistage de l'état nutritionnel, l'éducation dans ce domaine et les vaccinations. Pour pouvoir garantir ces services, chaque formation dispose d'une trentaine d'employés en moyenne (Escalon 1998: 6).

Dans le secteur Niangon Sud il y a deux FSU-com: la FSU-com Agéfosyn qui a ouvert ses portes en 1995 et le Centre de Santé Communautaire de Niangon Lokoa qui a été inauguré en décembre 1999.[67]

65 Sauf les salaires du personnel (Bichmann 1995: 157).

66 Il s'agissait de praticiens de la biomédecine et de tradipraticiens.

67 Les deux formations de santé urbaine à base communautaire contiennent un dispensaire, une maternité et une pharmacie. C'était dans les deux dispensaires que j'avais mené des enquêtes.

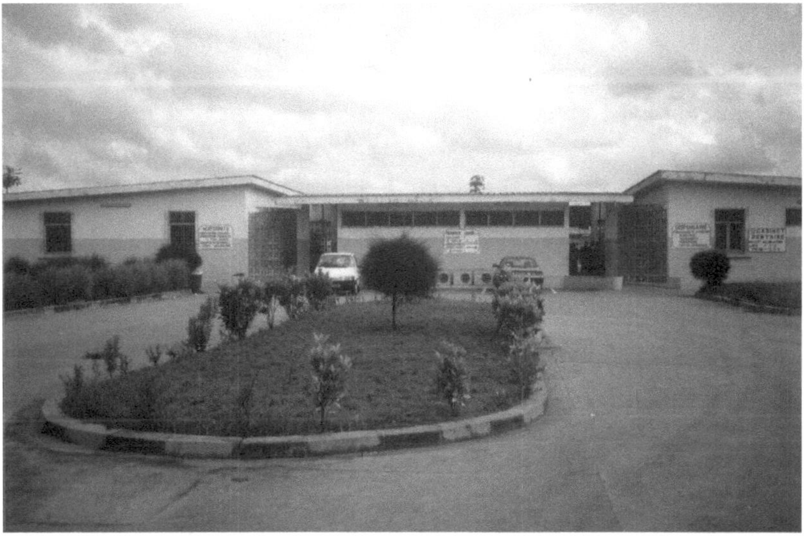

Photo 18
La FSU-com Agéfosyn

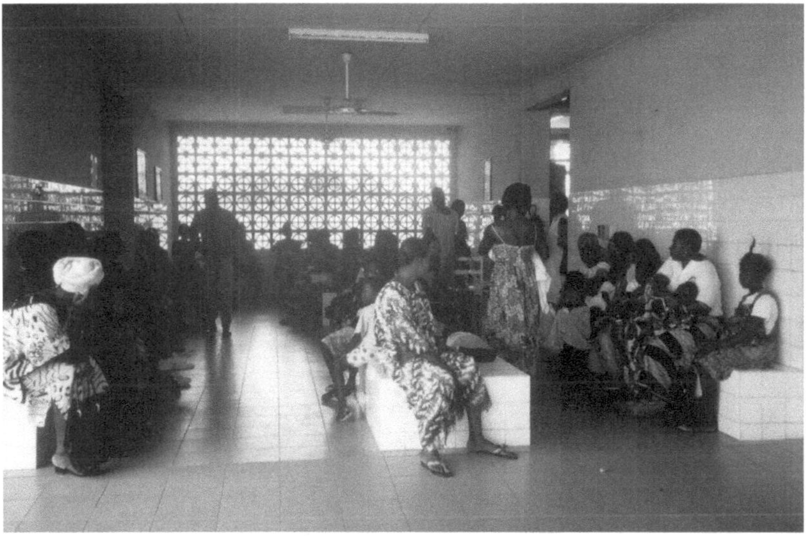

Photo 19
La salle d'attente pour la consultation médicale et la vaccination des enfants

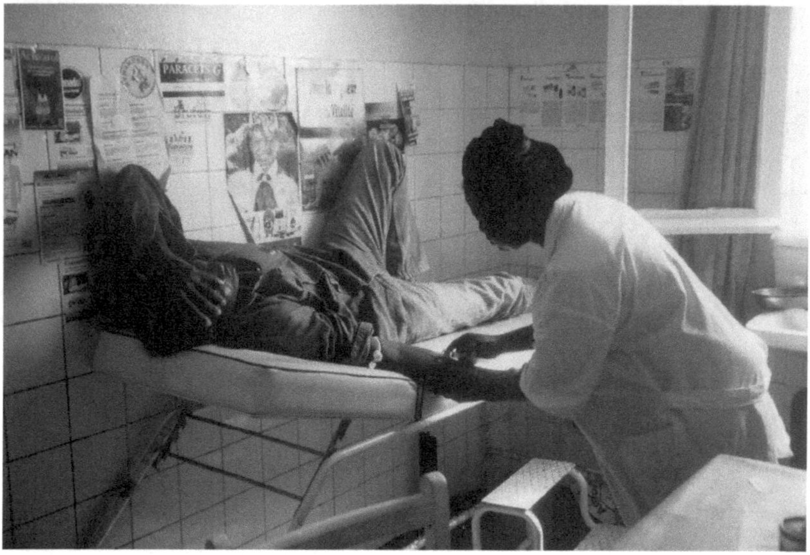

Photo 20
La salle de soins

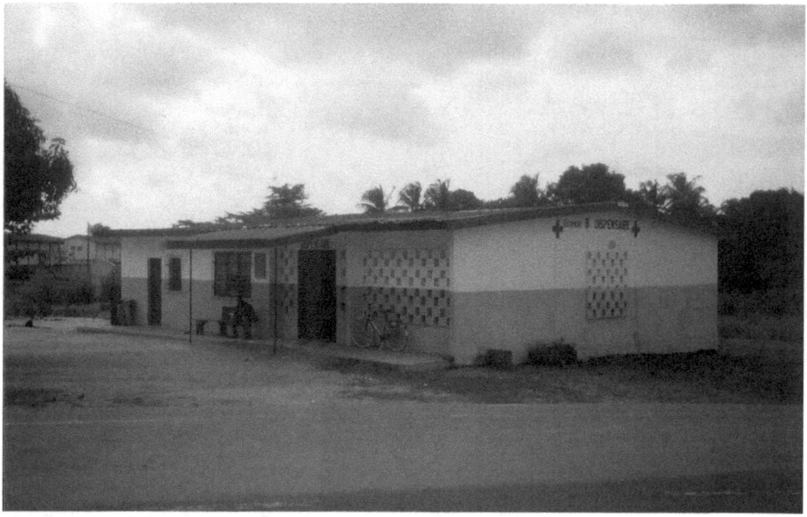

Photo 21
Le dispensaire de la FSU-com Niangon Lokoa

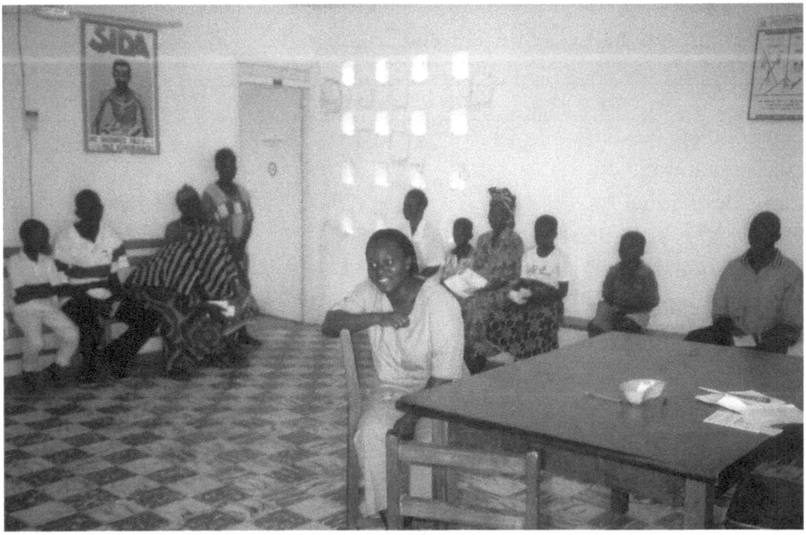

Photo 22
La salle d'attente

La participation de la population aux frais se fait à différents niveaux: d'une part, la gestion administrative et financière est contrôlée par une association d'usagers et d'autre part, une contribution financière aux coûts du traitement est demandée (Escalon 1998: 8). Les prix sont modérés comme l'atteste la liste affichée au Centre de Santé Communautaire de Niangon Lokoa (cf. Tableau 13, p. 172).

A la FSU-com Agéfosyn, les prix sont un peu plus élevés: la consultation coûte 1'200 francs CFA pour les personnes sans prise en charge; les abonnés payent la moitié.[68] L'hospitalisation se fait à 1'000 francs CFA par séjour.

68 A la FSU-com Agéfosyn toutes les consultations sont assurées par des médecins tandis qu'au Centre de Santé Communautaire de Niangon Lokoa ce sont généralement des infirmiers qui assurent les prestations.

Tableau 13
Prix des prestations au Centre de Santé Communautaire de Niangon Lokoa

	Abonnés[69]	*Non Abonnés*
Consultation	300	500[70]
Carnet enfant-mère	250	250
Carnet individuel	175	175
Malade en observation	500	750
Consultation des femmes enceintes	300	500
Accouchement	2500	3500
Injection	100	200
Perfusion	500	750
Petites chirurgies	1000	1000
Pansements (tous les deux jours)	200	400
Achats thermomètre	600	600
Injection externe	150	300

Source: Liste suspendue au Centre de Santé Communautaire de Niangon Lokoa

Le droit à l'achat de médicaments à la pharmacie de la FSU-com approvisionnée par la PSP par le payement du ticket de consultation et l'habitude des praticiens à prescrire des médicaments génériques aident à baisser considérablement le coût des soins curatifs et améliorent ainsi l'accessibilité aux soins pour la population (Escalon 1998: 6). Une plaquette du générique de Chloroquine à 10 comprimés, p.ex., coûte 100 francs CFA à la pharmacie de la FSU-com tandis qu'à la pharmacie privée la même quantité du générique revient à 190 francs CFA; la Nivaquine – qui contient la même substance – est même à 1'165 francs CFA les 20 comprimés.

69 Les frais de l'abonnement annuel revient à:
- père, mère et 3 enfants de 0 à 21 ans: 5'000 francs CFA
- 500 francs CFA de plus pour chaque enfant mineur en plus
- 1'000 francs CFA de plus pour chaque enfant majeur ou pour tout protégé en plus
- 2'500 francs CFA de plus pour chaque conjointe en plus.

70 En octobre 2001 j'apprends que le prix de la consultation a augmenté et qu'il est à 1'000 francs CFA maintenant.

4.3.2.3 Les services médicaux d'entreprises

Selon la loi, les employeurs sont obligés de pourvoir leurs employés de soins médicaux. Les services de santé existant au sein des entreprises sont très variés: quelques entreprises disposent d'une simple pharmacie et d'autres ont établi un véritable service médical. D'autres encore ont signé un contrat avec un établissement de santé privé qui, par conséquent, prend en charge les employés malades.

5. Le système religieux

C'est seulement à l'occasion des enquêtes auprès de 100 ménages et auprès des malades fréquentant la FSU-com Agéfosyn et le dispensaire de Niangon Lokoa que je me suis rendue compte de l'importance de la religion en cas de maladie. Le nombre des établissements religieux est très vaste dans le secteur de Niangon Sud. La Carte 5 (p. 174) donne un aperçu des lieux de culte qui existaient en avril 2001 – en septembre 2001, leur nombre avait encore augmenté.

L'accroissement du nombre de nouveaux mouvements religieux est un phénomène répandu en Afrique de l'Ouest (Latouche 1998: 120–121) et Hastings (1997: 285) indique que le christianisme – qui a été importé par les colonisateurs et qui est selon Augé (1975: 246) un composant du «pouvoir blanc»[71] – occupe aujourd'hui une position centrale en Afrique subsaharienne. Les établissements religieux à Niangon Sud ne se limitent pas aux églises chrétiennes, mais comprennent également une mosquée et un temple bouddhiste.

71 Outre l'agression physique et l'imposition d'un nouveau code politique et judiciaire par l'autorité française (Augé 1975: 244).

Carte 5
Les lieux de culte à Niangon Sud

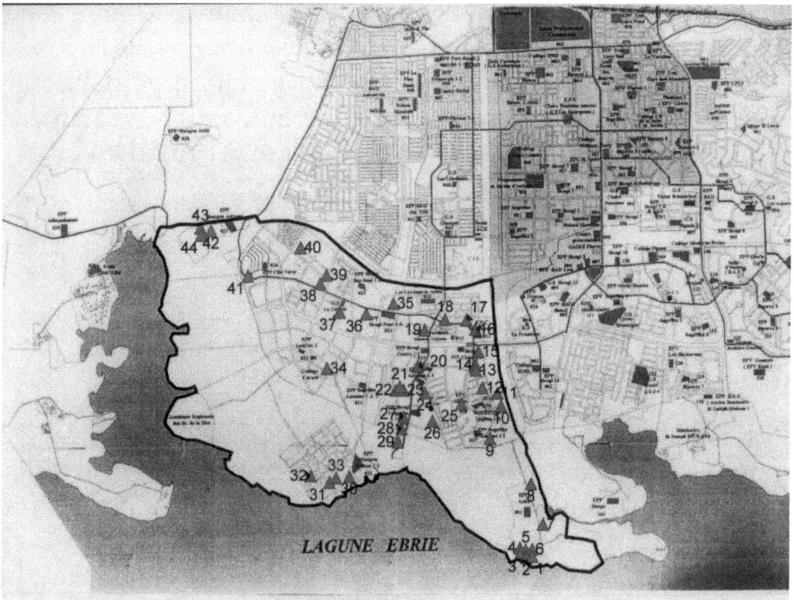

1 Eglise Sans Nom
2 Centre de Prière et de Délivrance des Assemblées de Dieu
3 Eglise Protestante Méthodiste
4 Eglise Harriste
5 Eglise des Assemblée de Dieu
6 Eglise Catholique
7 Eglise MEDA (Mission d'évangélisation et de délivrance des âmes)
8 Centre de Prière et de Délivrance (BETHEL) de l'Eglise de Pentecôte
9 Eglise Pentecôte du Saint Feu Côte d'Ivoire
10 Eglise Evangélique Action Missionnaire pour le Combat de la Foi (AME)
11 Eglise des Ghanéens
12 Salle du Royaume des Témoins de Jéhovas
13 Eglise Protestante Baptiste Oeuvres et Missions
14 Eglise Evangélique des Assemblées de Dieu
15 Christ Healing Power Church
16 Mission Catholique St. Pierre
17 Mosquée Aïscha
18 Eglise de Jésus Christ des Saints des Derniers Jours
19 Eglise de Pentecôte
20 Eglise du Christianisme Céleste
21 Eglise Evangélique UEESO CI
22 Eglise Biblique de la Vie Profonde
23 Mission Evangélique de la Résurrection
24 Church of all Nations Bethel
25 Eglise Universelle du Royaume de Dieu
26 Eglise Mission Chrétienne de la Pentecôte
27 Mission Chrétienne les Actes du Saint-Esprit (MICASE)
28 Eglise Protestante Primitive
29 Eglise Pentecôte du Saint Feu Côte d'Ivoire
30 Chapelle catholique
31 Eglise Protestante Méthodiste
32 Salle des Témoins de Jéhovas
33 Eglise Harriste
34 Eglise du Christianisme Céleste
35 Eglise de Pentecôte
36 Mission Catholique St. Matthieu
37 Eglise Evangélique des Assemblées de Dieu
38 Mission Evangélique La Source
39 Eglise Protestante Evangélique CMA
40 Temple Haré Krishna
41 Cellule de Prière de guérison et de Délivrance
42 Eglise Catholique
43 Eglise Harriste
44 Eglise Protestante Méthodiste

Source: Promenades dans le quartier de avril 2000 d'avril 2001

L'importance de la religion par rapport à la santé ou à la maladie se manifeste dans plusieurs domaines tels que la prévention, la guérison, le support matériel et le soutien moral.

5.1 La prévention et la conception de la source de la guérison

Les bouddhistes que j'ai rencontrés ainsi que le moine du Temple Haré Krishna[72] croient que toutes les actions de l'homme provoquent une réaction.[73] Un problème de santé est donc la réaction à des causes que le malade a plantées lui-même. La maladie peut être prévenue par les mesures suivantes :

> Si on ne fait pas du mal, on ne peut pas tomber malade. [...] Pour ne pas tomber malade, [...] il ne faut pas manger de la viande, du poisson, des oeufs, il ne faut pas boire du café ou de l'alcool, il ne faut pas jouer au loto ou avoir du sexe avant le mariage ou au dehors du mariage. En plus, il faut prier [...] (moine du Temple Haré Krishna).

La plupart des autres confessions partent aussi de l'idée que la prière ainsi qu'un comportement considéré comme sain aident à prévenir les affections.

Si la maladie se déclare, la prière est également importante. Dans beaucoup d'églises, des prières pour les malades sont dites pendant ou après le culte (p.ex. dans l'Eglise AME, l'Eglise du Christianisme Céleste, l'Eglise Protestante Baptiste Oeuvres et Missions, dans la Mission Catholique St. Matthieu et dans la mission Evangélique de la Résurrection), mais il y a aussi des lieux de culte où des messes particulières sont organisées pour les af-

72 Ils m'ont informé qu'il y a à peu près 625 bouddhistes pratiquant à Yopougon (le bouddhisme est venu en Côte d'Ivoire par le Ghana et les premiers fidèles étaient des fonctionnaires, mais aujourd'hui, les adhérents viennent de toutes les couches sociales) et que le Temple Haré Krishna compte environ 40 à 45 adhérents (la plupart d'eux sont des Ivoiriens mais il y a aussi des Togolais, des Ghanéens et des Nigérians parmi eux).

73 Dans ce contexte, ils parlent de « karma ».

fectées (ceci est le cas à la Mission Catholique St. Pierre, à l'Eglise AME, à l'Eglise des Assemblées de Dieu, à la Church of all Nations Bethel et à l'Eglise Protestante Primitive). A St. Pierre, p. ex., cette messe a lieu toutes les deux semaines. Elle commence vers 8 h du matin et va jusqu'à 16 ou 17 h le soir. Cette journée n'est pas seulement consacrée à la prière mais aussi aux enseignements et aux conseils donnés par un prêtre. Le but de la journée est d'atteindre la guérison spirituelle. La prière ne doit pas forcément être faite à l'église pour être efficace; un simple fidèle peut confier un malade à Dieu en disant, p. ex.: «Seigneur, voici mon frère malade. Je n'ai aucun moyen de l'aider, mais au nom de Jésus, guéris mon frère»; selon le pasteur et un diacre de l'Eglise Protestante Primitive le malade peut ainsi être guéri.

La prière elle-même peut jouer un rôle important dans la guérison en tant qu'elle-même peut avoir le pouvoir de guérir d'après les pasteurs de l'Eglise Protestante Baptiste Oeuvres et Missions et de l'Eglise Universelle du Royaume de Dieu à Niangon Sud à gauche. La responsable de la Cellule de Prière de Guérison et de Délivrance argumente de la façon suivante: «Dieu a fait le monde avec le verbe, c'est dans la parole qu'on peut lutter, délivrer et rien d'autre.»

La plupart des croyants ne sont pas aussi rigoureux, ils pensent plutôt que les médicaments peuvent également être efficaces contre la maladie. Mais beaucoup croient que les thérapeutes et les médicaments tout seuls n'ont pas la force de guérir; c'est Dieu qui leur donne ce pouvoir (l'imam de la Mosquée Aischa) ou en d'autres mots: «C'est Dieu qui guérit quand le médecin soigne» (un fidèle de l'Eglise Evangélique UEESO CI), c'est lui «[...] qui a tout créé, que ce soit les médicaments ou la sagesse que les gens ont pour diagnostiquer le mal et apporter les soins» (le pasteur de l'Eglise Sans Nom – anciennement l'Eglise du Réveil – à Azito).

5.2 *La guérison au sein de l'église*

Les lieux de culte ne sont pas seulement des endroits où les fidèles se rassemblent pour prier, mais aussi des lieux de guérison[74]; surtout lorsque les maladies ont des causes purement «spirituelles». Ces maladies ne peuvent pas être guéries à l'hôpital. Un pasteur de l'Eglise de Pentecôte à Niangon Nord m'explique: «Lorsque la maladie défie tout traitement de la médecine moderne, il peut arriver qu'un petit démon soit caché derrière, alors il faut exorciser la personne [...]».[75]

Les croyants qui se rassemblent dans la Cellule de Prière de Guérison et de Délivrance prennent à tâche de chasser ces démons:

> Nous délivrons les personnes de mauvais esprits qui nous habitent, que nous pouvons prendre dans l'air, l'eau, partout; et la sorcellerie existe beaucoup en Afrique. Ceci fait que quand le sorcier veut te nuire, il est constamment derrière toi, dans toutes tes entreprises, d'où les échecs. Donc il faut toujours délivrer afin d'empêcher les tentatives de nuisance. La présence de Dieu, le Saint-Esprit est là et le diable a peur de celui-ci. [...] Des personnes ont une délivrance plus rapide, d'autres au contraire ont beaucoup de démons en eux et la délivrance peut prendre du temps. Certains démons sont chassés et d'autres restent enracinés surtout venant de la famille, ça met du temps mais finit toujours par aller mieux (la responsable de la Cellule).

74 Janzen (1997: 281) mentionne que de nos jours, beaucoup d'églises africaines indépendantes s'engagent dans le traitement de personnes malades en Afrique subsaharienne.

75 Pour l'évangéliste de la MICASE avec lequel j'ai discuté, la «folie» et le SIDA sont des maladies qui ont un démon à leur base. Dans son livre «Théorie des pouvoirs et idéologies» Augé (1975: 263) soutient que plusieurs prophètes (tels que Harris et Atcho) partent de l'idée que l'individu est lui-même responsable de sa maladie de telle sorte qu'il avait voulu attaquer autrui sans avoir suffisamment de force et qu'il avait donc été vaincu par son adversaire. L'attaque ou plutôt la défaite de l'individu a provoqué sa maladie. Je n'ai pas rencontré cette perception parmi les malades interrogés.

Tandis que les malades ou les possédés qui viennent prier dans la Cellule repartent à la maison après la réunion, il y a d'autres maisons de Dieu qui se sont transformées en centres de guérison où les malades restent sur place. Ceci est le cas dans l'Eglise du Christianisme Céleste à Niangon Sud à droite, au Centre de Prière et de Délivrance (BETHEL) de l'Eglise de Pentecôte sur l'ancienne route d'Azito et dans la Christ Healing Power Church[76].

Les trois centres se chargent de la révélation de la cause de la maladie par des visions.[77] Le traitement diffère d'un centre à l'autre: à l'Eglise du Christianisme Céleste, c'est la prière qui est au centre de tous les efforts, au Centre BETHEL la dirigeante prie et impose sa main au malade et à la Christ Healing Power Church, finalement, la responsable prie pour savoir quel traitement choisir. Des fois, elle tombe en transe et Dieu lui montre ce qu'elle doit faire. Le traitement lui-même se fait généralement à base de feuilles, de l'eau bénite et du kaolin.

Les centres accueillent toutes sortes de malades avec une suprématie des personnes atteintes des problèmes mentaux[78], mais il y a aussi des paralysés, des femmes qui n'enfantent pas, des malades qui ont le SIDA et autres.

Monsieur Blé, un patient d'environ 35 ans que j'ai rencontré à la Christ Healing Power Church, m'a raconté son histoire:

> J'ai essayé de me traiter à la médecine moderne mais cela n'a pas été efficace. C'était dans un hôpital. Au départ, on m'avait fait des injections; dans la clinique il y a un médecin qui m'avait prescrit un médicament parce que mon urine n'avait pas la couleur normale et je le prenais. Mon urine tirait sur le rouge avant le médicament, et il disait que c'était au

76 Les racines de cette église se trouvent au Ghana – ce qui explique le nom anglais.

77 Au Centre BETHEL et à la Christ Healing Power Church ce sont les deux femmes responsables des centres qui elles-mêmes ont des visions et l'Eglise du Christianisme Céleste a des visionnaires parmi ses membres.

78 Pendant un culte au Centre BETHEL, la responsable indique que 230 «fous» ont été guéris au Centre dans les années 1999 et 2000.

niveau de mon dos jusqu'au rein; il devait m'apporter d'autres médicaments mais entre temps, je suis allé chez la vieille.[79]

Je suis arrivé à l'Eglise Christ Healing Power Church grâce aux conseils d'un collègue dont la femme fréquentait également l'église. Au départ, je suis venu rendre visite à mon ami. Il a constaté que je ne me portais pas bien: je dandinais en marchant, à la moindre parole dans le dos, je sursautais comme effrayé. Il me conseillait une consultation chez la vielle. Dès la première rencontre, elle me révèle ce qui se passe: «Ton père est la cause de ton mal parce que tu travailles et tu ne lui apportes rien et tu ne lui rends pas visite.»

J'ai été élevé par ma grand-mère paternelle; nous sommes deux: ma soeur et moi. Je suis l'aîné; mon père n'aimait pas ma mère parce qu'il avait une autre femme; il a divorcé [...]. C'est ainsi que la mère de mon père me prend chez elle et m'élève comme son fils [...], elle s'est occupée de ma scolarité jusqu'à ce que je travaille. Malheureusement, elle n'a pu bénéficier de tout cela; elle est décédée en juin 98.

Pour le vieux [le père], comme je suis à Abidjan et que je travaille, je dois lui apporter de l'argent chaque mois alors qu'il est vendeur de café-cacao et s'en sort plutôt bien; pour lui cela ne suffit pas, il veut pour moi [...]. [En plus,] mon père s'est fâché parce que j'ai osé me disputer avec lui à propos de l'héritage [de ma grand-mère].[80] Il m'a gardé rancune et m'a envoûté.

Lorsqu'on me fait la nourriture et que je la mets dans la bouche, j'ai l'impression que c'est décomposé; je ne peux donc pas manger. Je maigrissais; c'est ainsi que je suis arrivé ici.

Je me lave avec de l'eau bénite à 4 h du matin après avoir pris mon bain normal avec de l'eau et du savon. Il y a d'autres médicaments avec lesquels nous faisons des lavements. Quand quelque chose ne va pas nous le disons à la vieille, elle peut changer de médicaments pour continuer le traitement. Le matin, quand nous finissons de nous laver avec le médicament chacun prie; à 5 h du matin, le culte commence jusqu'à 6 h. Si on a fait des rêves, on révèle ça et on prie; chaque matin on fait un partage de la Bible. Le malade choisit le texte qui correspond à sa maladie, à sa guérison. Après on a un repos. A 11 h 30 on se lave de nouveau avec de l'eau bénite. A 12 h nous prions de 5 à 15 minutes, à 18 h il y a une autre prière.

Etant à l'église, on ne nous permet plus de prendre les médicaments de la médecine moderne. Cela est interdit parce qu'elle [la responsable] se dit que si cela pourrait te guérir, tu ne serais pas arrivé chez elle. Sinon ce n'est pas parce qu'on ne veut pas, mais c'est seulement avec son autorisa-

79 Monsieur Blé parle de la responsable de l'église.
80 Le père avait vendu les terres de la grand-mère à des Burkinabé, même que dans sa culture cela ne se fait pas normalement.

tion. Lorsqu'on t'a prescrit des médicaments, il faut les lui présenter d'abord. Comme il y a du mystique en dessous, tu ne peux te cacher pour les prendre ne sachant pas ce qui t'arrivera puisque elle nous met dans la tête que les esprits se fâcheront si elle n'est pas au courant.

Monsieur Blé peut quitter la Christ Healing Power Church fin décembre 2000 après avoir passé quelques mois à l'église; sa maladie avait commencé en juin 2000. Il reprend son travail en janvier 2001. Il se sent bien, et il commence à prendre du poids. En mars, il va voir son père au village où il y a une réconciliation totale entre les deux.

La guérison au sein d'un centre n'est pas simplement un geste fait pour l'amour de Dieu; les patients ou leurs parents doivent honorer les services d'une façon ou d'une autre: soit qu'ils doivent acheter des bougies, du parfum ou de l'huile sainte, soit qu'ils doivent faire un don ou payer un certain montant comme entrée.[81]

5.3 *Le support matériel et moral*

Si un malade est vraiment dans le besoin, cela se peut que la communauté religieuse lui apporte de l'aide financière. Dans ce but, des quêtes spéciales sont organisées pendant le culte ou la réunion des fidèles. Ceci se fait p.ex. à l'Eglise du Christianisme Céleste, à la Church of all Nations Bethel, à l'Eglise de Pentecôte, à l'Eglise Protestante Baptiste Oeuvres et Missions, à l'Eglise Protestante Méthodiste de Lokoa, à la Salle du Royaume des Témoins de Jéhovah et à la Mosquée Aischa.

A l'Eglise de Jésus Christ des Saints des derniers jours et à la Mission catholique St. Pierre, les frais de l'ordonnance médicale peuvent être couverts par la paroisse. Un service particulier est offert à St. Pierre où l'Association au Service de la Vie (ASV) a été fondée en 2002. En août, cette association a organisé une semaine de consultations gratuites pour se faire connaître. Les prestations

81 Un malade m'a parlé de 25'000 francs CFA d'entrée.

offertes ont été assurées par des médecins et des infirmiers qui sont membres de l'église. L'ASV compte réaliser d'autres journées de consultations lors de grandes cérémonies à l'église et elle rêve d'ouvrir une infirmerie un jour.

Tandis que le support financier est réservé aux personnes vraiment démunies, le soutien moral est offert à tous les fidèles. Pour les musulmans, « [...] c'est un devoir religieux de rendre visite aux malades » (l'imam de la Mosquée Aischa), mais les adhérents des autres confessions vont également voir les frères et soeurs de leurs communautés; « [...] ils leur apportent un soulagement, un réconfort moral: la visite est une autre forme de remède à la guérison »; c'est ainsi qu'un témoin de Jéhovah caractérise cette obligeance.

6. L'utilisation de l'offre thérapeutique

L'histoire de Monsieur Blé citée à propos du rôle de la religion en cas de maladie a déjà indiqué que les patients peuvent avoir recours à différents traitements curatifs. Ils utilisent l'offre thérapeutique d'une façon complémentaire. Des fois, ils changent de traitement si les symptômes ne disparaissent pas au bout de quelques jours, et ils vont voir un autre thérapeute. En dehors de cette utilisation consécutive, l'utilisation synchrone existe aussi – au CHU de Treichville j'ai même rencontré une guérisseuse[82] qui préparait des potions à base de plantes pour les donner aux malades qui en demandaient.

Lors de l'enquête auprès de 100 ménages 112 cas de maladie ont été enregistrés. Deux personnes ne font rien contre leur handicap ou leur problème de santé,[83] deux personnes n'ont pas

82 Elle était la cousine d'une malade.

83 Il s'agit d'un homme qui est sourd-muet et d'une femme qui souffre de migraines avant qu'elle ait ses menstrues.

été interrogées et deux autres ont combiné la thérapie prescrite par le médecin avec un traitement à l'«indigénat». L'aperçu de l'utilisation de l'offre thérapeutique qui est présenté par la suite (cf. également le Diagramme 4 dans l'Annexe 9) se base sur les réponses que les 106 autres patients ou leurs parents ont données sur la question de savoir le(s) traitement(s) qu'ils ont choisi(s).

Dans une première étape, 60 % des malades faisaient appel au secteur professionnel, 32 % au secteur populaire et 8 % au secteur folklorique. Le comportement des patients qui ne trouvaient pas la guérison après le premier traitement – c'était le cas pour 61 personnes (soit 57,5 %) – montre que l'offre thérapeutique est utilisée d'une façon complémentaire: de ceux qui avaient eu recours au secteur professionnel en premier lieu, 46 % cherchaient ensuite de l'aide dans le secteur populaire et 29 % dans le secteur folklorique; cette tendance s'accentuait encore dans la troisième étape. 70 % des malades, qui avaient commencé leur traitement dans le secteur populaire, préféraient continuer dans le secteur professionnel. Le secteur folklorique gagnait de l'importance dans le cas où le recours au secteur professionnel n'était pas couronné de succès.

L'étonnant dans ces résultats est le fait que seulement 32 % des malades ou leurs parents indiquent avoir eu recours au secteur populaire en premier lieu. Ceci contredit clairement les estimations de Kleinman (1980: 50) et de Sauerborn et Nougtara (1992: 97) qui parlent de 70 à 90 % respectivement de 70 % d'affections qui sont gérées dans ce secteur.[84] La divergence peut être expliquée par différents facteurs:

84 Memel-Fotê et autres (1998), par contre, présentent des chiffres qui correspondent plus à mes résultats. Dans le contexte de leurs recherches sur «Les représentations de la santé et de la maladie chez les Ivoiriens» Memel-Fotê et autres (1998: 161) avaient posé la question: «Quand vous êtes malades, qui allez-vous voir en premier lieu pour vous soigner?» 73,6 % des 607 individus interrogés disaient aller à l'hôpital d'abord; seulement 3,8 % prétendaient s'adresser à la famille en premier lieu.

1) L'achat des médicaments au marché, chez une vendeuse ambulante ou à la pharmacie pourrait être compté au nombre des traitements fait dans le secteur populaire; le pourcentage des affections prises en charge dans ce secteur monterait ainsi à 54 %. Je ne l'ai pas fait parce que – d'après ce que j'ai observé – le plus souvent, le client demande des renseignements auprès les vendeurs avant d'acheter son produit.
2) A Taiwan – où Kleinman a fait ses recherches – il existe la conception qu'une maladie peut être causée par un déséquilibre entre le chaud et le froid et que ce déséquilibre peut être influencé par des aliments. Par conséquent, le secteur populaire peut jouer un rôle important dans la gestion des maladies. Je n'ai pas rencontré cette conception en Côte d'Ivoire.
3) Généralement, les membres des 100 ménages interrogés ne mentionnaient pas les petits malaises tels que la fatigue, la migraine ou le mal de gorge. Normalement, ces problèmes de santé sont traités dans le secteur populaire. Le tout premier choix d'intervention est le repos et si celui-ci n'atteint pas l'effet souhaité d'autres mesures sont engagées, p.ex. le traitement à base de décoctions qu'on boit ou qu'on utilise pour faire des lavements. Dans le cas de la toux ou du mal de gorge, beaucoup de personnes prennent du gingembre pour faire disparaître les symptômes.

Il se peut que les personnes interrogées considéraient que ces interventions étaient insignifiantes pour nous. Ceci s'observe p.ex. dans le cas de Lydie (la soeur de la femme qui est le chef du ménage 69), une jeune femme de 24 ans, qui souffre d'un handicap au niveau du pied.[85] A l'occasion de la première interview, elle nous indiquait seulement les grandes lignes de son traitement: clinique privée, guérisseur au village et centre de prière et de guérison. La description qu'elle nous donnait lors des visites qui suivaient le premier entretien est beaucoup plus détaillée et in-

85 Il s'agit d'un genre de paralysie.

clut – entre autres – le massage que sa mère avait fait comme premier traitement. Au total, Lydie faisait appel à neuf services médicaux au cours de sa maladie. Comme son itinéraire rend clair la complexité de l'offre thérapeutique et de son utilisation, je le présente intégralement:

L'histoire de la maladie de Lydie commence en octobre 1994 – peu après la naissance de son premier fils. A ce moment-là, Lydie est encore en terminale. Un jour, au retour de l'école elle sent des douleurs aux articulations, c'est comme une frappe que lui assène un marteau au niveau du genou. La première personne informée de son malaise est la mère de Lydie qui lie ces douleurs aux effets de l'accouchement. Dans la même semaine, Lydie ne sent plus ses jambes: «Mes chaussures s'enlevaient seules, c'est après quelques pas que je me rendais compte que je n'avais plus ma chaussure.» Sa mère, qui connaît les plantes médicinales, fait des massages au niveau des pieds, et les symptômes s'améliorent.

Mais après Noël, le mal s'intensifie de nouveau et la douleur s'accroît. Cette fois-ci, les médicaments «indigénats» préparés par la mère ne font plus d'effet. Lydie et sa mère partent dans une clinique privée pour faire des examens, mais la cause de la maladie ne peut pas être détectée. Un autre traitement à l'«indigénat» provenant d'un monsieur qui est conseillé par la «rivale» de la mère de Lydie[86] n'est pas non plus couronné de succès. Par la suite, la mère prend la décision d'accompagner sa fille au village d'origine pour y consulter deux guérisseurs. Ceux-ci essaient également de délivrer Lydie de son mal – mais en vain.

De nouveau à Abidjan et après un second tour dans une clinique privée, le frère du père de Lydie propose aux deux femmes de se rendre à Lakota, où se trouvent – selon Lydie – les plus grands «sorciers-guérisseurs»[87] de la Côte d'Ivoire. Ici, on révèle

86 Le père de Lydie est polygyne et il est marié à trois femmes; la mère de Lydie est la première femme.

87 C'est ainsi que Lydie appelle les «devins-guérisseurs» ou les «guérisseurs-devins».

à Lydie que sa maladie a été provoquée par un sort que quelqu'un lui aurait lancé. Une fois de plus, les guérisseurs ne peuvent rien faire pour Lydie.

Retournée en ville, elle met ses espérances dans le traitement d'un monsieur du même groupe ethnique à elle conseillé par l'une de ses soeurs. Celle-ci a été guérie d'une affection par ce monsieur. A l'égard de Lydie, «ce monsieur prenait simplement de l'argent sans rien faire».

Sur l'instigation d'une autre soeur, Lydie se met à côtoyer le centre de rééducation du Centre Hospitalier Universitaire (CHU) de Yopougon.

Voyant qu'il n'y a aucune amélioration, elle se laisse aller au désespoir, et c'est à cette époque qu'une amie de sa mère propose à la dernière d'envoyer Lydie dans une église au quartier SIDECI dans la commune de Yopougon.[88] Ce qui est fait. A l'église, on prie pour Lydie, mais les responsables disent qu'ils ne peuvent pas la soigner. Ils la conduisent alors dans la communauté mère à Williamsville, un secteur de la commune d'Adjamé. Là-bas se trouve un camp de prière et de guérison des malades. Lydie y passe dix mois. Après ce temps, elle va beaucoup mieux, alors les responsables de l'églises la laissent sortir.

Actuellement, elle vit avec sa grande soeur, son frère et une petite soeur à Niangon Sud. Elle boite encore toujours, mais elle se sent bien et elle commence à faire des projets pour son avenir. Elle ne sait pas encore si elle va reprendre ses études ou si elle essayera de gagner sa vie en faisant du petit commerce.

Lydie – venant d'une famille plutôt aisée – a vraiment le choix libre entre toutes les alternatives thérapeutiques. Ceci n'est pas le cas pour tout le monde. Le choix peut être influencé par différents facteurs. Le Tableau 14 (p. 186) réunit les raisons que les personnes interrogées dans les 100 ménages ont évoquées spontanément[89]:

88 Lydie ne voulait pas nous dire le nom de cette église.

89 Nous n'avons pas posé de questions concrètes sur les raisons du choix lors de notre enquête auprès de 100 ménages.

Tableau 14
Les raisons du choix de traitement

Traitement à l'« indigénat »	*Traitement chez un guérisseur*	*Traitement dans le secteur professionnel*
– manque de moyens financiers (11)[90]	– si la maladie a un côté « mystique » (2)	– le traitement à l'« indigénat » n'était pas efficace (7)
– le traitement dans le secteur professionnel n'était pas efficace (6)	– la cause de la maladie et le traitement approprié n'ont pas pu être détectés dans le secteur professionnel (1)	– avec les enfants il faut aller à l'hôpital (4)
– si la maladie n'est pas grave (2)		– si la maladie est grave (3)
		– l'hôpital est la seule voie (2)
		– si on a les moyens (1)

Combinaison du traitement à l'« indigénat » et du traitement du secteur professionnel
– il faut faire les deux pour que le malade puisse guérir (5)
– il faut faire les deux pour une guérison rapide (3)

Source: Enquête auprès de 100 ménages du 27 juillet au 9 septembre 2000

Ces informations indiquent que le facteur le plus discriminant pour le choix est – en dehors de l'inefficacité d'un premier traitement – l'aspect financier, mais il y a aussi la perception de la gravité de la maladie et l'âge de la personne malade qui jouent un rôle important.[91] L'utilisation de l'offre thérapeutique par les ménages interrogés confirme que l'âge et les moyens financiers peuvent effectivement influencer l'itinéraire thérapeutique.[92]

90 Nombre de personnes ayant mentionné ce point.

91 Ayé (2000: iv), qui a fait des études dans le département d'Adzopé au sud-est de la Côte d'Ivoire, a également constaté que les moyens financiers et la perception de la gravité de l'affection sont des facteurs déterminants pour l'utilisation des services de santé du secteur professionnel.

92 L'influence de la perception de la gravité de l'affection ne peut pas être analysée avec les données dont je dispose.

Par rapport à l'âge, l'oncle d'une patiente de six ans nous explique:

> On fait d'abord l'«indigénat» – nous sommes en Afrique –, et quand ça tourne mal, on s'oriente rapidement à l'hôpital. Elle [la patiente], on l'a envoyée à l'hôpital [...] parce que, elle est petite, on ne savait pas de quoi elle souffrait, et le corps chauffait, voilà pourquoi, on l'a envoyée à l'hôpital. Alors que nous, quand on est malade, on connaît la maladie et on se dit – oohh – ça c'est ça, je vais prendre «indigénat». Mais comme c'est une petite fille et elle ne peut pas s'exprimer [...] (le frère du chef du ménage 22 lors de l'enquête auprès des 100 ménages).

Le Tableau 15[93] montre que cet oncle n'est pas le seul à penser ainsi:

Tableau 15
Utilisation de l'offre thérapeutique croisée avec la variable «âge»

Secteur	*0–5 ans* (n = 14)	*6–14 ans* (n = 14)	*15–55 ans* (n = 69)	*>55 ans* (n = 9)
Secteur populaire	*14,3 %*	*28,6 %*	*33,3 %*	*55,6 %*
Traitement à l'«indigénat»	14,3 %		15,9 %	55,6 %
Traitement aux médicaments «modernes»	14,3 %	14,3 %	17,4 %	
Secteur folklorique	*14,3 %*	*14,3 %*	*5,8 %*	
Vendeur au marché	14,3 %	7,1 %	2,9 %	
Guérisseur		7,1 %	2,9 %	
Secteur professionnel[94]	*71,4 %*	*57,1 %*	*60,9 %*	*44,4 %*
Pharmacie ambulante		7,1 %	2,9 %	
Pharmacie	14,3 %	28,6 %	13 %	
Secteur privé	14,3 %	7,1 %	17,4 %	
Centre de santé	7,1 %	14,3 %	5,8 %	11,1 %
Hôpital	7,1 %		11,6 %	11,1 %
Secteur public	28,6 %		10,1 %	22,2 %

Source: Enquête auprès de 100 ménages du 27 juillet au 9 septembre 2000

93 La répartition des malades dans les Tableaux 15–17 est faite selon le premier choix de traitement.

94 Le secteur privé inclut les cliniques, les cabinets médicaux, les infirmeries et les services de santé au sein des entreprises tandis que le secteur public comprend les PMI, les CHU et le CAT.

A travers ce tableau, on constate que les enfants de 5 ans ou moins étaient effectivement les meilleurs clients du secteur professionnel tandis que les personnes âgées se soignaient dans 55,6 % des cas à l'«indigénat». Le choix de ces dernières ne semble pas être influencé par le niveau socio-économique du ménage parce qu'elles appartiennent à toutes les couches sociales. Ce recours augmenté au traitement à l'«indigénat» peut probablement être expliqué par les expériences que les personnes concernées ont déjà fait avec ce genre de traitement qui était – outre les services offerts par le secteur folklorique – pendant longtemps plus facilement accessible pour elles que les services du secteur professionnel.

L'influence de l'âge par rapport au choix du traitement s'observe également par l'évaluation des données enregistrées dans les livres de consultation du dispensaire de Niangon Lokoa pendant l'année 2000. Les données ne permettent malheureusement pas d'analyser le taux de consultation du centre par les personnes âgées de plus de 55 ans parce que tous les clients de 15 ans ou plus sont classés dans la même catégorie, mais par rapport aux enfants elles confirment l'indication que ceux-ci sont plus vite et plus souvent envoyés chez un praticien du secteur professionnel: près de la moitié des patients fréquentant le dispensaire de Niangon Lokoa en 2000 étaient des enfants au-dessous de 15 ans[95] (cf. Diagramme 3).

95 Selon les estimations du Population Reference Bureau (2000) 43 % de la population en Côte d'Ivoire appartiennent à cette tranche d'âge.

Diagramme 3
Répartition des malades du dispensaire de Niangon Lokoa par âge et sexe (n = 6042)

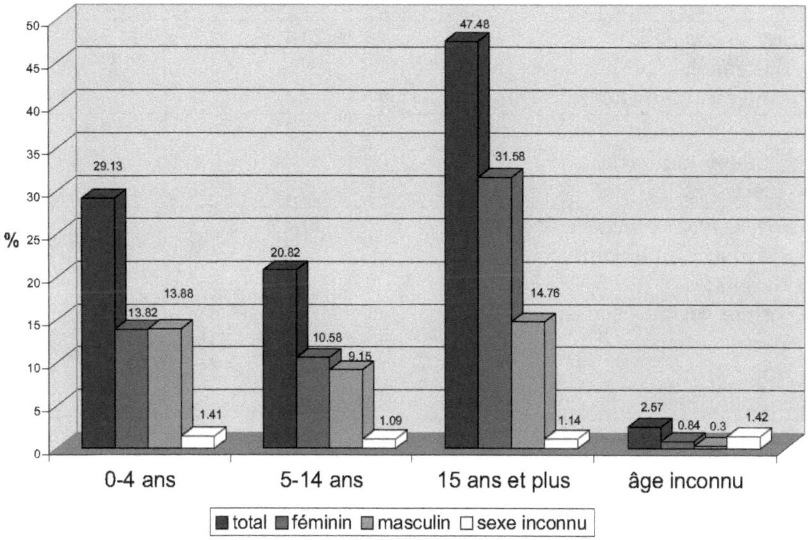

Ce qui retient notre attention dans le Diagramme 3 est la grande différence de fréquentation de ce dispensaire par les hommes et les femmes. Il y a deux fois plus de femmes que d'hommes. Escalon (1998: 36) a également pu constater que les formations sanitaires urbaines à Abidjan – à base communautaire ainsi que les autres – comptent plus de femmes parmi leurs clients. La clientèle des cabinets et cliniques privés est – selon la même source – plus masculine et dispose d'un revenu et d'un niveau d'études plus élevés. Tandis que l'itinéraire thérapeutique choisi par les membres des ménages interrogés (cf. Tableau 16, p. 190) montre aussi que les femmes avaient tendance à fréquenter les centres de santé plus souvent que les hommes, il n'y avait presque pas de différence par rapport au genre en ce qui concerne l'utilisation du secteur privé, du secteur public et des hôpitaux.

Tableau 16
Utilisation de l'offre thérapeutique croisée avec la variable «sexe»

Secteur	*Femmes (n = 54)*	*Hommes (n = 52)*
Secteur populaire	*20,4%*	*44,2%*
Traitement à l'«indigénat»	9,3%	25%
Traitement aux médicaments «modernes»	11,1%	19,2%
Secteur folklorique	*9,3%*	*5,8%*
Vendeur au marché	5,6%	3,8%
Guérisseur	3,7%	1,9%
Secteur professionnel	*70,4%*	*50%*
Pharmacie ambulante	3,7%	1,9%
Pharmacie	18,5%	9,6%
Secteur privé	14,8%	13,5%
Centre de santé	13%	1,9%
Hôpital	9,3%	9,6%
Secteur public	11,1%	13,5%

Source: Enquête auprès de 100 ménages du 27 juillet au 9 septembre 2000

En croisant les informations regroupées dans le Tableau 16 avec les variables «formation» et «niveau socio-économique» les déductions faites par Escalon sont partiellement confirmées: 46,2% des malades fréquentant le secteur public étaient membres d'un ménage dont la personne qui couvre la plus grande partie des dépenses n'a pas de formation scolaire,et seulement 15,4% des patients qui faisaient appel à ce secteur venaient d'un ménage où le niveau d'études du responsable atteint au moins le 2e cycle. Au secteur privé, par contre, 66,7% des clients ou leurs parents disposaient d'un niveau de formation de 2e cycle ou plus; la clientèle sans formation scolaire ne constituait que 13,3%. Dans ce contexte, le genre n'était pas un facteur discriminant.

Par rapport au niveau socio-économique, par contre, on peut constater que le recours au soins par les ménages interrogés différait entre les hommes et les femmes, mais pas de la façon décrite par Escalon: beaucoup d'hommes qui se soignaient à l'«indigénat» dans le secteur populaire disposent de peu de moyens financiers; la plupart d'eux – 7 sur 13 – appartiennent au niveau socio-économique A (qui regroupe la population démunie). Parmi les femmes qui choisissaient un traitement à l'«indigénat» aucune ne comptait au nombre des personnes démunies.

Le Tableau 17 clarifie le caractère discriminatoire du facteur socio-économique:

Tableau 17
Utilisation de l'offre thérapeutique croisée avec la variable «niveau socio-économique»

Secteur	*A* (= démuni) (n = 23)	*B* (= fraction inférieure de la couche moyenne) (n = 57)	*C* (= fraction supérieure de la couche moyenne) (n = 26)
Secteur populaire	*56,5 %*	*21,1 %*	*34,6 %*
Traitement à l'«indigénat»	30,4 %	14 %	11,5 %
Traitement aux médicaments «modernes»	26,1 %	7 %	23,1 %
Secteur folklorique		*12,3 %*	*3,8 %*
Vendeur au marché		7 %	3,8 %
Guérisseur		5,3 %	
Secteur professionnel	*43,5 %*	*66,7 %*	*61,5 %*
Pharmacie ambulante	8,7 %	1,8 %	
Pharmacie	4,3 %	12,3 %	26,9 %
Secteur privé		17,5 %	19,2 %
Centre de santé		12,3 %	3,8 %
Hôpital	8,7 %	12,3 %	3,8 %
Secteur public	21,7 %	10,5 %	7,7 %

Source: Enquête auprès de 100 ménages du 27 juillet au 9 septembre 2000

Les personnes démunies se soignaient dans 56,5 % des cas dans le secteur populaire. Si elles devaient consulter un praticien du secteur professionnel, elles s'adressaient le plus souvent au secteur professionnel public.

Les meilleurs clients des pharmacies, par contre, étaient les enquêtés qui appartiennent à la fraction supérieure de la couche moyenne. C'étaient également ces derniers qui fréquentaient le plus le secteur professionnel privé, suivis des malades du niveau socio-économique B; ceux-là avaient consulté un praticien du secteur professionnel – c'est-à-dire le secteur privé, un centre de santé, un hôpital ou le secteur public – dans 52,6 % des cas.

Ces données montrent que les moyens financiers sont effectivement un facteur beaucoup discriminant en ce qui concerne l'itinéraire thérapeutique. En d'autres termes, le manque de ressources financières est l'obstacle majeur à l'utilisation du secteur professionnel.

Non seulement plusieurs malades rencontrés lors de notre enquête auprès de 100 ménages soulevaient ce point, mais aussi des clients fréquentant les FSU-com Agéfosyn et Niangon Lokoa, le personnel de ces deux centres de santé, les praticiens de différents services privés dans le secteur Niangon Sud ainsi que les personnes ressources et les malades interrogés en août 1999 au CHU de Treichville.

En effet, un malade qui fait appel au secteur professionnel est souvent confronté à des dépenses qui égalent facilement plusieurs mois de salaires.[96] Au coût de la consultation viennent s'ajouter les frais de médicaments qui peuvent atteindre des montants vertigineux. Même si les malades fréquentant les services publics ont accès à leurs pharmacies internes, ils doivent souvent se procurer des médicaments dans des pharmacies privées parce que les pharmacies internes ne disposent pas de tous les produits efficaces. Alors, cela n'étonne pas que les malades hospitalisés au CHU de Treichville parlaient de sommes variantes de 10'000 à 300'000 francs CFA dépensées uniquement pour les médicaments. Ils n'étaient pas les seuls à mentionner que certains praticiens – médecins et infirmiers – ont tendance à «gonfler» l'ordonnance

96 Pour avoir une idée des salaires: parmi les 38 des 100 ménages qui répondaient à la question par rapport au revenu du foyer 13 (34,2 %) nous indiquaient de gagner 30'000 francs CFA ou moins par mois.

en prescrivant des produits qui ne sont pas vraiment indispensables pour le succès du traitement. Beaucoup de patients sont incapables de payer l'intégralité des médicaments prescrits et doivent donc faire un choix parmi les produits proposés par le thérapeute. Des fois, ils suivent les conseils des pharmaciens, mais la plupart du temps, ce sont les malades ou leurs parents qui décident du choix; fréquemment, c'est le prix du médicament qui est décisif et non son effet.

Quelques fois, l'affection ne laisse pas de choix au malade, tel le cas du diabète. Une personne concernée[97] m'informait sur les dépenses qu'elle doit assumer: «Une bouteille d'insuline ça fait 3'000 francs, et il faut encore acheter les seringues.» En général, une seringue coûte 100 francs CFA. Ce malade a – malgré tout – trouvé un chemin pour économiser un peu[98]: il utilise la même seringue pendant deux semaines.

Pour être sûr du diagnostic, le diabétique devait faire des analyses laboratoire. Une simple numération de la formule sanguine et l'analyse de la vitesse de sédimentation reviennent à 3'000 francs CFA au CHU de Treichville; la goutte épaisse[99] coûte 2'000 à 3'000 francs CFA, la radiographie pulmonaire est à 5'000 francs CFA et l'échocardiographie à 8'000 francs CFA. Au regard de ces prix et des moyens financiers souvent modestes des clients, beaucoup de praticiens renoncent à faire des analyses avant de commencer un traitement.

D'autres frais ne peuvent pas être évités. L'état général d'un malade lui permet rarement de se rendre à pied au service sanitaire, ce qui fait qu'il doit dépenser 150 à 3'000 francs CFA – selon le véhicule pris et la distance parcourue – pour son transport.

97 Un Malinké qui vit à Divo et que j'ai rencontré lors de mon stage au CHU de Treichville. Il est couturier et depuis 1993 il souffre du diabète.

98 D'une façon qui contredit toutes les mesures d'hygiène que j'ai appris pendant ma formation comme infirmière.

99 Une analyse sanguine qui sert à diagnostiquer le paludisme.

Si on prend encore en considération les frais d'une hospitalisation éventuelle[100] et la perte de gain (due à l'état du malade ou au temps d'attente dans le service de santé) on peut facilement s'imaginer qu'un individu seul est souvent débordé par les dépenses qui peuvent être liées à l'utilisation du secteur professionnel.

Le manque de moyens financiers peut avoir des conséquences directes sur l'utilisation des services de santé et donc sur la santé elle-même: en octobre 2001, p.ex., le nombre de clients fréquentant le dispensaire de Niangon Lokoa avait sensiblement baissé parce que les dépenses liées à la rentrée scolaire n'avaient pas laissé suffisamment d'argent aux ménages aux revenus bas pour couvrir des frais imprévisibles.

7. Résumé et conclusions

L'analyse de différentes données sur la situation sanitaire montre que la population du secteur Niangon Sud est exposée à une morbidité élevée d'une part due aux maladies causées par des agents infectieux et parasitaires dont la plupart est propre aux zones tropicales et d'autre part due aux maladies dites du développement telles que les affections cardio-vasculaires et le diabète.

La première réaction du malade face à son problème de santé est généralement une réaction symptomatique qui cherche à faire disparaître le malaise. Au cas où ce premier traitement ne fait pas l'effet souhaité, la personne concernée et son entourage commencent à se poser des questions sur la cause de la maladie. La plupart des affections sont attribuées à une cause «naturelle» (p.ex. à des causes climatiques, la nutrition ou des agents infectieux),

100 Plusieurs patients hospitalisés au CHU de Treichville m'ont informé qu'ils devaient – à part des frais d'hospitalisation officiels – donner un pourboire au personnel qui s'occupe des chambres pour avoir un lit.

mais si un problème persiste malgré les soins appliqués ou si la maladie devient chronique, la croyance populaire suppose qu'il y ait une cause «mystique» derrière.

Le répertoire de services médicaux qui existent à Abidjan est vaste et contient des praticiens qui s'occupent des affections d'origine «naturelle» et/ou «mystique» et qui peuvent être classés – selon le système introduit par Kleinman (1980) – dans le secteur professionnel ou le secteur folklorique. Outre cela, beaucoup de problèmes de santé sont traités dans le secteur populaire, c'est-à-dire par le malade lui-même ou par ses proches. Un autre aspect qui ne doit être négligé dans le domaine de la santé et de la maladie est le rôle de la religion qui peut intervenir par rapport à la prévention ou guérison, au soutien moral ou support matériel à la personne affectée.

Les offres thérapeutiques sont souvent utilisées d'une façon complémentaire et beaucoup de malades parcourent plusieurs étapes pour trouver la guérison. Les individus affectés n'ont pas tous le choix libre en ce qui concerne le traitement souhaité. Des facteurs discriminants sont l'âge (les personnes âgées ont plus la tendance à se traiter à l'«indigénat», tandis que les enfants sont plutôt envoyés à l'hôpital) et le genre (le secteur public compte proportionnellement plus de femmes parmi ses clients et les hommes de notre échantillon se soignaient souvent à l'«indigénat»). Mais le facteur qui influence le plus le choix du traitement est la disponibilité de moyens financiers.

Le traitement à l'«indigénat» peut se faire avec des plantes coupées en brousse ou achetées au marché. Généralement, le prix des plantes n'est pas trop élevé. Pour le traitement du paludisme, p.ex., le coût des feuilles varient entre 50 et 200 francs CFA selon leurs efficacité; souvent il faut mélanger une ou deux sortes de plantes. En ce qui concerne le coût du traitement dans le secteur folklorique et plus précisément chez les guérisseurs ou les devins-guérisseurs on peut constater que d'habitude, les prix sont négociables (ils vont – selon mes informateurs – de 5'000 à 150'000 francs CFA) et le paiement n'est souvent demandé qu'après la constatation d'un bon résultat. Chez la plupart des praticiens du secteur professionnel – et surtout dans tous les services de santé publics – les frais de consultation doivent être payés d'avance. A ces frais vient s'ajouter le coût des médicaments. Le traitement d'un paludisme simple revient ainsi facilement à 2'000 francs CFA. Une grande partie des malades qui fréquentent le secteur professionnel arrivent au moment où l'affection est plutôt grave ce qui augmente davantage les dépenses. Si la maladie demande une évacuation dans un Centre Hospitalier Universitaire, les frais montent à 25'000 francs CFA pour l'hospitalisation seulement. Au vu de ces chiffres, il n'est pas étonnant que dans la perception de la population c'est surtout le secteur professionnel qui est associé à des grands frais.

Cette charge pourrait être diminuée par l'adhérence à une assurance, mais seulement peu de personnes à Niangon Sud disposent d'une assurance maladie – dans notre sondage de 100 ménages, c'est le cas pour 10 %.[101] 7 % profitent d'une mutuelle qui prend en charge une grande partie des frais de médicaments.[102] La majorité de la population ne peut pas avoir recours à un système établi de sécurité sociale et doit couvrir les frais causés par la maladie toute seule ou avec l'aide de ses réseaux sociaux.

101 Ceci correspond au chiffre indiqué par Dirat (2002: 36) pour toute la Côte d'Ivoire.

102 La mutuelle la plus connue est la Mutuelle Générale des Fonctionnaires (MGEF) qui est financée par un prélèvement de 3 % du salaire brut de chaque agent de l'Etat qui peut en contrepartie utiliser des bons de la mutuelle qui lui permettent d'acquérir les médicaments en ne payant que 30 % du prix officiel. C'est la mutuelle qui prend en charge les autres 70 % (Duranson 1994: 5).

Chapitre quatrième

Les relations sociales et leur importance en cas de maladie

1. L'aide en cas de maladie

Comme nous avons vu dans les chapitres précédents, la population abidjanaise est confrontée à une forte morbidité et à une situation économique difficile qui peut limiter l'accès au traitement souhaité. Dans ces conditions, il peut être d'intérêt vital d'avoir la capacité de recourir à des relations sociales qui offrent de l'assistance.[1] Marie (1997: 88) indique que pour beaucoup d'individus en Afrique de l'Ouest c'est seulement de la place qu'ils tiennent dans la communauté qu'ils peuvent «[...] prétendre à de la sécurité sociale: l'assurance-santé, l'assurance-accident [...]» et autres. Ce sont les «pouvoirs noirs» d'Augé (1975) qui transparaissent ici, selon lesquels l'assise sociale d'un individu est définie par sa situation dans la constellation familiale ou communautaire. Le chapitre présent a pour objectif de montrer le degré et le genre d'aide offerte au malade qui permet de maîtriser la situation de crise que l'affection représente pour le patient et/ou son entourage et de discuter la potentialité d'être soumis à des conséquences sérieuses auxquelles une telle crise peut mener.

1 Vu que Le Nouveau Petit Robert définit d'une part «assistance» comme «[a]ction de venir en aide à quelqu'un [...]» ou «[s]ecours donnés aux personnes dans le besoin [...]» (2000: 156) et d'autre part «aide» – entre autre – comme «[a]ction d'intervenir en faveur d'une personne en joignant ses efforts aux siens» (2000: 52) j'utilise les termes «assistance», «aide» et «secours» comme synonymes, ainsi que le mot «support» qui est décrit comme «[l]e fait, l'action de supporter, d'aider» (Le Nouveau Petit Robert 2000: 2433).

Avant de m'étendre sur ces sujets, je voudrais définir ce que l'«aide» signifie pour moi et comment elle est perçue par la population interrogée.

Ma conception d'aide est beaucoup influencée par le concept du «groupe qui gère le traitement» introduit par Janzen (1978; 1987) et par la description des tâches réalisées dans le secteur populaire par l'entourage du malade faite par Kleinman (1980). Ma conception d'aide comprend ainsi toutes les actions entreprises dans le but d'améliorer le bien-être du malade ou de le soulager dans ses souffrances et tous les acteurs qui s'engagent dans ce sens.

L'assistance offerte au malade peut intervenir dans différents domaines. En général, quand un individu s'aperçoit d'un symptôme morbide, il essaie de classifier son malaise (comme aigu, chronique, psychique, etc.) pour savoir, quel traitement il doit choisir ou à quel secteur ou système il doit s'adresser. Au cas où le traitement réalisé n'est pas efficace, le patient est obligé de revoir soit le choix du traitement, soit l'interprétation du symptôme (Kleinman 1980: 51–52). Dans certaines situations, l'individu malade préfère ne pas décider tout seul et des fois, il n'est même pas (ou plus) capable de se prendre en charge lui-même. Dans un tel cas, il a besoin d'aide. Elle peut consister en conseils ou en informations concernant l'identification de la maladie, le choix du traitement et son évaluation ou en aide financière qui peut, de sa part, également influencer le choix du traitement.[2] En plus, il est bien possible que la personne malade ne puisse plus accomplir ses devoirs quotidiens (p. ex. faire le ménage) et qu'elle ait donc besoin d'un remplaçant. Si le patient a des problèmes pour se tenir debout, il ne peut plus se déplacer sans être accompagné, et il dépendra de quelqu'un qui lui donnera des soins. Le support émotif offert au malade, finalement, est censé lui remonter le moral et améliorer ainsi son état de santé. Il se présente, p. ex., sous forme de visites ou de réconfort.

2 Cf. p. ex. Ayé (2000) et Ayé et autres (2002).

L'assistance peut venir de différentes personnes. Le réseau social qui soutient le malade peut se composer uniquement de membres du ménage dont est issu le patient ou des parents vivant hors du ménage, des amis, des voisins, des compagnons de travail, des «frères et soeurs en Christ» et autres.

Cette conception large qui est la mienne ne correspond pas tout à fait à ce que les personnes interrogées qualifiaient d'«aide».

2. La perception de l'«aide» par la population interrogée

L'analyse des réponses à la question «Avez-vous reçu de l'aide au cours de votre maladie?» montre que la majorité de la population enquêtée a une perception de l'aide qui est plus restreinte que la mienne:

D'une part, 31 des 77 personnes au-dessus de 15 ans interrogées sur cette question (soit 40,3 %) y répondaient négativement, même si la suite du questionnaire révélait que seulement 3 malades n'avaient vraiment reçu aucun support. Les autres avaient bénéficié d'aide en ce qui concerne les soins (c'était le cas pour 8 patients) et/ou le traitement (6), et/ou on leur avait offert de l'assistance pratique[3] (2). En plus, 14 malades de ce groupe avaient reçu de l'aide financière d'un ou de plusieurs membres de leurs familles.[4]

D'autre part, dans le groupe des 46 malades (59,7 %) qui affirmaient avoir reçu d'assistance, seulement 10 personnes indiquaient

3 P.ex. en faisant des courses.

4 8 patients avaient reçu de l'argent de la part de leur mari, 3 du père, 2 du fils, 1 de l'épouse, 1 de la mère, 1 de la soeur et 1 de la belle-fille (la plupart de ces malades étaient pris en charge par une seule personne, mais 3 pouvaient profiter de l'aide de deux membres de leur famille en même temps).

spontanément l'aide financière offerte par les membres du ménage. 6 mentionnaient avoir été supportées par la famille sans parler du genre de secours tandis que 4 s'abstenaient de préciser non seulement le genre d'aide mais aussi la personne qui les avait aidés. 22 patients indiquaient uniquement le support qu'ils avaient reçu d'individus vivant hors de leur ménage; il s'agissait de l'aide financière (dans 9 cas), de soutien émotif (7), de l'offre d'un traitement à l'«indigénat» (3) ou d'un traitement avec des comprimés conservés à la maison (2) ou de l'assistance pratique (1). 5 des 22 malades parlaient du support émotif offert par des gens non-parents pendant qu'ils passaient l'aide financière de leurs parents sous silence. Rares étaient aussi les cas, où le malade parlait des soins (2), du réconfort (1) ou des comprimés (1) reçus par un membre du ménage.

Ces constatations permettent de tirer la conclusion que beaucoup de personnes interrogées appellent «aide» seulement tout don matériel ou financier et qu'en plus, elles ne perçoivent l'assistance offerte au sein du ménage non comme aide mais plutôt comme quelque chose qui va de soi et qui est considérée comme obligation vis-à-vis des proches. Cette perception a d'une part directement été confirmée dans la suite du questionnaire par plusieurs personnes interrogées et d'autre part par des entretiens menés lors de l'enquête longitudinale prospective auprès de 20 ménages choisis parmi les 100.

Les droits et les devoirs des individus sont souvent déterminés par leur position dans la famille ou le ménage.

2.1 *Le rôle des membres du ménage en cas de maladie*

Les membres du ménage sont généralement les premiers auxquels un individu malade a recours; souvent, ce sont eux qui sont présents quand les signes de la maladie commencent à se manifester et qui voient souffrir le patient. Dans la plupart des cas, les rôles dans le ménage sont distribués de telle façon que – comme l'exprime un de nos interlocuteurs – «le père doit envoyer [le malade] à l'hôpital, payer les médicaments; la femme, c'est elle qui est à la maison, c'est elle qui doit veiller sur les gens de la maison qui tombent malades » (le chef du ménage 88 lors d'un entretien le 25.03.2001).

En prenant en charge les frais de la maladie, le chef de ménage ne fait pas simplement un geste volontaire, mais il accomplit une obligation, comme le montre les déclarations suivantes:

> [...] c'est un devoir de père [...]» (un fils du chef du ménage 25 lors de l'enquête auprès des 100 ménages).
>
> Toutes les responsabilités incombent au chef de ménage (l'épouse du chef du ménage 63 lors d'un entretien le 05.10.2000).
>
> [...] je suis le chef de la famille, donc ils ne peuvent pas faire appel à quelqu'un d'autre (le chef du ménage 12 lors de l'enquête auprès des 100 ménages).
>
> Quelle que soit la situation, on doit toujours se référer au père. C'est lui le centre de décision (le chef du ménage 29 lors de l'enquête auprès des 100 ménages).
>
> Dans la famille africaine, quand quelqu'un est malade, tout le monde l'aide et en tant que chef de famille, tu dois le soigner (le chef du ménage 21 lors de l'enquête auprès des 100 ménages).

Cette conception a pour conséquence que beaucoup de femmes se voient confrontées au fait que leurs parents ne s'occupent plus trop d'elles après le mariage parce qu'ils estiment que le mari subvient aux besoins de la famille:

> Maintenant, que je suis mariée, [...] mes soeurs [...] elles ne peuvent pas dire: « Tiens de l'argent » alors que je suis chez mon mari ! [...] Je pense que quand tu te maries, c'est sur ton mari seul que tu peux compter pour avoir un peu d'argent. Tu es malade, c'est pour te dire « yako »[5]; tu as un problème,

5 Cela veut dire que ses parents hors du ménage viennent seulement lui rendre visite et la réconforter. « Yako » est un mot Baoulé qui est utilisé pour exprimer sa compassion pour la personne souffrante et pour souhaiter bonne guérison en même temps.

> c'est comme s'ils ne voient pas. Quand on se marie, c'est chacun pour soi ; on dit bien « pour le meilleur comme pour le pire », non ? » (l'épouse du chef du ménage 9 lors d'un entretien le 18.01.2001).

> Maintenant, on dit que je suis mariée, ce qui signifie que l'aide que j'avais reçue de mes parents avant le mariage est finie, en tout cas en ce qui concerne la prise en charge (Madame Konan, l'épouse du chef du ménage 31, lors d'un entretien le 25.01.2001[6]).

> Pour mon frère, étant donné que je suis mariée, je dépends de mon mari. Et par conséquent, il pense que lui n'a pas à intervenir (Thérèse, l'épouse du chef du ménage 55, lors d'un entretien le 22.03.2001[7]).

> Ma famille ne veut pas dépenser sur moi parce qu'elle estime que je suis mariée et que mon mari travaille (l'épouse du chef du ménage 79 lors d'un entretien le 18.02.2001).

> Ma chère, à Abidjan ici, il ne faut pas compter sur quelqu'un – dê ! C'est sur mon mari je compte, c'est tout ! (l'épouse du chef du ménage 10 lors de l'enquête auprès des 100 ménages).

En l'absence du chef de ménage ou si la maladie n'est pas grave, c'est souvent l'épouse qui se charge des premiers soins et fait face à l'obligation familiale qui demande que « [d]ans le cas où les parents sont là, ils doivent payer les frais de médicaments [...] » (Joël, le chef du ménage 16, lors d'un entretien le 17.03.2001[8]).

Mais il n'y a pas seulement le devoir des parents envers les enfants ; il y a aussi un devoir des enfants envers les parents. Pour sa belle-mère malade, une femme nous dit : « [...] si ses enfants lui viennent en aide, c'est l'essentiel » (l'épouse du chef du ménage 20 lors de l'enquête auprès des 100 ménages) et une autre nous demande : « Est-ce que à mon papa, je peux dire que c'est de l'aide ? » (l'épouse du chef du ménage 42 lors de l'enquête auprès des 100 ménages). La mère d'un garçon malade nous explique

6 La famille Konan est sujet du paragraphe 5.2.1 de ce chapitre.
7 L'histoire de Thérèse est élucidée dans le paragraphe 5.1.4 de ce chapitre.
8 La maladie de Joël et l'aide qu'il reçoit sont discutées dans le paragraphe 5.2.3 de ce chapitre.

qu'elle fait tout pour soigner le petit parce que «[...] si demain il réussit, c'est lui qui va s'occuper de moi; c'est lui qui va me sauver dans la vie» (la femme qui est le chef du ménage 50 lors de l'enquête auprès des 100 ménages).

A part cette obligation entre les générations, il y a également une obligation entre les frères et soeurs. Souvent c'est à l'aîné des fils qu'échoit cette charge (comme c'est le cas du frère de Pierre, qui a fait que j'ai commencé à m'intéresser au rôle des relations sociales en cas de maladie[9]), mais cela peut aussi être une soeur. La soeur de Lydie avec l'itinéraire impressionnant qui a été décrit dans le chapitre troisième, p.ex., est secrétaire de direction. Elle est la seule personne qui exerce un métier parmi les enfants de la famille. C'est donc à elle que s'adressent tous les membres du ménage et même les membres de famille qui vivent hors du foyer quand ils ont un problème de santé.

2.2 *Le rôle des parents hors du ménage*

Ce qu'attend une personne malade de ses parents hors du ménage n'est pas aussi grand que ce qu'elle attend des membres du ménage. Il s'agit ici d'une obligation plutôt morale. C'est dans le souci de ne pas rester en marge de la société ou de la famille que les parents réagissent. Une de nos interlocutrices le formule ainsi:

> C'est parce que ça présente pas bien. Ton frère est malade; si tu ne fais pas, ça ne présente pas bien (Olga, l'épouse du chef du ménage 11, lors d'un entretien le 06.10.2000[10])

9 Le père de Pierre avait beaucoup investi dans la formation de ce dernier dans le but que celui-ci pourra prendre en charge ses frères et soeurs une fois qu'il gagnera sa vie.

10 Le paragraphe 5.3.1 de ce chapitre est consacré à Olga, sa maladie et le support qu'elle reçoit.

et une autre nous demande:

> [...] à quoi ça sert d'avoir des parents, si c'est pour qu'ils te laissent seule dans la maladie? (Madame Koffi, l'épouse du chef du ménage 26, lors d'un entretien le 13.01.2001[11]).

Ce sont surtout les parents consanguins qui sont visés par cette attente, car

> [s]i ce n'est pas tes propres soeurs ou bien tes propres frères, qui te connaît? (la femme qui est le chef du ménage 52 lors d'un entretien le 28.01.2001).

L'aide des parents affines, par contre, est bienvenue, mais inespérée comme le montre la déclaration suivante:

> [...] je suis contente même, parce que à l'heure-là, c'est pas tout le monde qui peut te venir en aide comme ça. C'est mon beau[-frère], c'est pas mon parent; il a sa famille, il pouvait s'occuper d'eux aussi, mais il l'a fait pour moi, donc je suis contente. [...] C'est le mari de ma soeur, il n'était pas obligé de faire ça pour moi (la femme qui est le chef du ménage 52 lors de l'enquête auprès des 100 ménages).

Généralement, si la maladie n'est pas trop grave, c'est la famille nucléaire qui s'en charge, mais au cas où l'affection est sévère les parents hors du ménage sont censés intervenir:

> Pour le moment, il n'y a pas de maladie aussi grave qui ait entraîné l'intervention de la famille élargie. Mais je pense qu'au cas où cela arriverait, ma famille ne tardera pas à me venir en aide (Madame Konan, l'épouse du chef du ménage 31, lors d'un entretien le 15.04.2001).
>
> [...] quand je me trouve dans une situation très grave, c'est à mon papa que je fais appel [...] (l'épouse du chef du ménage 44 lors d'un entretien le 28.01.2001).

11 Le cas de Monsieur Koffi, qui souffre d'une maladie chronique, est discuté dans le paragraphe 4.1 de ce chapitre.

> Quant à la famille qui ne vit pas dans le ménage, [...] quand c'est grave, ils peuvent proposer leurs services; s'ils ont des médicaments aussi, ils donnent (l'épouse du chef du ménage 64 lors d'un entretien le 03.01.2001).
>
> [...] on ne peut pas exclusivement compter sur la famille en cas de besoin car les parents n'interviennent véritablement que lorsque c'est grave [...], quand il y a une hospitalisation, par exemple (Olga, l'épouse du chef du ménage 11, lors d'un entretien le 06.10.2000).

La situation économique difficile est considérée comme obstacle majeur à l'offre d'aide. Cela a été confirmé par plusieurs personnes:

> Aujourd'hui, avec la situation économique, même les familles ne s'aident plus (la fille de la femme qui est le chef du ménage 23 lors de l'enquête auprès des 100 ménages).
>
> Personne ne peut – même s'il veut – demander l'aide de son frère. Actuellement, chacun a son problème de famille (Monsieur Konan, le chef du ménage 31, lors d'un entretien le 02.12.2000).
>
> Maintenant, après la dévaluation, les choses sont devenues tellement chères qu'on ne peut pas aider tout le monde. Il faut d'abord commencer par la maison; c'est lorsque tu peux faire pour la maison que tu peux aller au dehors (le chef du ménage 42 lors de l'enquête auprès des 100 ménages).

Les déclarations citées dans le contexte du rôle des parents hors du ménage en cas de maladie montrent que la famille élargie doit faire face à des attentes qui concernent surtout l'assistance financière. Généralement, le soutien émotif n'est pas apprécié de la même façon:

> Mes soeurs sont venues me voir, c'est tout (l'épouse du chef du ménage 9 lors d'un entretien le 12.03.2001).
>
> Les parents ne viennent que pour me rendre visite (Madame Konan, l'épouse du chef du ménage 31, lors d'un entretien le 25.01.2001).
>
> [...] les cousins sont venus à mon chevet pour seulement me dire «yako» (Monsieur Koffi, le chef du ménage 26, lors d'un entretien le 11.11.2000).

Dans la plupart du temps, le soutien émotif offert par des parents n'était même pas mentionné.

2.3 Le rôle des personnes non-parentes

Du fait que les individus malades ne peuvent pas toujours compter sur leurs parents, ils attendent d'autant moins des personnes non-parentes. L'assistance offerte par celles-ci dans n'importe quel domaine est d'autant plus appréciée et accentuée.

Ce sont souvent des personnes non-parentes, comme des amis, des voisins et des frères et soeurs en Christ, qui prennent à tâche d'offrir du support émotif au patient. La maîtresse d'un ménage l'exprime ainsi : «[...] les amis, c'est surtout l'axe moral» (l'épouse du chef du ménage 64 lors d'un entretien le 18.12.2000). Mais ce n'est pas seulement cet axe moral qui est important; des fois, les amis sont les seuls sur qui on compte dans n'importe quel domaine :

> Moi, je crois que les amis sont mieux que ma famille. Mes moments difficiles, ce sont les amis qui m'aident; aucun membre de la famille n'est présent (la fille du chef du ménage 81 lors d'un entretien le 17.01.2001).

3. L'aide offerte aux malades

Ce paragraphe est consacré à l'analyse quantitative de l'assistance offerte aux malades. Les informations là-dessus proviennent de deux sources : d'une part de 112 malades ou leurs parents rencontrés lors de l'enquête auprès de 100 ménages, et d'autre part de 400 patients ou leurs compagnons qui fréquentaient les FSU-com Agéfosyn ou Niangon Lokoa du 5 juillet au 16 septembre 2000. Les résultats de l'enquête auprès des 100 ménages servent comme base d'analyse tandis que les données obtenues dans les FSU-com sont mises en comparaison avec cette base. Les résultats statistiques de cet échantillon se trouvent dans l'annexe (cf. Annexe 3). La comparaison peut seulement être faite sous réserve parce que les deux échantillons ne sont pas identiques – tandis que le sondage auprès des ménages inclut tous les malades sans égard pour le traitement choisi, il n'y a que des patients ayant eu recours au secteur professionnel privé dans l'autre. Par rapport aux variables «âge» et «sexe», les deux échantillons se composent de la façon suivante (cf. Tableaux 18 et 19):

Tableau 18
Répartition des malades interrogés au sein des 100 ménages selon l'âge et le sexe

	0–5 ans	*6–14 ans*	*15–55 ans*	*> 55 ans*	*Total*
Féminin	7	10	38	2	57
Masculin	7	4	37	7	55
Total	14	14	75	9	112

Source: Enquête auprès de 100 ménages du 27 juillet au 9 septembre 2000

Tableau 19
Répartition des malades interrogés dans les FSU-com à Niangon Sud selon l'âge et le sexe

	0–5 ans	*6–14 ans*	*15–55 ans*	*> 55 ans*	*Total*
Féminin	60	41	139	4	244
Masculin	59	40	55	2	156
Total	119	81	194	6	400

Source: Enquête auprès de 400 clients des FSU-com à Niangon Sud du 5 juillet au 16 septembre 2000

Le nombre de femmes et d'hommes est quasiment égal en ce qui concerne les malades interrogés dans les ménages, mais il diffère beaucoup dans les FSU-com où le pourcentage des femmes adultes dépasse largement celui des hommes de la même tranche d'âge (71,5% de femmes contre 28,5% d'hommes). Au vu de cette inégalité et du fait que 50% des personnes interrogées dans les FSU-com avaient moins de 15 ans comparé à seulement 25% des malades rencontrés dans les ménages, j'ai décidé de me limiter à la population adulte pour étudier l'influence du facteur «sexe» sur l'aide reçue.

Une autre variable utilisée pour analyser l'assistance offerte aux malades est le niveau socio-économique du ménage. Cette analyse se limite aux patients rencontrés lors de l'enquête auprès de 100 ménages (cf. Tableau 20). Deux raisons peuvent être évoquées dans ce contexte: d'une part, la trame pour classer un ménage selon le niveau socio-économique a seulement été établie après que les enquêtes avaient été réalisées, et d'autre part – vu que les clients des deux FSU-com ont été interrogés loin de leur cadre de vie habituel – je me sens incapable d'apprécier le niveau socio-économique effectif de leurs ménages.

Tableau 20
Répartition des malades interrogés au sein des 100 ménages selon le niveau socio-économique du ménage et le sexe et l'âge de la personne malade

	A (= démuni)	*B* (= fraction inférieure de la couche moyenne)	*C* (= fraction supérieure de la couche moyenne)	*Total*
Féminin	*9*	*36*	*12*	*57*
0–5 ans	1	4	2	
6–14 ans		9	1	
15–55 ans	8	22	8	
> 55 ans		1	1	
Masculin	*14*	*23*	*18*	*55*
0–5 ans		4	3	
6–14 ans	1	1	2	
15–55 ans	12	13	12	
> 55 ans	1	5	1	
Total	*23*	*59*	*30*	*112*

Source: Enquête auprès de 100 ménages du 27 juillet au 9 septembre 2000

La majorité des individus malades interrogés lors de l'enquête auprès de 100 ménages résidait dans des foyers appartenant au niveau socio-économique B, qui regroupe la plupart des ménages enquêtés (56). Dans les 22 ménages classés dans le niveau C nous avons rencontré 30 patients comparés à 23 dans les 22 ménages démunis.

Le nombre de jeunes malades de 14 ans ou moins était bas dans le niveau A (2), où les hommes adultes étaient les plus touchés par une affection (13). Au niveau C, c'était également les hommes au-dessus de 14 ans qui étaient les plus nombreux parmi les personnes malades, tandis qu'au niveau B, c'étaient les femmes de cette tranche d'âge qui primaient.

Une dernière remarque est nécessaire avant d'aborder l'analyse de l'aide offerte aux malades. Elle concerne le fait que le nombre de répondants par catégories (p.ex. par tranche d'âge) est plutôt bas. Pour cette raison, les pourcentages doivent être considérés avec précaution.

3.1 *Identification de la maladie*

L'identification rapide d'une maladie et l'initiation prompte d'un traitement adéquat augmentent la capacité de maîtriser cette situation de crise et diminuent le risque d'être exposé à des complications évitables au cours de l'affection. Pour cela, il peut être important d'obtenir de l'aide dans ce domaine.

Une grande partie des malades rencontrés dans les ménages (41, soit 39 %) rapportait avoir reçu de l'aide de la part d'un spécialiste professionnel pour identifier leur affection (cf. Tableau 21, p. 210).[12] Ce nombre était beaucoup plus bas parmi les clients des FSU-com (28, soit 7 %) (cf. Tableau 51, Annexe 3). Cela est dû au fait qu'ils ont été interrogés avant la consultation.[13] Dans 64 % des cas, ils avaient, par contre, reçu de l'aide venant de la part d'un membre du ménage.

12 Ceci et le fait que seulement peu de malades ont consulté un praticien du secteur folklorique confirment que la population interrogée est beaucoup orientée vers les services de santé du secteur professionnel; une constatation qui a déjà été faite dans le chapitre troisième.

13 En effet, 53 (soit 67,9 %) des 78 malades qui n'avaient pas eu d'assistance pour l'identification de leur affection ne savaient pas encore de quelle maladie ils souffraient lors de l'interview, et ils s'attendaient à ce que le médecin ou l'infirmier diagnostique le mal. 28,4 % de toutes les femmes de plus de 15 ans et 20,8 % de tous les hommes de la même tranche d'âge étaient dans cette situation.

Tableau 21
Répartition des malades par rapport à l'aide reçue concernant l'identification de la maladie (plusieurs réponses possibles)

	Total (n = 105)	%
Membre(s) du ménage	18	17,1
Parent(s) hors du ménage	8	7,6
Ami(es)	2	1,9
Voisin(es)	2	1,9
Compagnon(s) de travail	1	1,0
Autre(s)[14]	1	1,2
Spécialiste(s) professionnel(s)[15]	41	39,0
Personne	35	33,3

Source: Enquête auprès de 100 ménages du 27 juillet au 9 septembre 2000

Dans les deux échantillons, les membres de la famille (à l'intérieur et hors du foyer) qui intervenaient le plus souvent dans ce contexte, étaient des femmeset particulièrement les mères.[16] Les hommes qui étaient sollicités pour l'identification de la maladie, quant à eux, étaient souvent consultés parce qu'ils avaient eu la même maladie auparavant (p.ex. une hernie étranglée ou des hémorroïdes). Un tiers des malades rencontrés dans les ménages

14 Le terme «autre(s)» figurant dans les Tableaux 21–48 inclut: des passants, des gens du village, des membres de la même ethnie ou du même groupe d'âge, le patron, etc.

15 Ce terme inclut les praticiens du secteur folklorique (c'est-à-dire les guérisseurs) et du secteur professionnel (les médecins, les pharmaciens et les infirmiers) qui exercent ce métier d'une façon professionnel, mais pas les parents étant du corps médical (p.ex. une mère qui est infirmière).

16 Ceci correspond d'une part aux indications d'Adiaboua et Loba (1972: 361) selon lesquelles les femmes Ebrié, Adioukrou et Attié, parmi lesquelles elles ont fait leur recherches, ont généralement des connaissances médicales qui leur permettent d'offrir des soins primaires, et d'autre part aux indications de Sauerborn et Nougtara (1992: 97) qui ont constaté lors de leurs études au Burkina Faso que les mères traitaient une grande partie des maladies elles-mêmes.

et un cinquième interrogés dans un des deux centres de santé se chargeaient eux-mêmes de l'identification de leur affection.

Les personnes qui n'avaient pas reçu de l'assistance nous indiquaient fréquemment comme raison qu'elles en n'avaient pas eu besoin; soit qu'elles disaient se connaître elles-mêmes, soit que les signes de l'affection étaient évidents. Ces arguments ont souvent été évoqués pour le paludisme[17]:

> [...] quand le palu t'attrape, toi-même tu sais! (le chef du ménage 84 lors de l'enquête auprès des 100 ménages).

> [...] généralement, quand on fait un palu, tu le sens toi-même; tu n'as pas besoin que quelqu'un te le dise (un neveu de la femme qui est le chef du ménage 8 lors de l'enquête auprès des 100 ménages).

> Comme je suis habituée à ça là, je connais les symptômes quand même[18] (une soeur du chef du ménage 80 lors de l'enquête auprès des 100 ménages).

Le Tableau 22 (p. 212) montre que les jeunes de 14 ans ou moins rencontrés dans les ménages ont toujours reçu de l'aide. Dans la plupart des cas, cette aide venait de la part des membres du foyer ou des spécialistes professionnels. Les adultes de 15 à 55 ans, par contre, étaient souvent privés d'assistance (34, soit 49,3%); dans cette tranche d'âge, les parents hors du ménage étaient plus actifs que les membres du ménage, et les proches sans lien de parenté jouaient un rôle non-négligeable. Les malades âgés de plus de 55 ans, quant à eux, avaient fréquemment recours à un spécialiste professionnel pour identifier la maladie (6, soit 75%).

17 22 des 35 individus qui avaient été interrogés dans les ménages et qui n'avaient pas reçu de l'aide pour l'identification (soit 62,9%) déclaraient avoir eu le paludisme.

18 Les symptômes qui amenaient les malades ou leur entourage à diagnostiquer le paludisme étaient les suivants: «Température monte, tout ça c'est l'indication de palu.»; «J'avais la fièvre, mal à la tête [...]»; «Il vomit, son corps est chaud, il n'a pas envie de manger.»; «[...] quand j'ai vu la couleur de son pipi, j'ai su que c'était le palu. Son pipi était jaune, elle ne faisait que dormir, elle ne mangeait pas.»

Tableau 22
Répartition des malades par rapport à l'aide reçue concernant l'identification de la maladie croisée avec la variable «âge» (plusieurs réponses possibles)

	0–5 ans (n = 14)	*6–14 ans* (n = 14)	*15–55 ans* (n = 69)	*>55 ans* (n = 8)
Membre(s) du ménage	57,1 % (8)	57,1 % (8)	2,9 % (2)	
Parent(s) hors du ménage	7,1 % (1)	7,1 % (1)	7,2 % (5)	12,5 % (1)
Ami(es)			2,9 % (2)	
Voisin(es)		7,1 % (1)	1,4 % (1)	
Compagnon(s) de travail			1,4 % (1)	
Autre(s)			1,4 % (1)	
Spécialiste(s) professionnel(s)	42,9 % (6)	42,9 % (6)	33,3 % (23)	75,0 % (6)
Personne			49,3 % (34)	12,5 % (1)

Source: Enquête auprès de 100 ménages du 27 juillet au 9 septembre 2000

Pour les clients des FSU-com, les membres du foyer étaient toujours la source la plus importante pour l'assistance dans l'identification du malaise et ceci dans toutes les tranches d'âge (cf. Tableau 52, Annexe 3).

A travers le Tableau 23 on constate que le nombre des adultes interrogés dans les ménages qui n'avaient pas eu de soutien pour l'identification de la maladie était élevé; surtout chez les hommes (19, soit 50 %).[19] Tandis que le pourcentage de femmes laissées sans aide était quasiment égal dans l'échantillon choisi dans les FSU-com, ce chiffre était plus bas en ce qui concerne les hommes (cf. Tableau 53, Annexe 3). Ceci est probablement dû au fait que la clientèle masculine enquêtée aux centres de santé était plus jeune que leur pendant rencontré dans les ménages (47,4 % des hommes de 15 ans ou plus interrogés dans les FSU-com n'avaient pas plus de 25 ans contre 22,7 % dans les ménages). La répartition des femmes selon l'âge, par contre, était plus ou moins identique dans les deux échantillons.

19 13 des 19 hommes disaient avoir souffert du paludisme.

Tableau 23
Répartition des malades par rapport à l'aide reçue concernant l'identification de la maladie croisée avec la variable «sexe» (plusieurs réponses possibles)

	Femmes ≥ 15 (n = 39)	*Hommes ≥ 15* (n = 38)
Membre(s) du ménage	2,6% (1)	2,6% (1)
Parent(s) hors du ménage	5,1% (2)	10,5% (4)
Ami(es)	2,6% (1)	2,6% (1)
Voisin(es)	2,6% (1)	
Compagnon(s) de travail	2,6% (1)	
Autre(s)		2,6% (1)
Spécialiste(s) professionnel(s)	43,6% (17)	31,6% (12)
Personne	41,0% (16)	50,0% (19)

Source: Enquête auprès de 100 ménages du 27 juillet au 9 septembre 2000

Quel que soit le sexe, les adultes enquêtés à la maison avaient rarement reçu de l'aide de la part des membres de leur famille. La majorité des femmes (17, soit 43,6%) ainsi qu'une grande partie des hommes (12, soit 31,6%) disaient que c'était un spécialiste professionnel qui avait diagnostiqué le mal.

Les patients rencontrés dans les FSU-com étaient plus assistés par leurs parents: 50,9% des hommes et 46,2% des femmes adultes avaient eu recours à la famille pour savoir de quoi ils souffrent avant de venir au centre de santé. Ce phénomène peut être expliqué par le fait qu'au vu des frais liés à la fréquentation d'un tel établissement, le malade prend conseil auprès de la famille afin d'éviter des dépenses inutiles.[20]

20 Cette hypothèse a été confirmée par l'observation participative et par la discussion avec différents interlocuteurs.

A l'observation du Tableau 24, le niveau socio-économique tend à influencer l'aide reçue pour l'identification de la maladie. Ainsi la majorité des individus interrogés dans les ménages démunis (14, soit 60 %)[21] indiquait ne pas avoir eu du support contre 15 personnes (soit 27,8 %) appartenant au niveau socio-économique B et 6 (soit 21,4 %) appartenant au niveau C. De nouveau, on peut constater que les membres de la famille intervenaient rarement dans l'identification de l'affection, particulièrement en ce qui concerne les foyers démunis où seulement 2 patients (soit 8,6 %) avaient reçu de l'assistance de ce côté. Dans le cas de 3 malades démunis, ceci est dû au fait qu'ils vivent tout seuls ou avec un enfant de bas âge.

Tableau 24
Répartition des malades par rapport à l'aide reçue concernant l'identification de la maladie croisée avec la variable « niveau socio-économique » (plusieurs réponses possibles)

	A (= démuni) (n = 23)	*B* (= fraction inférieure de la couche moyenne) (n = 54)	*C* (= fraction supérieure de la couche moyenne) (n = 28)
Membre(s) du ménage	4,3 % (1)	20,3 % (11)	21,4 % (6)
Parent(s) hors du ménage	4,3 % (1)	7,4 % (4)	10,7 % (3)
Ami(es)	4,3 % (1)		3,6 % (1)
Voisin(es)		3,7 % (2)	
Compagnon(s) de travail			3,6 % (1)
Autre(s)	4,3 % (1)		
Spécialiste(s) professionnel(s)	21,7 % (5)	42,6 % (23)	46,4 % (13)
Personne	60,9 % (14)	27,8 % (15)	21,4 % (6)

Source: Enquête auprès de 100 ménages du 27 juillet au 9 septembre 2000

Dans l'ensemble, on peut dire que les acteurs jouant un rôle important dans l'identification de l'affection étaient d'une part les spécialistes professionnels, et d'autre part les membres de la famille. Les

21 Dont 10 hommes et 4 femmes.

premiers étaient plus souvent mentionnés par les malades interrogés à la maison, tandis que les derniers avaient plus fréquemment assisté les clients des FSU-com. Les parents qui s'engageaient étaient surtout des femmes. Les patients rencontrés dans les ménages rapportaient que 80,8 % des supporteurs qui étaient parents à eux avaient été des femmes contre 19,2 % des hommes (dans les centres de santé, ce pourcentage était à 66,6 % contre 33,4 %).

Avec un tiers des malades rencontrés dans les foyers et un cinquième des clients interrogés dans les FSU-com, le nombre de patients qui avaient eux-mêmes identifié leur problème de santé ou dont l'affection n'a pas été identifiée est relativement important. Les personnes les plus concernées étaient les adultes de 15 ans ou plus et les malades issus d'un ménage démuni.

3.2 Décision par rapport au traitement

Une fois que la maladie est identifiée, la personne affectée doit décider si elle veut suivre un traitement et si oui, quel genre de traitement. Il se peut qu'elle soit également confrontée à la question de savoir s'il vaut mieux poursuivre ou changer la thérapie choisie initialement.

Dans ce contexte, les patients rencontrés lors de l'enquête auprès des 100 ménages ont souvent obtenu de l'assistance (cf. Tableaux 25, p. 216[22]). Parmi les neuf cas concrets décrits dans le paragraphe 5 de ce chapitre, p.ex., uniquement Monsieur Aky[23], le chef du ménage 82, et Monsieur Okra[24], le chef du ménage 32, n'ont reçu aucune aide par rapport au traitement. Du fait que beaucoup de clients des FSU-com n'avaient pas encore commencé une thérapie, ces questions concernant le traitement ne leur étaient pas posées.

22 Les Tableaux 25–28 réunissent les réponses aux questions 3.a), 3.b) et 3.d) de la section V du questionnaire (cf. Annexe 4).

23 Cf. paragraphe 5.1.2 de ce chapitre.

24 Cf. paragraphe 5.1.3 de ce chapitre.

Tableau 25
Répartition des malades par rapport à l'aide reçue concernant le traitement (plusieurs réponses possibles)

	Total (n = 107)	%
Membre(s) du ménage	44	41,1
Parent(s) hors du ménage	25	23,4
Ami(es)	1	0,9
Frère(s) et soeur(s) en Christ	2	1,9
Autre(s)	6	5,6
Spécialiste(s) professionnel(s)	55	51,4
Personne	11	10,3

Source: Enquête auprès de 100 ménages du 27 juillet au 9 septembre 2000

Au regard du Tableau 25, on remarque que beaucoup de malades (55, soit 51,4%) avaient été conseillés par un spécialiste professionnel. Même parmi les parents et les connaissances sollicités dans ce contexte, il y en avait plusieurs qui étaient du corps médical, soit la mère, un frère ou un beau-frère, soit une amie, soit un ami au père.[25]

Des liens de parenté pouvaient également être décisifs pour l'achat des comprimés chez une vendeuse ambulante («J'ai payé des comprimés chez une tante qui vend des médicaments» (l'épouse du chef du ménage 33 lors de l'enquête auprès des 100 ménages)) ou pour l'utilisation d'un produit à base de plantes («Comme il [le mari] travaille avec la société «Long Life»[26] [...]» (l'épouse du chef du ménage 61 lors de l'enquête auprès des 100 ménages)).

25 Il m'est arrivé plusieurs fois que des membres des ménages ou des gens du quartier qui savaient que je suis infirmière venaient me voir ou m'appelaient quand ils me voyaient dans la rue pour me demander de leur proposer un traitement ou de leur donner une ordonnance.

26 «Long Life» est une société américaine qui produit et commercialise «Herbpower», un remède à base de plantes.

Pour le traitement à l'«indigénat», c'étaient plutôt les parents âgés qui donnaient l'impulsion:

> Pour l'indigénat [...], puisque le «vieux» était là, il a vu que avec les comprimés, il n'y avait pas d'amélioration. Il m'a un peu poussé dans le dos pour qu'on puisse faire un peu à l'«indigénat» (Monsieur Konan, le chef du ménage 31, lors de l'enquête auprès des 100 ménages).
>
> Les comprimés n'allaient pas [...] donc la «vieille» a préféré qu'on lui donne, qu'on fasse l'indigénat (une fille du chef du ménage 65 lors de l'enquête auprès des 100 ménages).

Une autre source importante de conseils concernant le traitement était des parents qui souffraient (ou avaient souffert) de la même affection:

> C'est [...] mon frère. Comme j'ai dis, il avait ça. Il m'a aidé à prendre les médicaments avec les femmes pour boire et même pour me purger[27] (le chef du ménage 21 lors de l'enquête auprès des 100 ménages).
>
> [...] souvent, elle aussi [ma mère], elle a les maux de reins. Donc elle est allée au village, on lui a donné [un traitement à l'indigénat] et elle m'a donné aussi [...]» (l'épouse du chef du ménage 39 lors de l'enquête auprès des 100 ménages).
>
> [...] j'ai l'expérience avec ça, elle [ma femme] a essayé comme ça; ça va, ça marche avec elle (le chef du ménage 76 lors de l'enquête auprès des 100 ménages).

Peu de personnes (11, soit 10,3%) n'avaient reçu aucune assistance pour le traitement. Souvent, elles avançaient comme raisons soit qu'elles-mêmes avaient un savoir sur les plantes médicinales («[...] moi-même, comme je connais les feuilles, je les ai utilisées [...]» (Monsieur Okra[28], le chef du ménage 32, et le chef du ménage 85 lors de l'enquête auprès des 100 ménages), soit qu'elles suivaient habituellement ce traitement:

27 Notre interlocuteur fait référence à un traitement à l'«indigénat».
28 L'histoire de la famille Okra est sujet du paragraphe 5.1.3 de ce chapitre.

> […] la première fois que j'ai eu le palu, le médecin m'a demandé de faire ce traitement, donc depuis, chaque fois que j'ai le palu, c'est ce que je fais» (l'épouse du chef du ménage 86 lors de l'enquête auprès des 100 ménages).

> […] de toute façon, dans ma famille, on sait comment on traite. Chaque fois que ça vient, le palu, bon hein, si dans l'immédiat y a pas d'argent, bon on a recours à l'«indigénat»; y en a des feuilles ou bien des écorces d'arbres ou bien des feuilles qu'on prépare pour faire des ablutions, soit on peut boire, on peut se laver, on peut guérir. Donc c'est pratiquement une routine, donc on sait déjà ce qu'il faut faire. Vous voyez? Voilà! Et puis bon, dans les pharmacies aussi pratiquement […] quand on va à l'hôpital, c'est pratiquement la même chose qu'on nous prescrit. Donc, c'est comme si […] c'est la même routine. Donc lorsque tu présentes les mêmes symptômes, bon tu vas directement à la pharmacie; on te demande même plus l'ordonnance puisqu'on sait que c'est la même chose qu'on donne» (le chef du ménage 73 lors de l'enquête auprès des 100 ménages).

Les personnes qui n'avaient pas reçu de support pour le traitement appartenaient toutes à la tranche d'âge de 15 à 55 ans; tous les enfants et les personnes âgées de plus de 55 ans, par contre, étaient soutenus (cf. Tableau 26):

Tableau 26
Répartition des malades par rapport à l'aide reçue concernant le traitement croisée avec la variable «âge» (plusieurs réponses possibles)

	0–5 ans (n = 14)	*6–14 ans* (n = 14)	*15–55 ans* (n = 70)	*>55 ans* (n = 9)
Membre(s) du ménage	64,3 % (9)	64,3 % (9)	34,3 % (24)	22,2 % (2)
Parent(s) hors du ménage	7,1 % (1)	14,3 % (2)	24,3 % (17)	55,6 % (5)
Ami(es)			1,4 % (1)	
Frère(s) et soeur(s) en Christ			1,4 % (1)	11,1 % (1)
Autre(s)		7,1 % (1)	5,7 % (4)	11,1 % (1)
Spécialiste(s) professionnel(s)	64,3 % (9)	42,9 % (6)	48,6 % (34)	66,7 % (6)
Personne			15,7 % (11)	

Source: Enquête auprès de 100 ménages du 27 juillet au 9 septembre 2000

Le Tableau 26 révèle que pour les jeunes de 14 ans ou moins, les membres du ménage jouaient un rôle beaucoup plus important dans la décision concernant le traitement que les parents hors du foyer. Chez les adultes de plus de 55 ans, les derniers étaient plus sollicités. En plus, on constate que les spécialistes professionnels intervenaient le plus souvent dans le traitement des personnes âgées et des enfants de 5 ans ou moins.

A travers le Tableau 27 on voit que les femmes avaient reçu plus d'aide de la part des membres du ménage que les hommes (42,1 % contre 24,4 %) dans la décision concernant le traitement. Le plus souvent, cette aide venait du mari ou du copain.[29] Ceci correspond à ce qui a été dit sur l'attente vis-à-vis de l'époux qui est censé s'occuper de sa femme. Mais le cas de Thérèse (l'épouse du chef du ménage 55) décrit dans le paragraphe 5.1.4 de ce chapitre montre qu'il y a des maris qui ne respectent pas ce devoir.

Parmi les hommes, seulement 2 (soit 4,9 %) mentionnaient avoir eu de l'assistance de la part de leur épouse; 6 (soit 14,6 %) avaient eu recours à leur mère (contre 3, soit 7,9 % des femmes).

Tableau 27
Répartition des malades par rapport à l'aide reçue concernant le traitement croisée avec la variable «sexe» (plusieurs réponses possibles)

	Femmes ≥ 15 (n = 38)	*Hommes ≥ 15* (n = 41)
Membre(s) du ménage	42,1 % (16)	24,4 % (10)
Parent(s) hors du ménage	26,3 % (10)	29,3 % (12)
Ami(es)	2,6 % (1)	
Frère(s) et soeur(s) en Christ	2,6 % (1)	2,4 % (1)
Autre(s)	7,9 % (3)	7,3 % (3)
Spécialiste(s) professionnel(s)	60,5 % (23)	41,5 % (17)
Personne	5,3 % (2)	22,0 % (9)

Source: Enquête auprès de 100 ménages du 27 juillet au 9 septembre 2000

Plus de femmes que d'hommes (60,5 % contre 41,5 %) étaient aidées par un spécialiste professionnel, et le nombre de femmes qui

29 10 femmes (soit 26,3 %) se trouvaient dans cette situation.

n'avaient pas reçu de soutien par rapport au traitement était bas (2, soit 5,3 %). 9 hommes (soit 22 %), par contre, étaient restés sans assistance.

Tableau 28
Répartition des malades par rapport à l'aide reçue concernant le traitement croisée avec la variable « niveau socio-économique » (plusieurs réponses possibles)

	A (= démuni) (n = 23)	*B* (= fraction inférieure de la couche moyenne) (n = 57)	*C* (= fraction supérieure de la couche moyenne) (n = 27)
Membre(s) du ménage	26,1 % (6)	42,1 % (24)	51,9 % (14)
Parent(s) hors du ménage	26,1 % (6)	24,6 % (14)	18,5 % (5)
Ami(es)		1,8 % (1)	
Frère(s) et soeur(s) en Christ	4,3 % (1)	1,8 % (1)	
Autre(s)	8,7 % (2)	3,5 % (2)	7,4 % (2)
Spécialiste(s) professionnel(s)	34,8 % (8)	52,6 % (30)	63,0 % (17)
Personne	30,4 % (7)	5,3 % (3)	3,7 % (1)

Source: Enquête auprès de 100 ménages du 27 juillet au 9 septembre 2000

Le Tableau 28 montre que les malades issus d'un ménage appartenant au niveau socio-économique A avaient rarement reçu d'aide d'un membre du foyer. Ils étaient également les moins conseillés par un spécialiste professionnel. 7 patients vivant dans un ménage démuni (soit 30,4 %) avaient décidé tout seuls de leur traitement contre 3 (soit 5,3 %) vivant dans un ménage appartenant au niveau B et 1 (soit 3,7 %) vivant dans un ménage appartenant au niveau C.

Dans l'ensemble, on constate que beaucoup de patients avaient reçu de l'assistance pour le traitement. En ce qui concerne la famille, la proportion d'hommes intervenant à ce sujet était quasiment égale à celle des femmes (52,9 % contre 47,1 %). Les personnes les plus sollicitées étaient celles qui disposaient d'un savoir médical à cause de leur formation ou à cause des expériences faites par elles-mêmes. Les patients masculins avaient reçu moins de support que les malades féminins. En ce qui concerne le niveau socio-économique, c'étaient de nouveau les personnes démunies qui étaient les moins conseillées.

3.3 Décision par rapport à la personne ou au service à consulter

Des informations et des conseils donnés à un individu malade peuvent l'aider à obtenir des soins de qualité et à moindre coût, ce qui peut contribuer à un prompt rétablissement et une sortie accélérée de la crise que la maladie représente pour lui. Mais l'enquête auprès des 100 ménages montre que plus d'un tiers des 92 malades qui avaient consulté quelqu'un[30] indiquait ne pas avoir reçu de l'assistance (cf. Tableau 29). C'était aussi le cas pour un peu plus d'un cinquième des patients interrogés dans les FSU-com (cf. Tableau 54, Annexe 3).

Tableau 29
Répartition des malades par rapport à l'aide reçue concernant la personne ou le service à consulter (plusieurs réponses possibles)

	Total (n = 92)	%
Membre(s) du ménage	40	43,5
Parent(s) hors du ménage	9	9,8
Ami(es)	2	2,2
Voisin(es)	1	1,1
Frère(s) et soeur(s) en Christ	1	1,1
Autre(s)	6	6,5
Spécialiste(s) professionnel(s)	1	1,1
Personne	36	39,1

Source: Enquête auprès de 100 ménages du 27 juillet au 9 septembre 2000

30 13 patients n'avaient pas été interrogés sur ce point et 7 avaient répondu qu'il n'y avait pas eu de consultation.

Au regard du Tableau 29, les membres du ménage étaient la source principale de support concernant la personne ou le service à consulter pour les malades rencontrés dans les foyers. Le plus souvent, c'étaient les mères (15, soit 16,3 %), les pères (7, soit 7,6 %) et les maris (6, soit 6,5 %) qui avaient aidé à prendre une décision. Ces données s'accentuent pour les clients des deux centres de santé, où 66,5 % avaient bénéficié de soutien de la part de leurs cohabitants. Les mères s'étaient engagées dans 35 % des cas, suivies des pères (21,3 %), des tantes (5,8 %) et des maris (4 %).

Une fois de plus, des liens de parenté ou d'amitié jouaient un rôle important dans la décision. D'une part, des parents ou des amis étant eux-mêmes du corps médical proposaient qui doit être consulté et d'autre part, le choix était influencé de telle sorte que des services où un parent ou un ami travaille étaient préférés: [31]

> Mon mari est comptable à la clinique [...] (l'épouse du chef du ménage 13 lors de l'enquête auprès des 100 ménages).
>
> [...] nous sommes partis au CHU parce que son frère est là-bas [...] (Albert Okra, un fils du chef du ménage 32 qui est venu lui rendre visite, lors de l'enquête auprès des 100 ménages).
>
> Chaque fois qu'il y a quelque chose, c'est lui [un ami à notre papa] que nous allons voir d'abord. [...] Si quelqu'un ne va pas bien, il te fait la consultation tout et tout. Et après, il peut dire allez-y ici, allez-y ici[32], ou ce qu'il faut faire (un fils du chef du ménage 25 lors de l'enquête auprès des 100 ménages).

Les expériences faites par des parents ou des connaissances pouvaient également avoir un effet sur la décision:

31 Lors d'une communication présentée pendant le colloque « La gouvernance au quotidien en Afrique: Les relations entre services publics et collectifs et leurs usagers » du 22 au 25 mai 2002 à Leiden, Mohamed Mebtoul (2002) indiquait que les connaissances dans les services de santé influencent beaucoup l'utilisation de ces services en Algérie. Dans ce contexte, il parlait d'un genre de « capital relationnel ».

32 C'est-à-dire qu'il indique la personne à consulter.

> C'est une clinique que je connaissais déjà, en fait, j'ai une amie qui va là-bas, et puis je connais les médecins de là-bas; et puis bon, je me suis dit qu'il avait de bons soins [...] (l'épouse du chef du ménage 20 lors de l'enquête auprès des 100 ménages).

Le pouvoir de décision le plus grand revient à la personne qui couvre les frais du traitement, ou – en d'autres mots – la force économique détermine le pouvoir de décision. Une de nos interlocutrices l'exprimait ainsi:

> C'est mon grand frère qui fait hein, donc[...] nous autres, on ne travaille pas, on n'a pas d'argent pour dire on va se soigner nous-mêmes (la soeur du chef du ménage 80 lors de l'enquête auprès des 100 ménages).

Cette déclaration est mise en exergue par le fait que les hommes adultes avaient reçu moins d'aide dans la décision de qui doit être consulté que les femmes (66,7 % contre 41,2 %) en ce qui concerne les malades interrogés à la maison (cf. Tableau 30):

Tableau 30
Répartition des malades par rapport à l'aide reçue concernant la personne ou le service à consulter croisée avec la variable «sexe» (plusieurs réponses possibles)

	Femmes ≥ *15* (n = 34)	*Hommes* ≥ *15* (n = 33)
Membre(s) du ménage	32,4 % (11)	18,2 % (6)
Parent(s) hors du ménage	17,6 % (6)	9,1 % (3)
Ami(es)	2,9 % (1)	
Voisin(es)		3,0 % (1)
Frère(s) et soeur(s) en Christ	2,9 % (1)	
Autre(s)	2,9 % (1)	9,1 % (3)
Spécialiste(s) professionnel(s)	2,9 % (1)	
Personne	41,2 % (14)	66,7 % (22)

Source: Enquête auprès de 100 ménages du 27 juillet au 9 septembre 2000

Les femmes, par contre, étaient souvent soutenues par les membres de leur famille. Les parents qui intervenaient le plus dans la décision – en ce qui concerne les femmes et les hommes adultes – étaient les pères (6, soit 9 %), les maris (6, soit 9 %) et les frères (4, soit 6 %) ; des personnes qui – généralement – disposaient d'argent.

Le pourcentage de clients et clientes des FSU-com qui n'avaient pas reçu de l'aide dans la décision de venir au centre de santé correspond plus ou moins à celui des femmes interrogées dans les ménages (cf. Tableau 55, Annexe 3). Les patients des FSU-com étaient plus conseillés par les mères (24, soit 12 %). Les pères (21, soit 10,5 %) et les maris (16, soit 8 %) venaient respectivement en deuxième et en troisième position. L'hypothèse que je formule à ce sujet est que parmi les femmes qui consultaient elles-mêmes un des deux centres de santé ou qui y amenaient leurs proches, il y avait plus des femmes économiquement indépendantes qu'au sein des ménages. Comme preuve on peut évoquer le cas des femmes restées sans soutien : 61,3 % des clientes des FSU-com qui étaient dans cette situation vaquaient elles-mêmes à une activité rémunérée contre 42,9 % des patientes rencontrées dans les ménages.[33]

Le Tableau 31 révèle que les membres du foyer s'engageaient beaucoup dans la consultation en ce qui concerne les jeunes de 14 ans ou moins. Les personnes les plus actives dans ce domaine et cette génération étaient les mères ; 17 malades (soit 68 %) avaient reçu du support d'elles.

Les amis, les voisins, les frères et soeurs en Christ et autres jouaient un rôle non-négligeable envers les adultes de 15 à 55 ans, la tranche d'âge qui – dans l'ensemble – avait reçu le moins d'assistance.

Les données obtenues auprès des clients des deux centres de santé confirment ces résultats (cf. Tableau 56, Annexe 3).

33 Le pourcentage des hommes qui disposent d'un revenu et qui n'avaient pas reçu de l'aide est plus ou moins le même dans les deux échantillons : 69,2 % dans les FSU-com contre 72,7 % dans les ménages.

Tableau 31
Répartition des malades par rapport à l'aide reçue concernant la personne ou le service à consulter croisée avec la variable «âge» (plusieurs réponses possibles)

	0–5 ans (n = 13)	*6–14 ans* (n = 12)	*15–55 ans* (n = 59)	*>55 ans* (n = 8)
Membre(s) du ménage	92,3 % (12)	91,7 % (11)	25,4 % (15)	25,0 % (2)
Parent(s) hors du ménage			10,2 % (6)	37,5 % (3)
Ami(es)			3,4 % (2)	
Voisin(es)			1,7 % (1)	
Frère(s) et soeur(s) en Christ			1,7 % (1)	
Autre(s)	7,7 % (1)	8,3 % (1)	5,1 % (3)	12,5 % (1)
Spécialiste(s) professionnel(s)			1,7 % (1)	
Personne			55,9 % (33)	37,5 % (3)

Source: Enquête auprès de 100 ménages du 27 juillet au 9 septembre 2000

Tableau 32
Répartition des malades par rapport à l'aide reçue concernant la personne ou le service à consulter croisée avec la variable «niveau socio-économique» (plusieurs réponses possibles)

	A (= démuni) (n = 19)	*B* (= fraction inférieure de la couche moyenne) (n = 51)	*C* (= fraction supérieure de la couche moyenne) (n = 22)
Membre(s) du ménage	31,6 % (6)	45,1 % (23)	50,0 % (11)
Parent(s) hors du ménage	21,1 % (4)	9,8 % (5)	
Ami(es)		3,9 % (2)	
Voisin(es)			4,5 % (1)
Frère(s) et soeur(s) en Christ		2,0 % (1)	
Autre(s)		5,9 % (3)	13,6 % (3)
Spécialiste(s) professionnel(s)			4,5 % (1)
Personne	52,6 % (10)	37,3 % (19)	31,8 % (7)

Source: Enquête auprès de 100 ménages du 27 juillet au 9 septembre 2000

A travers le Tableau 32, on constate qu'une fois de plus c'étaient les malades issus d'un ménage démuni qui étaient le plus souvent privés d'aide. Tandis que les membres de ces ménages n'intervenaient que dans 31,6 % des cas (contre 45,1 % dans les ménages appartenant au niveau socio-économique B et 50 % au niveau C), les parents hors du ménage s'engageaient plus (21,1 % au niveau A, comparé à 9,8 % au niveau B).

Les amis, les voisins, les frères et soeurs en Christ et autres ainsi qu'un spécialiste professionnel avaient seulement offert de l'aide aux patients vivant dans des foyers appartenant à la couche moyenne (à 6 individus, soit 11,8 %, appartenant au niveau B, et à 5 individus, soit 22,7 %, appartenant au niveau C).

D'une façon récapitulative, on peut dire que les membres du ménage constituaient la source de conseil la plus importante dans la consultation. Parmi les malades rencontrés dans les ménages, seulement 20 (soit 21,7 %) avaient reçu de l'aide depuis l'extérieur; en ce qui concerne les clients des FSU-com, ce pourcentage baissait même à 13,3 %.

La décision sur la personne ou le service à consulter était souvent influencée par des relations ou des expériences personnelles. Le pouvoir décisif, quant à lui, était lié aux moyens financiers, de telle sorte que celui qui en dispose pouvait choisir le lieu de consultation pour soi-même et ses proches par rapport à ses ressources. Les patients qui vivaient dans des conditions économiques précaires étaient ceux qui recevaient le moins de soutien pour la consultation.

3.4 *La prise en charge des frais*

Généralement, le traitement d'une maladie occasionne des frais qui peuvent varier de 50 à 200 francs CFA pour des feuilles achetées au marché à 25'000 francs CFA pour une simple hospitalisation au CHU de Treichville (sans compter les coûts de médicaments et d'examens). Beaucoup de patients n'arrivent pas à supporter cette charge financière tout seuls et, par conséquent, ont besoin d'aide. Souvent, il n'est pas facile de mobiliser le support nécessaire, comme le montrent les déclarations suivantes:

> La situation économique a fait qu'aujourd'hui, les gens sont devenus très réticents (un neveu de la femme qui est le chef du ménage 8 lors de l'enquête auprès des 100 ménages).
>
> Aujourd'hui, quand tu vas voir quelqu'un, il te dit y a pas l'argent [...] (un fils de la femme qui est le chef du ménage 59 lors de l'enquête auprès des 100 ménages).
>
> [...] beaucoup d'hommes n'arrivent plus à aider leurs camarades puisque quand tu parles de tes problèmes à une personne, elle te dit: «Ah, mon frère, où tu es, tu n'es plus enfant; il faut chercher à te débattre toi-même, tes propres problèmes» (le chef du ménage 85 lors de l'enquête auprès des 100 ménages).
>
> C'est lui-même [mon mari] qui est son patron [...]. Si ça va pas, c'est lui-même. On attend pas, [...] on appelle pas pour nous aider. C'est pas parce qu'on a pas des parents. On a des parents, mais aller voir quelqu'un et puis beaucoup de paroles à cause de combien qu'il va te donner, peut-être 10'000 francs ou bien 15'000 francs; il va parler jusqu'ààààà [...] [...] On a vu que vraiment c'est trop, donc quand ça va pas, on rentre dans notre coquille. Seulement qu'on prie notre Dieu pour que ça aille (Thérèse, l'épouse du chef du ménage 55, lors de l'enquête auprès des 100 ménages).

Malgré ces difficultés, plus de trois quarts des malades rencontrés dans les ménages (cf. Tableau 33, p. 228) et à peu près quatre cinquièmes des clients interrogés dans les FSU-com disaient avoir reçu de l'assistance financière (cf. Tableau 57, Annexe 3).

Tableau 33
Répartition des malades par rapport à l'aide financière (plusieurs réponses possibles)

	Total (n = 105)	%
Membre(s) du ménage	65	61,9
Parent(s) hors du ménage	14	13,1
Voisin(es)	1	1,0
Frère(s) et soeur(s) en Christ	1	1,0
Autre(s)[34]	6	5,7
Personne	24	22,9

Source: Enquête auprès de 100 ménages du 27 juillet au 9 septembre 2000

L'aide venant de l'extérieur du foyer était rare; seulement 22 patients rencontrés dans les ménages (soit 21 %) et 61 malades (soit 15,3 %) fréquentant une FSU-com rapportaient avoir bénéficié de l'aide financière d'un ou de plusieurs proches vivant hors du ménage. Le plus souvent, les membres du ménage devaient supporter les dépenses. C'est pour cela que plusieurs personnes interrogées lors de l'enquête auprès des 100 ménages nous disaient:

> En ville, chacun est dans son chacun[35] (le chef du ménage 85, une fille de la femme qui est le chef du ménage 23, l'épouse du chef du ménage 49,

34 Pour l'aide financière, le terme «autre(s)» inclut des assurances (mentionnées par 2 malades rencontrés dans les ménages), une mutuelle (1), l'Etat (1), la société où le patient travaille (1) et le patron (1). En ce qui concerne les clients des FSU-com, l'aide offerte par les «autre(s)» venait de la part d'une assurance (1), de «quelqu'un» (1), du mari de la mère (1) ou du neveu du mari (1).

35 Ceci ne semble pas être le cas dans l'environnement rural, au moins en ce qui concerne la commune d'Agou dans le département d'Adzopé (situé au sud-est de la Côte d'Ivoire). Marcellin Ayé (2000; cf. également Ayé et autres 2002) y a mené des enquêtes en janvier 1999 dans le but d'explorer l'influence de la solidarité financière sur la capacité d'avoir accès aux services de santé du secteur professionnel. Il apprenait que 74,1 % des chefs

une fille du chef du ménage 65 ainsi qu'une soeur de la femme qui est le chef du ménage 69 lors de l'enquête auprès des 100 ménages).

Les membres du ménage les plus sollicités par les malades interrogés à la maison étaient les pères (par 19 patients, soit 18,1 %), les maris ou copains (15, soit 14,3 %), les mères (6, soit 5,7 %) ou les deux parents en même temps (7, soit 6,7 %). En ce qui concerne les parents hors du foyer, c'étaient les frères qui s'engageaient le plus (dans 4 cas, soit 3,8 %), suivis des mères, des maris et des soeurs. Rarement une personne non-parente se chargeait des frais.[36]

Le fait d'être obligé de couvrir les dépenses tout seul n'était pas toujours considéré comme problème, comme le montre la déclaration suivante:

> [...] pour un palu, il n'y a pas de frais énormes, hein ! Dynamogène et une plaquette d'Aspirine, ça a tourné autour de 5'000 francs, hein. De toutes les façons, ça a suffit (le chef du ménage 18 lors de l'enquête auprès des 100 ménages).

---

des ménages interrogés avaient bénéficié de l'aide des proches ou de l'aide d'une association (ses résultats ne peuvent pas être comparés directement aux miens, parce qu'il s'intéressait à l'aide offerte au chef de ménage, tandis que moi, j'ai concentré mes recherches sur l'assistance offerte à la personne malade). Les proches qui étaient à la base de ce support financier étaient – selon Ayé – des parents et des amis dont la plus grande partie résidaient à Abidjan. Ayé (2000 :iii) en tirait la conclusion que « [l]a solidarité est [...]à la base d'une redistribution des ressources de la ville vers la compagne. » Effectivement, il y a beaucoup de personnes vivant en ville qui envoient de l'argent dans leur village d'origine. Plusieurs de mes amis ivoiriens le faisaient quand ils apprenaient qu'un de leur parent villageois était tombé gravement malade. En plus, nous avons rencontré plusieurs visiteurs dans les ménages interrogés qui étaient venus voir leurs parents à Abidjan dans l'intention de se faire soigner dans un hôpital en ville.

36 Au vu du pourcentage des jeunes de 14 ans ou moins beaucoup plus important dans le sondage tiré dans les FSU-com, la comparaison des deux échantillons ne peut pas être faite sans précaution. Pour les clients des centres de santé, les pères représentaient également la source de soutien la plus importante (citée par 107 malades, soit 26,8 %), suivis des mères (13,3 %) et des maris (7 %).

Pour d'autres patients, par contre, le manque de moyens financiers était déterminant pour le choix du traitement:[37]

> [...] on est allé chez les vendeuses parce que c'est moins cher. Avec 25 francs, on peut avoir des comprimés. On ne va pas à l'hôpital par manque d'argent (le chef du ménage 96 lors de l'enquête auprès des 100 ménages).
>
> Moi-même, je me suis décidé à aller chercher mon médicament. Un frère en Christ m'a dit un jour: «Est-ce que tu es allé à l'hôpital?» J'ai dit non parce que les feuilles me conviennent. Hôpital, c'est l'argent (Monsieur Okra, le chef du ménage 32, lors de l'enquête auprès des 100 ménages).

Albert Okra[38], un fils du chef du ménage 32 souffrant d'une hernie étranglée était même obligé de supporter des douleurs intenses parce que le traitement adéquat ne pouvait pas être réalisé à cause du manque d'argent:

> Nous sommes partis à l'hôpital, ils ont fait, ils ont examiné, mais on me dit de faire une prise de sang, un examen de sang d'abord pour voir ce que c'est. S'il y a lieu d'opérer, ils vont le faire. Or pour faire examen de sang, il faut de l'argent et papa n'a pas d'argent. Actuellement, le «vieux» est en train de voir comment faire pour avoir de l'argent et aller faire l'examen de sang; parce que je souffre énormément, franchement dit (Albert Okra lors de l'enquête auprès des 100 ménages).

Au regard du Tableau 34, on remarque que les jeunes patients de 14 ans ou moins rencontrés dans les foyers étaient tous pris en charge par des membres du ménage. Les sources principales d'argent étaient les pères (dans 44,4 % des cas, c'étaient eux qui couvraient les frais), les deux parents ensemble (22,2 %) ou la mère toute seule (14,8 %). Les pères étaient également les plus sollicités par les clients des FSU-com appartenant à la même tranche d'âge (ils intervenaient dans 42 % et les mères dans 19 % des cas). Au contraire de leur pendant interrogé dans les ménages, les jeunes malades fréquentant un des deux centres de santé pouvaient – dans 15 % des cas – bénéficier du support financier de la part des

37 Cf. également chapitre troisième, Tableau 14, p. 186.

38 Cf. paragraphe 5.1.3 de ce chapitre.

parents hors du foyer (cf. Tableau 58, Annexe 3). Je pense que c'était grâce à l'aide venue de cette source que l'accès à une FSU-com était devenu possible.

Tableau 34
Répartition des malades par rapport à l'aide financière croisée avec la variable «âge» (plusieurs réponses possibles)

	0–5 ans (n = 13)	*6–14 ans* (n = 14)	*15–55 ans* (n = 69)	*>55 ans* (n = 9)
Membre(s) du ménage	100 % (13)	100 % (14)	47,8 % (33)	55,6 % (5)
Parent(s) hors du ménage			13,0 % (9)	55,6 % (5)
Voisin(es)			1,4 % (1)	
Frère(s) et soeur(s) en Christ			1,4 % (1)	
Autre(s)			7,2 % (5)	11,1 % (1)
Personne			31,9 % (22)	22,2 % (2)

Source: Enquête auprès de 100 ménages du 27 juillet au 9 septembre 2000

En ce qui concerne les personnes de 15 à 55 ans, les maris s'engageaient plus souvent que les pères et satisfaisaient ainsi les attentes mises en eux (20,3 % contre 10,1 % pour les adultes malades rencontrés dans les ménages et 14 % contre 9,5 % dans les FSU-com).

Pour les personnes âgées interrogées lors de l'enquête auprès des ménages, finalement, les parents hors du foyer jouaient un rôle aussi important que les membres du ménage; 7 malades de cette tranche d'âge (soit 77,8 %) avaient reçu de l'aide financière de la part de leurs enfants. Les patients de plus de 55 ans fréquentant un centre de santé, par contre, devaient plus souvent couvrir les frais de la consultation eux-mêmes[39]; seulement 2 (soit 33,3 %) étaient pris en charge par un membre du ménage.

Les voisins, les frères et soeurs en Christ et autres intervenaient le plus souvent en ce qui concerne les adultes de 15 à 55

39 Il s'agissait de deux hommes qui étaient à la retraite et d'une femme qui travaillait encore toujours comme commerçante. J'ignore la source de revenu de la deuxième femme.

ans. Les amis, quant à eux, ne s'engageaient que pour les clients des FSU-com.

Tableau 35
Répartition des malades par rapport à l'aide financière croisée avec la variable «sexe» (plusieurs réponses possibles)

	Femmes ≥ *15* (n = 37)	*Hommes* ≥ *15* (n = 41)
Membre(s) du ménage	70,3 % (26)	29,3 % (12)
Parent(s) hors du ménage	21,6 % (8)	14,6 % (6)
Voisin(es)	2,7 % (1)	
Frère(s) et soeur(s) en Christ	2,7 % (1)	
Autre(s)		14,6 % (6)
Personne	10,8 % (4)	48,8 % (20)

Source: Enquête auprès de 100 ménages du 27 juillet au 9 septembre 2000

Le Tableau 35 révèle que les femmes interrogées dans les foyers recevaient plus facilement de l'aide que les hommes, surtout en ce qui concerne les membres de la famille. Ceci est principalement dû à l'engagement des maris et des pères. Seulement 4 femmes (soit 10,8 %) étaient laissées sans assistance contre 20 hommes (soit 48,8 %).

Cette tendance se montrait également chez les clients des FSU-com (cf. Tableau 59, Annexe 3), même si la différence entre les femmes qui devaient se débrouiller elles-mêmes (45, soit 31,5 %) et les hommes (28, soit 49,1 %) n'était pas aussi grande.

27 clientes des centres de santé qui n'avaient pas reçu d'aide financière (soit 60 %) étaient économiquement indépendantes (16 travaillaient p.ex. comme commerçantes, 3 comme couturières, 2 comme coiffeuses et 2 comme institutrices). 3 des 4 femmes laissées sans support dans les foyers vaquaient également à un métier. Une seule était salariée et avait les moyens d'aller voir un médecin dans une clinique.[40]

40 Deux autres étaient commerçantes, dont une prenait en charge toutes les dépenses de sa famille avec le peu qu'elle gagnait. Elle souffrait de la tuber-

Tableau 36
Répartition des malades par rapport à l'aide financière croisée avec la variable «niveau socio-économique» (plusieurs réponses possibles)

	A (= démuni) (n = 22)	*B* (= fraction inférieure de la couche moyenne) (n = 56)	*C* (= fraction supérieure de la couche moyenne) (n = 27)
Membre(s) du ménage	45,5 % (10)	64,3 % (36)	70,4 % (19)
Parent(s) hors du ménage	13,6 % (3)	14,3 % (8)	11,1 % (3)
Voisin(es)		1,8 % (1)	
Frère(s) et soeur(s) en Christ		1,8 % (1)	
Autre(s)		7,1 % (4)	7,4 % (2)
Personne	50,0 % (11)	16,1 % (9)	14,8 % (4)

Source: Enquête auprès de 100 ménages du 27 juillet au 9 septembre 2000

A travers le Tableau 36, on constate que le pourcentage de malades ayant reçu du support financier d'un membre du ménage augmentait conformément au niveau socio-économique, tandis que la proportion des parents hors du foyer venant en aide était plus ou moins stable. Un de nos interlocuteurs nous expliquait pourquoi il n'y a pas trop d'entraide dans les ménages démunis:

> [...] quand tu n'as pas les moyens, tu ne peux pas aider [...] (l'épouse du chef du ménage 20 lors de l'enquête auprès des 100 ménages).

La moitié des patients issus d'un ménage démuni devaient se charger des frais causés par la maladie eux-mêmes; ils étaient aussi les seuls à ne pas recevoir de l'assistance de personnes non-

---

culose et au début, elle allait au Centre AntiTuberculeux où elle recevait le traitement gratuitement. Par manque de moyens pour payer le transport, elle se tournait vers l'«indigénat» plus tard (cf. le cas de Clotilde Yadé présenté dans le paragraphe 5.1.1 de ce chapitre. La deuxième commerçante et la quatrième femme – une ménagère – pratiquaient l'automédication; une utilisait des comprimés conservés à la maison et l'autre allait en acheter chez une vendeuse ambulante.

parentes. De nouveau, ils fournissaient eux-mêmes des explications pour le peu de support qu'on leur donnait:

> [...] comme elle [la malade] prend des fois leurs crédits, elle rembourse pas [...] elle va, elle vient, elle demande crédit, et – bon – elle n'a pas les moyens pour rembourser, voilà [...] et c'est ça, on peut pas l'aider (Narcisse Yadé, le chef du ménage 83 par rapport à sa femme lors de l'enquête auprès des 100 ménages).

> Ils se disent que nous, quand ils vont nous donner, ils ne recevront rien de nous, donc ils veulent plus nous donner (Narcisse Yadé lors de l'enquête auprès des 100 ménages).

> [...] tout est devenu cher [...]. Maintenant, y a plus l'argent pour aider ta camarade. Si tu dis que non, l'argent qui est là, [...] je vais prendre pour aider ma camarade; après aussi, toi aussi, quand tu vas tomber malade [...], tu sais pas comment tu vas faire [...] si tu vas demander de l'argent, si ils vont te donner [...] (la femme qui est le chef du ménage 71 lors de l'enquête auprès des 100 ménages).

Parmi les clients des FSU-com, il y avait également des personnes qui avaient apparemment des problèmes financiers, mais elles étaient moins nombreuses que parmi les malades interrogés dans les ménages. Une mère quittait le centre de santé pour manque d'argent sans que les brûlures de son fils aient été soignées. Deux autres m'informaient que plusieurs de leurs enfants étaient malades et qu'elles n'avaient pas les moyens pour les amener tous à la FSU-com.

Dans l'ensemble, on peut constater que – bien souvent – une maladie a pour conséquence la mobilisation de ressources financières. Plus de trois quarts des patients rencontrés lors de l'enquête auprès des ménages et un peu moins de quatre cinquièmes des clients interrogés dans les FSU-com pouvaient bénéficier d'un support matériel. Les hommes s'engageaient plus dans ce domaine que les femmes (environ 2/3 contre 1/3 dans les deux échantillons), particulièrement les pères et les maris. Généralement, l'aide était mobilisée au sein du ménage; l'assistance venant de l'extérieur était rare (à peu près un cinquième des malades rencontrés à la maison et un septième des clients interrogés dans les centres de santé pouvaient en profiter). Parmi les bénéficiaires du support financier, le pourcentage de femmes adultes était supérieur à celui des hommes de la même génération.[41] Une fois de plus, le niveau socio-économique est un facteur discriminant en ce qui concerne l'aide financière: plus il est bas, moins de support est offert.

3.5 *L'accompagnement pour le traitement*

Bien souvent, un malade ne dispose pas de toute sa force physique et intellectuelle. Dans une telle situation, la compagnie d'une personne sur laquelle il peut s'appuyer en se déplaçant ou qui se fait expliquer la prise de médicaments prescrits à sa place peut être importante. En cas d'hospitalisation dans un CHU, il est même indispensable que le patient ait quelqu'un à ses côtés pour se charger, p.ex., de ses soins corporels, de l'achat de médicaments à la pharmacie ou de la transmission des tubes de sang au laboratoire.

Lors de l'enquête auprès de 100 ménages nous avons rencontré 11 malades qui avaient été hospitalisés dans un CHU. Deux ne faisaient rien contre leur problèmes de santé[42] et 7 n'avaient pas été interrogés sur ce point, même qu'ils avaient consulté quelqu'un. Vu le nombre important de patients qui étaient restés à la maison pour le traitement, ce nombre figure au bas des Tableaux 37–40.

Le Tableau 37 (p. 236) montre que la majorité des malades rencontrés dans les foyers qui avaient consulté quelqu'un (57, soit 86,4 %) l'avaient fait accompagnés. En ce qui concerne les clients des FSU-com, ce pourcentage était légèrement plus bas (78,2 %) (cf. Tableau 60, Annexe 3).

41 Ayé et autres (2002: 1937, 1941) soulignaient également que les femmes malades obtenaient plus souvent du support financier que les hommes.

42 Il s'agit d'une femme qui se plaignait de la migraine liée aux menstrues et d'un homme qui est sourd-muet.

Tableau 37
Répartition des malades par rapport à l'accompagnement
(plusieurs réponses possibles)

	Total (n = 66)	%
Membre(s) du ménage	51	77,3
Parent(s) hors du ménage	9	13,6
Ami(es)	1	1,5
Voisin(es)	1	1,5
Compagnon(s) de travail	1	1,5
Frère(s) et soeur(s) en Christ	1	1,5
Autre(s)	1	1,5
Personne	9	13,6
Traitement fait à la maison (% par rapport à tous les 112 malades rencontrés dans les ménages)	37	33 %

Source: Enquête auprès de 100 ménages du 27 juillet au 9 septembre 2000

Les personnes les plus actives dans ce domaine étaient une fois de plus les membres du ménage et particulièrement les mères (c'étaient elles qui avaient accompagné 16 patients interrogés à la maison, soit 24,2 %, et 114 malades venant aux centres de santé, soit 28,5 %). Les pères (6, soit 9,1 %), les maris (6, soit 9,1 %) et les deux parents ensemble (4, soit 6,1 %) jouaient un rôle assez important pour les patients rencontrés à la maison. 5 malades de cet échantillon (soit 7,6 %) partaient en compagnie de leurs épouses ou de leurs copines.

Les parents hors du ménage, les amis, les voisins et autres se chargeaient rarement de cette tâche.

Les malades des deux échantillons qui n'avaient pas été accompagnés souffraient généralement d'affections qui ne les immobilisaient pas trop (p. ex. d'un début du paludisme, de la hypertension ou d'une maladie cutanée).

Un tiers des personnes malades rencontrées lors de l'enquête auprès des ménages (37, soit 33 %) avait suivi un traitement à la maison sans consulter quelqu'un. Monsieur Aky (cf. paragraphe 5.1.2 de ce chapitre) et Monsieur Okra (cf. paragraphe 5.1.3), p.ex., se soignent généralement à la maison, et Monsieur Konan ne devait pas sortir de son foyer non plus au cours de sa maladie décrite dans le paragraphe 5.2.1.

Tableau 38
Répartition des malades par rapport à l'accompagnement croisée avec la variable «âge» (plusieurs réponses possibles)

	0–5 ans (n = 12)	*6–14 ans* (n = 8)	*15–55 ans* (n = 40)	*>55 ans* (n = 6)
Membre(s) du ménage	100,0 % (12)	100,0 % (8)	65,0 % (26)	83,3 % (5)
Parent(s) hors du ménage			15,0 % (6)	50,0 % (3)
Ami(es)			2,5 % (1)	
Voisin(es)			2,5 % (1)	
Compagnon(s) de travail			2,5 % (1)	
Frère(s) et soeur(s) en Christ			2,5 % (1)	
Autre(s)			2,5 % (1)	
Personne			20,0 % (8)	16,7 % (1)
Traitement fait à la maison (% par rapport au total des malades de cette tranche d'âge rencontrés dans les ménages)	14,3 % (2)	35,7 % (5)	36,0 % (27)	33,3 % (3)

Source: Enquête auprès de 100 ménages du 27 juillet au 9 septembre 2000

Le Tableau 38 révèle que le nombre d'enfants de 5 ans ou moins qui n'avaient pas quitté la maison pour une consultation était inférieur à celui des personnes appartenant aux autres tranches d'âge. En ce qui concerne ceux qui étaient allés voir quelqu'un, on constate que tous les jeunes jusqu'à l'âge de 14 ans avaient été accompagnés par un cohabitant (le plus souvent par la mère), ainsi que la majorité des personnes âgées. Tandis que cette tranche d'âge était la plus soutenue par les parents vivant hors du foyer, seulement les adultes de 15 à 55 ans pouvaient recourir aux services des amis, voisins et autres.

Les résultats obtenues parmi les clients des FSU-com montrent les mêmes tendances, sauf que les parents hors du ménage et autres étaient également intervenus en faveur des jeunes (cf. Tableau 61, Annexe 3).

A travers le Tableau 39, on remarque que les hommes étaient plus souvent restés à la maison pour le traitement que leur pendant féminin (43,2 % contre 27,5 %). En même temps, on peut constater que le pourcentage des hommes et des femmes que nous avons rencontrés dans les ménages et qui étaient partis seuls pour la consultation ne différait pas beaucoup: 23,8 % des hommes s'abstenaient de compagnie comparés à 16 % des femmes.

Tableau 39
Répartition des malades par rapport à l'accompagnement croisée avec la variable «sexe» (plusieurs réponses possibles)

	Femmes ≥ 15 (n = 25)	*Hommes ≥ 15* (n = 21)
Membre(s) du ménage	64,0 % (16)	71,4 % (15)
Parent(s) hors du ménage	20,0 % (5)	19,0 % (4)
Ami(es)	4,0 % (1)	
Voisin(es)		4,8 % (1)
Compagnon(s) de travail	4,0 % (1)	
Frère(s) et soeur(s) en Christ	4,0 % (1)	
Autre(s)		4,8 % (1)
Personne	16,0 % (4)	23,8 % (5)
Traitement fait à la maison (% par rapport au total des femmes et des hommes >15 rencontrés dans les ménages)	27,5 % (11)	43,2 % (19)

Source: Enquête auprès de 100 ménages du 27 juillet au 9 septembre 2000

En ce qui concerne les patients interrogés dans les FSU-com, ce chiffre était plus élevé pour les deux genres (45,6 % d'hommes contre 42,7 % de femmes) (cf. Tableau 62, Annexe 3). L'hypothèse que je formule à ce sujet est que 28,6 % des malades rencontrés dans les ménages avaient consulté plusieurs personnes au cours de leur affection (ce qui montre que leur problème de santé était plutôt grave) et ils avaient offert – à la différence des patients interrogés aux centres de santé– plusieurs occasions de les accompagner; les derniers étaient uniquement demandés après l'accompagnement lors de cette visite.

Au regard du Tableau 40, on réalise que les malades issus d'un ménage appartenant au niveau socio-économique A étaient ceux qui avaient le plus souvent renoncé à une consultation hors du foyer (60,9 % contre 22 % au niveau B et 33,3 % au niveau C). Souvent ils avançaient le manque de moyens financiers comme raison pour ce choix. Ceci était p.ex. le cas de Monsieur Okra, le chef du ménage 32 (cf. paragraphe 5.1.3).

Tableau 40
Répartition des malades par rapport à l'accompagnement croisée avec la variable «niveau socio-économique» (plusieurs réponses possibles)

	A (= démuni) (n = 8)	*B* (= fraction inférieure de la couche moyenne) (n = 41)	*C* (= fraction supérieure de la couche moyenne) (n = 17)
Membre(s) du ménage	75,0 % (6)	80,5 % (33)	70,6 % (12)
Parent(s) hors du ménage	25,0 % (2)	14,6 % (6)	5,9 % (1)
Ami(es)		2,4 % (1)	
Voisin(es)			5,9 % (1)
Compagnon(s) de travail	12,5 % (1)		
Frère(s) et soeur(s) en Christ		2,4 % (1)	
Autre(s)		2,4 % (1)	
Personne	12,5 % (1)	9,8 % (4)	23,5 % (4)
Traitement fait à la maison (% par rapport au total des malades rencontrés dans les ménages appartenant à ce niveau)	60,9 % (14)	22,0 % (13)	33,3 % (10)

Source: Enquête auprès de 100 ménages du 27 juillet au 9 septembre 2000

Le pourcentage des personnes parties seules pour la consultation était le plus grand chez les patients issus d'un ménage de la fraction supérieur de la couche moyenne. Ils souffraient de la hypertension artérielle (2 malades), du paludisme (1) ou du ballonnement (1).

En récapitulant ce paragraphe, on peut dire que les malades ayant décidé d'aller consulter quelqu'un et ayant de la peine à se déplacer pouvaient tous partir accompagnés d'un proche. Une fois de plus, les membres du ménage – et particulièrement les mères – rendaient ce service le plus souvent. Seulement un cinquième de tous les patients interrogés pouvaient bénéficier de l'accompagnement par une personne non-parente ou un parent vivant hors du foyer.

En ce qui concerne les traitements faits à la maison, on remarque que les enfants de 5 ans ou moins étaient rarement traités sans avoir recours à quelqu'un d'autre. Le sexe était un facteur discriminant de telle façon que les hommes avaient plus souvent décidé de rester à la maison que les femmes. La plus grande différence se montrait par rapport aux niveaux socio-économiques: les malades démunis étaient ceux qui choisissaient le plus fréquemment de se soigner sans aide de l'extérieur.

3.6 Les soins du malade

Une maladie est souvent liée à un affaiblissement, un manque d'appétit et une indisposition générale. Le moindre travail peut signifier un effort énorme pour la personne touchée ou même une entreprise impossible. La présence de quelqu'un qui se préoccupe du malade en prenant soins de lui peut lui faire du bien et l'aider à vite guérir.

Le terme «soins» est très vaste et peut inclure beaucoup de choses. Soigner quelqu'un peut vouloir dire s'occuper de l'hygiène de son corps, p.ex. en lui chauffant de l'eau pour sa douche ou en le lavant complètement. Mais cela peut aussi signifier s'occuper de son alimentation en lui préparant de la nourriture particulière (« [...] parce que je peux pas manger les vraies nourritures-là [...] » (l'épouse du chef du ménage 43 lors de l'enquête auprès des 100 ménages)) ou en lui donnant à manger et à boire. Le contrôle de la prise de médicaments ou la préparation du médicament même est également une tâche importante: couper des feuilles, préparer de décoctions, écraser le médicament, faire un lavement ou masser le malade. En plus, le terme « soins » inclut toutes les autres actions qui visent à préserver la vie de la personne affectée et à amoindrir sa souffrance.

Généralement, ce sont des membres du ménage qui assurent la responsabilité des soins comme le montre le Tableau 41 par rapport aux malades interrogés dans les ménages. Les clients des FSU-com n'ont pas été interrogés sur ce sujet.

Tableau 41
Répartition des malades par rapport aux soins (plusieurs réponses possibles)

	Total (n = 105)	%
Membre(s) du ménage	79	75,2
Parent(s) hors du ménage	13	12,4
Amie(s)	2	1,9
Voisine(s)	1	1,0
Frère(s) et soeur(s) en Christ	1	1,0
Personne	14	13,3

Source: Enquête auprès de 100 ménages du 27 juillet au 9 septembre 2000

86,8 % des malades interrogés dans les ménages indiquaient qu'une femme s'était occupée d'eux; dans le cas de 14 patients (soit 13,3 %), un homme s'était chargé de cette tâche. Les personnes les plus actives dans ce domaine étaient les mères (21 % des malades avaient été soignés par elles), les épouses (15,2 %), les soeurs et belles-soeurs (16,2 %) et les filles et belles-filles (9,5 %). Les membres du ménage s'engageaient le plus, mais plusieurs patients étaient soignés par des parents hors du foyer qui venaient leur rendre visite ou qui restaient auprès d'eux. Le fait que les amis, les voisins et autres intervenaient rarement pour les soins donne à entendre qu'il s'agit là d'une affaire plutôt privée qui doit être normalement prise en charge par la famille.

Le nombre de personnes qui devaient se débrouiller seules pour résoudre leurs problèmes de santé est bas (14, soit 13,3%). Elles avaient toutes entre 15 et 55 ans (cf. Tableau 42).

Tableau 42
Répartition des malades par rapport aux soins croisée avec la variable «âge» (plusieurs réponses possibles)

	0–5 ans (n = 14)	*6–14 ans* (n = 14)	*15–55 ans* (n = 68)	*>55 ans* (n = 9)
Membre(s) du ménage	100,0% (14)	100,0% (14)	63,2% (43)	88,9% (8)
Parent(s) hors du ménage	7,1% (1)		13,2% (9)	33,3% (3)
Amie(s)			1,5% (1)	11,1% (1)
Voisine(s)			1,5% (1)	
Frère(s) et soeur(s) en Christ			1,5% (1)	
Personne			20,6% (14)	

Source: Enquête auprès de 100 ménages du 27 juillet au 9 septembre 2000

Soigner quelqu'un peut prendre beaucoup de temps et d'énergie et peut avoir des conséquences, comme l'atteste l'exemple d'une jeune commerçante vivant seule avec son petit garçon:

> C'est moi qui faisais tout: le laver, le purger, lui donner à manger; je ne vendais même pas [...] (la femme qui est le chef du ménage 50 lors de l'enquête auprès des 100 ménages).

Elle ne vendait pas, alors elle n'avait pas de revenu. Heureusement, la maladie du petit ne persistait pas.

Tableau 43
Répartition des malades par rapport aux soins croisée avec la variable « sexe » (plusieurs réponses possibles)

	Femmes ≥ *15* (n = 37)	*Hommes* ≥ *15* (n = 40)
Membre(s) du ménage	48,6 % (18)	80,0 % (32)
Parent(s) hors du ménage	24,3 % (9)	7,5 % (3)
Amie(s)		5,0 % (2)
Voisine(s)		2,5 % (1)
Frère(s) et soeur(s) en Christ	2,7 % (1)	
Personne	24,3 % (9)	12,5 % (5)

Source: Enquête auprès de 100 ménages du 27 juillet au 9 septembre 2000

A travers le Tableau 43 on constate que le pourcentage des patients masculins ayant reçu des soins est plus grand que celui des malades féminins, en particulier en ce qui concerne les membres du ménage. 25 de ces hommes (soit 62,5 %) étaient les chefs du foyer mêmes, dont 17 étaient soignés par leur épouse ou leur copine.

Les raisons qui avaient amené les femmes à s'occuper de leurs compagnons étaient dans la majorité des cas émotionnelles (« Je l'ai fait par amour » (Thérèse, l'épouse du chef du ménage 55, lors de l'enquête auprès des 100 ménages)), mais des fois aussi pratiques :

> [...] ma femme [...], elle pleurait chaque matin pour dire que si vraiment que tu meurs, qui est-ce qui s'occupera des enfants (Monsieur Konan, le chef du ménage 31, lors de l'enquête auprès des 100 ménages).

> [...] il n'a qu'à être en bonne santé, comme ça il va s'occuper de la famille (l'épouse du chef du ménage 63 lors de l'enquête auprès des 100 ménages).

Les femmes, quant à elles, recevaient plus de support des parents hors du ménage que les hommes. Il s'agissait avant tout de patientes qui étaient gravement malades ou qui vivaient seules avec leurs maris (sans ou avec des petits enfants).

Tableau 44
Répartition des malades par rapport aux soins croisée avec la variable «niveau socio-économique» (plusieurs réponses possibles)

	A (= démuni) (n = 22)	*B* (= fraction inférieure de la couche moyenne) (n = 57)	C (= fraction supérieure de la couche moyenne) (n = 26)
Membre(s) du ménage	54,5 % (12)	77,2 % (44)	88,5 % (23)
Parent(s) hors du ménage	9,1 % (2)	15,8 % (9)	7,7 % (2)
Ami(es)		1,8 % (1)	3,8 % (1)
Voisin(es)		1,8 % (1)	
Frère(s) et soeur(s) en Christ		1,8 % (1)	
Personne	36,4 % (8)	8,8 % (5)	3,8 % (1)

Source: Enquête auprès de 100 ménages du 27 juillet au 9 septembre 2000

Le Tableau 44 révèle que la plupart des patients qui se débrouillaient seuls étaient issus d'un ménage appartenant au niveau socio-économique A. Particulièrement les membres du ménage s'engageaient moins dans ce groupe, ce qui peut partiellement être expliqué par le fait que deux malades logeaient seuls et deux autres étaient avec leurs maris et des enfants de bas âge.

Si on regarde la proportion d'hommes et de femmes dans les différents niveaux socio-économiques, on remarque qu'au niveau A autant d'hommes que de femmes étaient restés sans soins; au niveau B, la proportion était un homme contre 4 femmes et au niveau C, une femme seulement devait se passer d'aide pour les soins.

Dans l'ensemble on peut constater que les soins d'un malade étaient le plus souvent pris en charge par des femmes, qui étaient – dans la majorité des cas – des membres du ménage. Les parents hors du foyer s'engageaient généralement quand la maladie était grave ou quand une femme vivait seule avec son mari ou avec des enfants de bas âge. Le niveau socio-économique influençait l'offre de soins de telle façon qu'on s'occupait moins des personnes démunies.

3.7 *Le remplacement dans les devoirs quotidiens*

Quand la maladie atteint son point culminant, la personne affectée doit souvent renoncer à vaquer à ses activités quotidiennes. Rien ne se fait et ceci peut causer des soucis supplémentaires au patient. Tous les malades n'étaient pas aussi chanceux que cette femme qui nous racontait :

> J'étais alitée tout le temps. Celui qui vient me rendre visite, s'il trouve des habits sales, il les lave, ou quelque chose comme ça. [...] En fait, mon problème même, c'était mes filles. Des amies à moi venaient de temps en temps s'occuper d'elles ; l'époux de mon amie venaient les chercher pour les déposer en voiture, mon amie même venait de temps en temps préparer pour nous [...] (la femme qui est le chef du ménage 74 lors de l'enquête auprès des 100 ménages).

Beaucoup de personnes interrogées – surtout des hommes – nous disaient qu'il n'avait pas été possible de les remplacer[43] :

> Qui va me remplacer ? Personne ne pouvait le faire ! Ce n'est pas un travail de champ pour dire : « Voilà où je suis arrivé. Viens continuer ! » Puisque c'est un travail intellectuel, je ne peux pas dire à quelqu'un : « Voilà où je suis arrivé, il faut aller poursuivre » (le neveu de la femme qui est le chef du ménage 8 lors de l'enquête auprès des 100 ménages ; le neveu est délégué commercial).
>
> [...] je suis dans un garage, je travaille pour moi-même. Donc si je ne suis pas là, [...] il n'y a plus personne » (un neveu du chef du ménage 19 lors de l'enquête auprès des 100 ménages).

L'absence du lieu de travail peut entraîner des conséquences économiques :

> [...] lui-même [...] est son patron. Donc pendant une semaine qu'il a fait à la maison ici, le peu qu'il avait économisé, c'est ce qu'on a utilisé (Thérèse, l'épouse du chef du ménage 55, lors de l'enquête auprès des 100 ménages).

43 C'est pour cette raison que les réponses n'ont pas pu être analysées statistiquement.

La maladie avait alité cet homme pendant une semaine; ensuite il put reprendre ses activités. Une affection chronique, par contre, peut avoir des effets plus graves encore:

> Personne. Qui va aller au champ? Je suis seul, j'ai tout abandonné. Quand je récolte, je trouvais un peu d'argent, mais maintenant, y a rien (Monsieur Koffi, le chef du ménage 26, lors de l'enquête auprès des 100 ménages).

Monsieur Koffi[44], qui souffre de diabète et de rhumatisme, n'est plus capable de travailler. Cela oblige son épouse à prendre en charge toute la famille avec ce qu'elle gagne en tant que commerçante. Dans une telle situation où on n'arrive plus à satisfaire les attentes auxquelles un homme est confronté dans la société ivoirienne, il peut être d'une grande nécessité d'avoir des personnes qui offrent du soutien émotif aidant ainsi à supporter la honte qu'on ressent et à monter le moral.

3.8 Le support émotif

Les relations sociales – ou plutôt le support émotif qu'elles offrent – peuvent exercer une grande influence sur la santé. Ce fait avait déjà été montré par Emile Durkheim dans son étude sur «Le suicide» (1995, publiée pour la première fois en 1897). Un proche qui témoigne de la compassion dans des moments difficiles, qui a l'oreille attentif et donne de l'espoir au patient peut l'aider à maîtriser la situation de crise que la maladie représente pour lui en amoindrissant psychologiquement la menace. Un de nos interlocuteurs le formulait ainsi:

> [...] presque tous les voisins, hein [...] ils venaient, ils venaient saluer. En tout cas là, là, il y a pas de problème. Ils venaient saluer, ils montent la moral. Surtout celui du milieu, là ôôôh [...], même si tu veux mourir même, s'il vient te faire monter moral-là même, tu n'es plus d'accord pour mourir» (le chef du ménage 45 lors de l'enquête auprès des 100 ménages).

44 Son histoire est présentée dans le paragraphe 4.1 de ce chapitre.

Le support émotif peut s'exprimer de différentes manières : rendre visite au malade, s'enquérir de l'évolution de sa santé, lui apporter des petites gourmandises ou des fruits, lui donner des conseils, le réconforter ou lui remonter le moral. Les visites chez un proche qui est souffrant représentent une obligation morale; cela se fait tout simplement.[45] Rares étaient les personnes qui pensaient qu'elles n'avaient pas eu de visites lors de leur maladie parce qu'on ne voulait vraiment pas venir les voir ; la grande majorité excusait ce comportement de telle sorte que les parents ou les amis n'avaient pas eu le temps ou n'avaient pas appris qu'elles étaient souffrantes.

Le Tableau 45 montre que – effectivement – la plupart des patients interrogés dans les ménages avait reçu du soutien moral (91, soit 85 %) ; les chiffres concernant les clients des FSU-com correspondent à ceci: 339 parmi eux (soit 84,8 %) avaient été réconfortés (cf. Tableau 63, Annexe 3).

Tableau 45
Répartition des malades par rapport au support émotif
(plusieurs réponses possibles)

	Total (n = 107)	%
Membre(s) du ménage	37	34,6
Parent(s) hors du ménage	22	20,6
Ami(es)	21	19,6
Voisin(es)	17	15,9
Compagnon(s) de travail	3	2,8
Frère(s) et soeur(s) en Christ	4	3,7
Autre(s)	7	6,5
Personne	16	15,0

Source: Enquête auprès de 100 ménages du 27 juillet au 9 septembre 2000

45 Plusieurs fois, j'ai accompagné des amis qui allaient rendre visite à un proche, et quand moi, j'étais malade, je pouvais bénéficier de ces visites de ma part.

Au contraire des autres genres d'aide commentés ci-dessus, les amis, les voisins, les compagnons de travail, les frères et soeurs en Christ et autres étaient ceux qui offraient le plus de support moral: 50 malades rencontrés dans les ménages (soit 46,7%) et 234 patients interrogés dans les centres de santé (soit 58,5%) avaient reçu du soutien émotif de ce côté; particulièrement de la part des amis et des voisins. Beaucoup de patients mentionnaient la famille en général comme source de soutien (20 malades interrogés à la maison, soit 18,7%, et 145, soit 36,3% des clients des FSU-com) sans dénommer des personnes individuelles. La répartition des membres de la famille qui avaient offert de support moral selon le sexe peut se faire – à cause de cela – seulement par rapport aux malades rencontrés dans les ménages. Ici, les femmes s'engageaient plus dans ce domaine que les hommes. 35 patients étaient réconfortés par des femmes et 20 par des hommes.

Tableau 46
Répartition des malades par rapport au support émotif avec la variable «âge» (plusieurs réponses possibles)

	0–5 ans (n = 14)	*6–14 ans* (n = 13)	*15–55 ans* (n = 71)	*>55 ans* (n = 9)
Membre(s) du ménage	35,7% (5)	61,5% (8)	32,4% (23)	11,1% (1)
Parent(s) hors du ménage	28,6% (4)		21,1% (15)	33,3% (3)
Ami(es)		15,4% (2)	22,5% (16)	33,3% (3)
Voisin(es)	35,7% (5)	23,1% (3)	11,3% (8)	11,1% (1)
Compagnon(s) de travail			4,2% (3)	
Frère(s) et soeur(s) en Christ			5,6% (4)	
Autre(s)		7,7% (1)	5,6% (4)	22,2% (2)
Personne			19,7% (14)	22,2% (2)

Source: Enquête auprès de 100 ménages du 27 juillet au 9 septembre 2000

Au regard du Tableau 46, on constate que les malades de toutes les tranches d'âge interrogés dans les ménages avaient reçu du soutien moral des personnes non-parentes. C'était également le cas des clients des centres de santé où le pourcentage d'aide provenant de ce côté était même plus élevé (cf. Tableau 64, Annexe 3).

En particulier les voisins et les amis intervenaient dans ce sens. A peu près la moitié des patients de 6 à 55 ans de cet échantillon mentionnaient les amis comme source de soutien, et les voisins avaient remonté le moral à environ un cinquième des malades de toutes les tranches d'âge. Pour les adultes de 15 ans ou plus rencontrés dans les ménages, les amis étaient également la source de support émotif la plus importante parmi les personnes non-parentes. Les voisins, quant à eux, s'engageaient beaucoup en faveur de tout le monde, mais particulièrement pour les plus petits. L'engagement des voisins était considéré comme normalpar la plupart de nos interlocuteur:

> Bon, en Afrique c'est comme ça, hein! C'est normal quand quelqu'un est souffrant si [...] déjà nous sommes voisins, c'est comme nous sommes [...] de la même famille, frère et soeur.[46] Donc si y a quelqu'un qui est en difficulté, honnêtement, on n'a pas besoin de demander à ce que tu partes le voir [...] (le chef du ménage 5 lors de l'enquête auprès des 100 ménages).

Quelques malades avaient fait des expériences contraires, comme le montre la déclaration d'une personne interrogée:

> Ici même, quelqu'un peut tomber malade, c'est peut-être votre cadre seulement, dans la cour à la maison qui va s'occuper; le voisin, lui, il est là-bas, il ne peut même pas te direbonsoir, «yako» (un neveu de la femme qui est le chef du ménage 8 lors de l'enquête auprès des 100 ménages).

Le Tableau 47 (p. 250) révèle que les femmes restées sans réconfort dans les ménages étaient moins nombreuses que les hommes (8,1 % contre 30,2 %). Elles avaient reçu plus de support des membres du foyer et de la part des personnes non-parentes.

46 Pour exprimer l'intimité des liens et l'estime qu'on ressent envers les amis, ceux-ci sont souvent appelés «frère» ou «soeur».

Tableau 47
Répartition des malades par rapport au support émotif avec la variable «sexe» (plusieurs réponses possibles)

	Femmes ≥ 15 (n = 37)	*Hommes ≥ 15* (n = 43)
Membre(s) du ménage	35,1 % (13)	23,3 % (10)
Parent(s) hors du ménage	21,6 % (8)	20,9 % (9)
Ami(es)	24,3 % (9)	23,3 % (10)
Voisin(es)	13,5 % (5)	9,3 % (4)
Compagnon(s) de travail	2,7 % (1)	4,7 % (2)
Frère(s) et soeur(s) en Christ	5,4 % (2)	4,7 % (2)
Autre(s)	5,4 % (2)	2,3 % (1)
Personne	8,1 % (3)	30,2 % (13)

Source: Enquête auprès de 100 ménages du 27 juillet au 9 septembre 2000

Les résultats obtenus par l'analyse des réponses des clients des FSU-com montrent les mêmes tendances mais elles sont plus équilibrés par rapport à l'aide reçue par les deux genres: 17,5 % de femmes contre 22,8 % des hommes n'avaient pas reçu de soutien moral (cf. Tableau 65, Annexe 3).

Tableau 48
Répartition des malades par rapport au support émotif avec la variable «niveau socio-économique» (plusieurs réponses possibles)

	A (= démuni) (n = 23)	*B* (= fraction inférieure de la couche moyenne) (n = 56)	*C* (= fraction supérieure de la couche moyenne) (n = 28)
Membre(s) du ménage	8,7 % (2)	41,1 % (23)	42,9 % (12)
Parent(s) hors du ménage	13,0 % (3)	23,2 % (13)	21,4 % (6)
Ami(es)	13,0 % (3)	21,4 % (12)	21,4 % (6)
Voisin(es)	17,4 % (4)	19,6 % (11)	7,1 % (2)
Compagnon(s) de travail	4,3 % (1)	1,8 % (1)	3,6 % (1)
Frère(s) et soeur(s) en Christ	8,7 % (2)	1,8 % (1)	3,6 % (1)
Autre(s)	13,0 % (3)	5,4 % (3)	3,6 % (1)
Personne	34,8 % (8)	8,9 % (5)	10,7 % (3)

Source: Enquête auprès de 100 ménages du 27 juillet au 9 septembre 2000

Au regard du Tableau 48 on remarque que – comme d'habitude – les malades vivant dans un ménage démuni pouvaient le moins compter sur le support émotif d'autrui. Ce qui est étonnant est le fait que la différence se manifeste surtout au niveau des membres du ménage. Ils ne s'engageaient guère pour les patients démunis. Cela ne peut pas être expliqué par le petit nombre de cohabitants : un seul malade vivait isolé et un autre avec son fils de cinq ans seulement ; le reste était issu d'un ménage avec plusieurs membres.

Par rapport aux personnes non-parentes, il n'y a pas autant de divergence. On constate que les patients appartenant au niveau socio-économique C avaient reçu le moins de soutien moral de ce côté (11, soit 39,3 % se faisaient monter le moral par des proches sans liens de parenté comparé à 50 % au niveau B et à 56,5 % au niveau A). La différence était la plus grande en ce qui concerne le support offert par les voisins. Ce phénomène peut être dû au fait que beaucoup de personnes appartenant au niveau socio-économique C vaquent à une occupation hors du quartier (tels que le travail ou les études). Le peu de temps qu'elles passent à la maison ne leur permet pas d'entretenir des relations de voisinage très intenses.

D'une façon récapitulative, on peut retenir que la grande majorité des patients a reçu du support émotif au cours de la maladie. Les personnes non-parentes – et en particulier les amis et les voisins – jouaient un rôle très important dans ce domaine. Ceci confirme la déclaration « [...] les amis, c'est surtout l'axe moral » (l'épouse du chef du ménage 64 lors d'un entretien le 18.12.00) déjà citée auparavant.

Une fois de plus, le niveau socio-économique influençait l'aide offerte de telle sorte que les patients issus d'un ménage démuni recevaient moins de support.

Les malades interrogés lors de l'enquête auprès de 100 ménages avaient plus souvent bénéficié de soutien moral offerte par une femme de leur famille que par un homme. Mais les femmes ne s'engageaient pas seulement plus pour donner du support à d'autrui, c'étaient aussi elles qui étaient plus soutenues.

3.9 Vue d'ensemble de l'aide

L'analyse de l'aide que les malades des deux échantillons ont reçu montre que – au total – beaucoup d'entre eux pouvaient bénéficier de support, mais le nombre de ceux qui n'étaient pas soutenus est assez important. En ce qui concerne l'aide financière, p. ex., il s'agit à peu près d'un cinquième des patients (cf. Tableaux 49 et 50, p. 254–255).

Dans la plupart des cas, l'assistance venait de la part des membres du ménage. L'engagement des proches (parents ou non) vivant hors du foyer primait seulement pour le soutien émotif. Dans les autres domaines, le pourcentage de malades profitant de l'aide venant de cette source variait de environ 13% en ce qui concerne l'identification de l'affection à un peu plus de 25% pour le traitement à suivre.

L'étendue du support diminue, si on ne prend en compte que les personnes non-parentes (en excluant les spécialistes professionnels qui intervenaient souvent dans l'identification de la maladie et dans le traitement). Sans doute, elles offraient du soutien émotif à beaucoup de patients, mais dans les autres domaines, elles s'engageaient peu.

Pour la distribution des rôles de bienfaisance entre hommes et femmes parmi les membres de la famille, on peut constater que l'identification de la maladie, l'offre des soins et le support moral étaient plutôt du ressort féminin, tandis que l'aide financière était plus souvent prise en charge par des hommes. Ceci correspond aux attentes exprimées par nos interlocuteurs.[47]

En examinant l'influence du genre sur la réception de l'aide, on observe que les femmes sont généralement plus supportées

47 Cf. paragraphe 2 de ce chapitre.

que les hommes. Uniquement en ce qui concerne les soins, les patientes rencontrées dans les ménages étaient moins soutenues que leur pendant masculin; les clientes des FSU-com, quant à elles, recevaient légèrement moins d'aide à identifier la maladie que les hommes. La différence entre les deux sexes se montre le plus clairement pour l'aide financière. Tandis qu'à peu près la moitié des hommes malades se débrouillaillent seuls pour couvrir les frais, le pourcentage de femmes dans cette situation variait de 10,8% pour l'échantillon interrogé dans les ménages à 32,1% pour les clientes des FSU-com.

Le fait que tous les jeunes de 14 ans ou moins ont reçu de l'aide (hormis quelques rares exceptions dans les deux centres de santé) montre l'estime que la population interrogée a pour ses enfants; un phénomène que j'ai également rencontré lors de l'observation participative.[48]

L'analyse des données montre que les personnes démunies recevaient moins de support pour n'importe quel genre d'aide à l'exception de l'accompagnement; là encore, il faut dire que le pourcentage de patients qui avaient décidé de suivre un traitement à la maison était le plus élevé dans ce niveau socio-économique. Cette observation permet de conclure que le capital économique est étroitement lié à la capacité d'accumuler du capital social et de mobiliser des ressources venant de ce côté; non seulement des ressources financières, mais aussi des ressources humaines. Ceci affirme ce que Marc Augé (1975: 103) avait constaté lors de ses recherches chez les Alladian, Avikam et Ebrié: le pouvoir social est étroitement lié au pouvoir économique.

48 Seulement quelques enfants issus de familles polygynes souffraient à cause de leurs relations tendues avec les coépouses de leur mère.

Tableau 49
Répartition des malades interrogés dans les 100 ménages par rapport à l'aide reçue

	Aide reçue par un membre du ménage	Aide reçue par un parent hors du foyer	Pourcentage d'aide reçue par une femme parente[49]	Pourcentage d'aide reçue par un homme parent	Aide reçue d'une personne non-parente (sans spécialistes professionnels)	Aide reçue depuis l'extérieur du foyer (sans spécialistes professionnels)	Pas d'aide reçue
Identification de la maladie (n=105)	17,1 %	7,6 %	80,8 %	19,2 %	5,8 %	13,4 %	33,3 %
Décision par rapport au traitement (n=107)	41,1 %	23,4 %	52,9 %	47,1 %	5,6 %	26,2 %	10,3 %
Décision par rapport à la consultation (n =92)	43,5 %	9,8 %	44,9 %	55,1 %	10,9 %	19,6 %	39,1 %
Aide financière (n=105)	61,9 %	13,1 %	33,3 %	66,7 %	8,6 %	21,0 %	22,9 %
Accompagnement (n=66)	77,3 %	13,6 %	53,7 %	46,3 %	8,3 %	20,8 %	13,6 %
Soins (n=105)	75,2 %	12,4 %	86,1 %	13,9 %	3,8 %	16,2 %	13,3 %
Support émotif (n=107)	34,6 %	20,6 %	63,6 %	36,3 %	46,7 %	61,7 %	15,0 %

Source: Enquête auprès de 100 ménages du 27 juillet au 9 septembre 2000

49 Les chiffres qui indiquent le pourcentage de femmes ou d'hommes ayant apporté de l'assistance à leurs parents ne se rapportent pas au total de tous les malades, mais seulement au total des patients qui avaient reçu de l'aide de la part d'une personne parente.

Tableau 50

Répartition des malades interrogés dans les FSU-com par rapport à l'aide reçue

	Aide reçue par un membre du ménage	Aide reçue par un parent hors du foyer	Pourcentage d'aide reçue par une femme parente	Pourcentage d'aide reçue par un homme parent	Aide reçue d'une personne non-parente (sans spécialistes professionnels)	Aide reçue depuis l'extérieur du foyer (sans spécialistes professionnels)	Pas d'aide reçue
Identification de la maladie	64,0 %	7,8 %	66,6 %	33,4 %	5,8 %	12,8 %	19,8 %
Décision par rapport à la consultation	66,5 %	7,8 %	58,8 %	41,2 %	5,8 %	13,3 %	22,3 %
Aide financière	67,0 %	11,0 %	33,8 %	66,2 %	4,3 %	15,3 %	18,3 %
Accompagnement	66,8 %	13,3 %	67,5 %	32,5 %	6,0 %	15,0 %	21,8 %
Support émotif	52,8 %	42,0 %			58,5 %	70,3 %	15,3 %

Source: Enquête auprès de 400 clients des FSU-com à Niangon Sud du 5 juillet au 16 septembre 2000

4. L'influence du genre de la maladie sur l'aide apportée

L'étendue de l'aide apportée à un patient est non seulement influencée par son âge, son sexe et le niveau socio-économique du ménage dont il est issu, mais aussi par le genre de la maladie elle-même. Généralement, il est plus facile de mobiliser du support pour une personne qui souffre d'une affection aiguë que pour celle qui est affectée par un malaise chronique, une maladie mentale ou l'infection au VIH.

4.1 Les maladies chroniques et leurs impacts sur l'aide offerte

Dans le cas des affections chroniques, la maladie ne finit pas malgré tout l'argent, le temps et les soins qui sont investis dans le traitement. Arrivé à un certain moment, il est bien possible que l'entourage de la personne touchée commence à se lasser de lui offrir de l'assistance, ce qui montre l'exemple de Monsieur Koffi, le chef du ménage 26.

Monsieur Koffi, un Ebrié âgé de 60 ans, vit dans un village à Niangon Sud. Il y a construit une maison de trois pièces où il loge avec son épouse, son fils de trois ans et la fille de sa femme. Il s'agit de sa deuxième femme. Avec la première, il a eu quatre enfants: une fille et trois garçons. En dehors de la fille qui est coiffeuse et qui vit avec la soeur de Monsieur Koffi[50] à Adjamé[51], les autres sont encore en formation. Deux se trouvent à l'intérieur du pays et le troisième est avec sa mère. C'est elle qui s'occupe de l'éducation des enfants.

50 Monsieur Koffi a une seule soeur et pas de frères.

51 Cette commune abidjanaise est située au centre-nord de la ville.

Monsieur Koffi souffre de rhumatisme, de diabète et de l'hypertension artérielle. Dans le temps, il avait travaillé pour une société immobilière, mais en 1982, suite à des problèmes financiers au sein de l'entreprise, quelques agents – dont Monsieur Koffi – ont été compressés pour une éventuelle réintégration plus tard. Celle-là a eu lieu en 1990, mais Monsieur Koffi n'était pas capable de reprendre son travail parce que ses douleurs au niveau du genou avaient débuté.

Après la perte de son emploi, Monsieur Koffi est venu s'installer au village et a demandé la main de son actuelle épouse. Avant, il avait occupé la maison de son père[52] à Adjamé qu'il a cédé à sa soeur et ses neveux. Peu après son arrivée au village, Monsieur Koffi a commencé à cultiver du manioc dans le but de s'autosuffir, mais sa maladie l'a empêché de mener loin ce projet. Un de ses neveux lui venait en aide régulièrement en lui donnant 30 à 40'000 francs CFA chaque fin de mois. Malheureusement, ce neveu est décédé.

En 1999 – alors que Monsieur Koffi revient d'un voyage – il commence à sentir un malaise, une faiblesse dans tout le corps. Son épouse le transfère à Adjamé d'où ses neveux le transportent dans une clinique qui n'est pas loin de son ancienne maison. Là, on lui met un sérum, mais malgré cela, il tombe dans le coma. Monsieur Koffi nous raconte plus tard:

> [...] c'est arrivé à l'hôpital, dans la clinique, que tout s'est déclenché. Parce que moi, au départ, je n'avais pas ça [...] le diabète [...]. Au début de la maladie, c'était de camoufler ça, mais arrivé, en me plaçant le sérum, je crois que c'est ça qui a tout relevé.

Grâce aux interventions rapides, Monsieur Koffi rouvre ses yeux le lendemain, et il se rétablit lentement, mais sûrement. Au début de sa maladie, toute la famille – et surtout la famille proche – est mobilisée. Les frais d'hospitalisation sont pris en charge par l'oncle de Monsieur Koffi qui est l'héritier et donc le chef de la famille,

52 Son père est décédé en 1980.

et ses neveux s'occupent du reste; c'est à dire Monsieur Koffi peut profiter de sa position dans la constellation familiale. Mais cette situation ne dure pas:

> Au départ [...], là, mes neveux me venaient en aide, mais maintenant, ils ont laissé tomber. Ils me donnaient de l'argent pour acheter quelques remèdes, même la nourriture aussi, ils me donnaient de l'argent. [...] Maintenant, ils ne s'occupent plus tellement de moi; c'est moi qui cherche mes propres médicaments.

Par manque de moyens financiers, Monsieur Koffi ne peut pas continuer à acheter les comprimés que le docteur lui a prescrit, alors il commence à se traiter à l'«indigénat». Son état de santé se détériore. Il a de la peine à marcher et il n'arrive presque plus à monter les escaliers pour aller dans sa chambre à coucher. Ceci est dû d'une part au rhumatisme et d'autre part aux oedèmes provoqués par des problèmes cardiaques («[...] la tension [l'hypertension artérielle] est venue se mélanger dedans»).

Monsieur Koffi avoue être déçu du comportement de ses neveux qui – selon lui – ne sont pas reconnaissants:

> Au début, quand j'étais à Adjamé, ils venaient me rendre visite pour voir comment ça va et me donnaient un peu pour me nourrir, mais depuis que je suis au village, je ne les vois plus. Ils viennent au village lorsqu'ils ont des choses à faire, ils passent me voir et c'est tout. Ils attendent toujours que je leur demande, que je leur tende la main et ça, je ne peux pas le faire. [...] Quand ils étaient avec moi et que je les nourrissais, est-ce qu'ils me demandaient?

Une nièce s'engage de telle sorte qu'elle paye les factures d'électricité de Monsieur Koffi, mais ses neveux ne font rien bien qu'ils travaillent tous et qu'ils soient bien placés. Ses propres enfants n'ont pas encore de revenu ou un revenu modeste ce qui fait qu'ils ne peuvent pas lui venir en aide. Comme Monsieur Koffi n'a pas de frère, il ne peut pas non plus attendre de l'assistance de ce côté. C'est sa deuxième femme qui se charge des dépenses du ménage et nourrit la famille avec la vente d'«attiéké». Fréquemment, des amis viennent rendre visite à Monsieur Koffi. De temps en temps, ils lui donnent des médicaments ou ils lui laissent un peu d'argent à leur départ pour qu'il puisse s'acheter ses médicaments. Mais ces dons sont irréguliers et insuffisants. C'est pour cela que Monsieur Koffi ne peut pas suivre un traitement continuel; le plus souvent, il se soigne à l'«indigénat».

Le cas de Monsieur Koffi n'est pas isolé. Parmi les patients interrogés lors de l'enquête auprès de 100 ménages nous avons rencontré 24 malades qui souffrent d'une affection chronique, dont 7 (soit 29,2%) ont arrêté leur traitement dans le secteur professionnel à cause d'un manque d'argent et de support rémittent. Ils ont continué à se soigner à l'«indigénat». Deux autres ont décidé soit d'acheter un médicament moins cher (et moins efficace) soit de s'approvisionner en remèdes chez les vendeuses ambulantes ou les vendeurs de produits chinois.

La mobilisation d'assistance au sein du réseau social peut devenir difficile non seulement à cause de la durée de la maladie comme c'est le cas avec les problèmes de santé chroniques, mais aussi à cause du caractère stigmatisant de l'affection; dans ce contexte, on peut mentionner les maladies mentales et l'infection par le VIH.

4.2 *L'aide offerte aux malades mentaux*

Dans le monde entier, les maladies mentales sont souvent associées à des connotations négatives. En Côte d'Ivoire, il en va de même.[53]

53 Je pouvais constater ceci – entre autre – lors de ma première visite à l'Hôpital Psychiatrique de Bingerville. Un de mes amis ivoiriens m'y avait conduite en voiture et nous étions arrivés une demi-heure avant le rendez-vous prévu. Mon ami avait de la peine de me laisser attendre toute seule «[...] au milieu de ces fous [...]»; il aurait préféré que je reste assise dans sa voiture. Pour finir, il me quittait quand même parce que je lui assurais que je ne risquais rien et parce que son programme était très chargé. Mais il était beaucoup soulagé quand il me voyait saine et sauve le soir.

Selon le Professeur Amani – psychiatre à l'Hôpital Psychiatrique de Bingerville – la «folie» est perçue comme une déchéance humaine en Afrique. La croyance populaire part de l'idée que la tête d'un malade mental est gâtée, et c'est comme si la clé du coffre de l'intelligence de celui-ci était perdue. On ne le reconnaît plus, et il perd sa dignité et son honneur. Dans l'opinion publique ceci équivaut à la mort sociale. Le «fou» est encore dans la société, mais il ne compte plus ni pour les autres, ni pour soi-même. Généralement, tout ce qui n'est pas digne de l'homme dans la société est caché. C'est pour cela que pendant la visite dans une famille où il y a un enfant débile, la porte de sa chambre est fermée pour ne pas le faire voir. D'autres personnes souffrant de la démence ou de la débilité mentale sont toujours enfermées, et la porte est juste ouverte pour nettoyer la chambre et pour leur donner à manger. Si le malade mental s'agite, il est souvent forcé de quitter la maison et d'aller vivre dans les rues; il s'agit ici – selon le Professeur Amani – d'un phénomène nouveau qui existe seulement en ville.[54]

Le malade mental est caché parce que la croyance populaire dit que si un élément de la famille souffre d'une telle affection, cela signifie que quelque part la famille elle-même ne se porte pas bien. Ceci peut mener à la discrimination de la famille entière, de telle sorte que beaucoup de personnes ne veulent pas prendre de risques en épousant un membre de la famille concernée.[55]

Cette perception négative de la maladie mentale a été confirmée par quelques malades ou leurs parents que j'ai interrogés du

54 Au village, le malade ne peut pas être caché parce que tout le monde se connaît et il y a une vie de groupe qui est largement partagée. Le malade mental est souvent enchaîné à un élément de la cour (p. ex. un tronc d'arbre). Selon le Professeur Amani ceci montre que – même si on est dans un état de déchéance sociale – on ne coupe pas le lien familial.

55 Informations reçues du Professeur Amani le 17 octobre 2001.

23 octobre au 5 décembre 2001 à l'Hôpital Psychiatrique de Bingerville[56] :

> En Afrique c'est mal vu ; une maladie mentale peut être une cause de rejet (un étudiant d'environ 25 ans, qui a été hospitalisé à cause d'un accès maniaque, lors d'un entretien le 27.11.2001).
>
> Les gens disent si tu es mental quitte devant moi (un apprenti de 24 ans, qui souffre d'une schizophrénie, lors d'un entretien le 28.11.2001).
>
> [...] les employeurs n'ont plus confiance en toi s'ils apprennent que tu as été à l'hôpital psychiatrique (la mère d'un informaticien, qui a une psychose paranoïaque, lors d'un entretien le 27.11.2001).
>
> Quand je suis arrivé à Bingerville, j'ai pensé que c'est fini pour moi, je suis dans un milieu de fous (un enseignant de 37 ans, qui a été hospitalisé à cause d'un délire paranoïaque, lors d'un entretien le 28.11.2001).

Ainsi, il n'est pas étonnant que la famille ne fasse pas une affaire publique de l'hospitalisation et que bien souvent, les amis n'apprennent pas où c'est que le malade se trouve. Les parents sont donc fréquemment l'unique source de soutien. Peu de patients sont abandonnés – parmi les 22 malades interrogés à l'Hôpital Psychiatrique il y avait seulement 3 malades qui n'avaient personne pour s'occuper d'eux; tous les autres recevaient de l'assistance dans différents domaines.

Dans la plupart des cas (15, soit 68,2 %), la décision sur le service ou la personne à consulter revenait à un membre de la famille ; les mères (4, soit 18,2 %), les deux parents ensemble (2, soit 9,1 %) et les frères (2, soit 9,1 %) s'engageaient le plus dans ce contexte. D'autres patients avaient été orientés à l'Hôpital Psychiatrique par des voisins, par un pasteur, par les patrons et l'assistante sociale du service ou par les assistantes sociales du quartier de résidence.

56 J'avais l'occasion d'interroger 22 patients de 15 à 54 ans ou leurs parents (12 femmes et 10 hommes), dont 17 (soit 77,3 %) résidaient à Abidjan. Les informations reçues ainsi ont été complétées par la consultation des dossiers des malades interrogés ainsi que des dossiers supplémentaires de 24 femmes et de 21 hommes.

L'identification de l'affection et le choix du traitement adéquat, quant à eux, étaient souvent confiés à un spécialiste professionnel.

En ce qui concerne les frais d'hospitalisation[57] et de médicaments, 18 malades (soit 81,8 %) avaient reçu de l'aide de la part de leurs familles: les pères (4, soit 18,2 %), les mères (4, soit 18,2 %), les frères (3, soit 13,6 %) et les oncles (3, soit 13,6 %) s'en chargeaient le plus souvent. Ce soutien était d'autant plus important que la majorité des patients interrogés ne pouvaient pas se prendre en charge eux-mêmes, bien que beaucoup d'entre eux disposaient d'un niveau de formation assez élevé.[58] Pour les autres clients interrogés, c'était le fond militaire, la ville d'Abidjan ou les assistantes sociales qui s'occupaient de leurs prises en charge financières.

Seulement 3 malades de l'échantillon n'avaient personne à leur côté; tous les autres étaient accompagnés par un membre de leur famille qui s'occupait de la nourriture et des soins corporels (si le patient ne pouvait pas le faire lui-même) et faisait des courses pour le malade. Le plus souvent, c'était la mère qui se trouvait auprès de la personne hospitalisée (c'était le cas pour 13 malades, soit 59,1 %).

En ce qui concerne le soutien moral, la famille était aussi au premier plan. Les parents proches venaient dire « yako », apportaient des fruits ou ils donnaient des conseils. Dans ce domaine, les frères et les soeurs religieux jouaient également un rôle important. Seulement 4 malades avaient reçu de la visite de la part

57 Ils sont à 20'000 francs CFA forfaitaire et incluent l'hébergement, la nourriture et les entretiens avec les médecins pendant tout le séjour.

58 Parmi les femmes, il y avait une avec la maîtrise en science économique, une qui avait fait un Brevet de Technicien Supérieur (BTS) et deux avec le baccalauréat, tandis que parmi les hommes, il y avait un informaticien, un instituteur et également deux personnes avec le bac. Un patient était gendarme et 2 femmes travaillaient respectivement comme commerçante et couturière. Seulement 4 malades interrogés arrivent à couvrir leurs dépenses eux-mêmes: 2 femmes et 2 hommes.

de leurs amis; dans la majorité des autres cas, ceux-ci n'étaient pas informés de l'hospitalisation de leur collègue.

Les informations reçues à l'Hôpital Psychiatrique de Bingerville permettent de tirer la conclusion que le réseau social qui intervient en faveur d'une personne souffrant d'une maladie mentale se limite plus ou moins à la famille proche. Ceci peut avoir des conséquences graves, si les ressources financières de cette famille sont modestes. Plusieurs malades avaient rechuté parce que leurs parents ne voulaient (ou ne pouvaient) plus dépenser de l'argent pour eux. Cet état de fait avait provoqué l'arrêt du traitement recommandé par le spécialiste professionnel.

4.3 L'aide offerte aux personnes vivant avec le VIH ou le SIDA

Les personnes atteintes d'une infection par le VIH/SIDA ont généralement encore plus de problèmes financiers parce que le traitement antirétroviral est lié à des dépenses énormes.[59] En dehors

59 En 1999, ce traitement est recommandé pour tous les patients symptomatiques ainsi que pour ceux, qui ne montrent pas de symptômes manifestes mais qui ont un taux de lymphocytes CD4 qui est inférieur à 300/mm^3 (Delaunay et autres 2001: 31,45). Le traitement peut être fait avec une bi- ou une trithérapie. En 1998, le coût de la bithérapie s'élève à environ 100'000 francs CFA/mois et celui de la trithérapie à 280'000 francs CFA/mois (Delaunay et autres 2001: 39). Grâce à des baisses de prix significatives de la part de plusieurs laboratoires produisant des antirétroviraux, le prix mensuel de la trithérapie équivaut encore de 65'000 à 107'000 francs CFA en mars 2001 (le prix varie selon la combinaison de molécules choisie) (Delaunay et autres 2001: 60). En novembre 1997, l'Initiative Onusida est officiellement lancée en Côte d'Ivoire. Elle poursuit le but de donner accès aux traitements de l'infection par le VIH et prévoit des traitements subventionnés pour environ 4'000 patients (Delaunay et autres 2001: 70–71). Les personnes pouvant bénéficier d'une subvention sont des femmes ayant participé à des essais de prévention de la transmission mère-enfant et 500 autres malades à condition qu'il s'agisse de volontaires qui avaient participé à des essais thérapeutiques, de militants d'associations ou de personnes démunies. La subvention maximale est de 95% (75% accordé par

du coût des antirétroviraux, beaucoup de patients vivant avec cette affection doivent couvrir des frais importants que des maladies opportunistes entraînent.

Pour la plupart des malades, il n'est pas facile de supporter toutes ces dépenses. Ceci a été confirmé par les 21 membres de l'Organisation Non-Gouvernementale (ONG) «Lumière Action»[60] que j'ai pu interroger du 27 octobre au 24 novembre 2001. Parmi ces 21 membres, il y avait 20 personnes elles-mêmes infectées par le VIH – 17 femmes et 3 hommes – et une grand-mère qui s'occupe de deux orphelins du SIDA également séropositifs. La moitié des malades (9 femmes et un homme) avaient perdu leurs époux ou épouse; tous les défunts avaient eu le SIDA.

La situation économique de la majorité des patients rencontrés chez «Lumière Action» est très difficile: un seul est salarié, tous les autres qui travaillent se débrouillent en faisant la cou-

---

le Fonds Ivoirien de Soutien aux Traitements doté par le gouvernement et 20 % par le Fonds de solidarité thérapeutique internationale (FSTI) lancé par la France). Les patients bénéficiant de cette subvention doivent encore dépenser environ 5'000 francs CFA/mois pour le traitement antirétroviral (Delaunay et autres 2001: 42–43, 85). En juillet 1999, le comité de gestion de l'initiative décide – face à la réorientation de la stratégie globale vers la trithérapie – de limiter le nombre de patients pouvant profiter d'une subvention à 1000 personnes (Delaunay et autres 2001: 47). Ce nombre est petit si on prend en considération que la Côte d'Ivoire est le pays le plus touché par le VIH en Afrique de l'Ouest (Kazatchkine 2001: VII) avec une prévalence de l'infection chez la population de 15 à 49 ans qui varie – selon les estimations – de 9,7 % (UNAIDS 2002: 2) à environ 11 % (Kazatchkine 2001: VII). En 1996, le SIDA était d'après Péducasse (1996: 14) «[...] la première cause de mortalité chez l'homme adulte en Côte d'Ivoire et la deuxième cause chez les femmes, après les risques liés à la maternité.» Les jeunes filles risquent être contaminées très tôt: il y en a qui sont séropositives et qui n'ont qu'entre 10 et 15 ans (MdPM 1992: 52).

60 Cette ONG qui se trouve à Abobo (une commune au nord d'Abidjan) a été fondée par des personnes elles-mêmes infectées par le VIH. Elle lutte contre la discrimination et l'exclusion des personnes infectées. L'ONG offre un soutien sur le plan psychosocial, elle s'engage dans la promotion de l'accès aux soins et aux actions thérapeutiques et elle fait connaître les besoins des personnes vivant avec le VIH à la population.

ture (3), le commerce (5) ou des petites réparations (1). 4 commerçantes ont dû arrêter leur travail à cause de la maladie, un homme a donné sa démission et une femme a été licenciée. Malgré cette situation pénible, 9 personnes atteintes doivent se prendre en charge elles-mêmes ou même encore d'autres personnes.[61] Cette charge inclut les frais du logement, les frais de subsistance, les frais de scolarisation pour les enfants et les frais de la maladie. Ces dépenses pèsent lourd sur les patients, surtout sur ceux d'entre eux (ils sont 5) qui n'ont informé personne de leur affection et qui par conséquent ne peuvent demander de l'assistance. Ils cachent leur maladie par peur d'être rejetés:

> [...] l'annonce de la maladie cela serait me tuer. C'est comme quelqu'un qui a la peste; les gens te rejettent. Quand je vois la réaction des gens, je sais que cela existe encore (un homme d'environ 50 ans lors d'un entretien le 31.10.2001. Ce monsieur avait travaillé à l'intérieur de la Côte d'Ivoire dans une ville où tout le monde se connaissait. Quand il a commencé à sentir les signes de la maladie il a donné la démission et il a déménagé à Abidjan).
>
> [...] je n'ai pas encore dit ça à mes soeurs. Quand je vais dire ça, ils vont avoir peur de moi. Ils ne voudront plus manger avec moi. C'est comme ça ici en Afrique. Ça va me mettre mal à l'aise. Donc je n'ai pas dit ça à la maison (une femme de 31 ans lors d'un entretien le 24.11.2001).
>
> Je me confie à un ami de mon mari, c'est le seul qui est informé. Autrement je n'ai rien dit à personne, parce que c'est une maladie que les gens méconnaissent. Si ils savent, ils te doigtent, [...] on fatigue tes enfants (une femme d'environ 40 ans dont le mari est décédé en 1999 lors d'un entretien le 13.11.2001).

Le rejet peut être subtil (comme ce que fait la mère d'une malade qui refuse d'utiliser le même seau que sa fille) ou évident comme la réaction des villageois décrite par une de mes interlocutrices de la manière suivante:

61 Dans 3 ménages, deux autres personnes sont en charge du malade, dans 2 ménages ce sont cinq personnes et dans 2 autres, ce sont six respectivement sept personnes.

> Personne ne te parle ; les gens ne vont même pas te saluer (une femme de 31 ans qui voulait aller rester au village après l'annonce de sa maladie lors d'un entretien le 24.11.2001).

Cette réaction est étroitement liée d'une part à la méconnaissance des voies de transmission[62] et d'autre part à la voie de transmission principale, les rapports sexuels. Une jeune femme vivant avec le VIH m'explique :

> Les gens pensent que c'est parce qu'on mène une vie désordonnée qu'on attrape la maladie (une femme d'environ 30 ans lors d'un entretien le 27.10.2001).

Les discussions avec les membres des 20 ménages choisis pour l'enquête longitudinale montraient que plusieurs personnes de cet échantillon avaient effectivement cette conception :

> Les maladies sexuellement transmissibles (MST) [...] sont dégradantes dans la mesure où elles montrent la personnalité de celui qui les contracte (une soeur de Laure, la femme qui est le chef du ménage 3, lors d'un entretien le 11.03.2001[63]).
>
> [...] le SIDA est une maladie envoyée par Dieu pour punir les hommes du fait de leurs abominations et la débauche dans laquelle ils vivent (Olga, l'épouse du chef du ménage 11 lors d'un entretien le 26.01.2001).
>
> C'est une maladie honteuse parce que pour la plupart des gens, elle ne s'attrape que par les rapports sexuels et par conséquent, on colle directement une identité à celui qui la contracte. [...] beaucoup de gens préfèrent vivre dans l'anonymat parce qu'ils ont honte (encore une fois la soeur de Laure, la femme qui est le chef du ménage 3, lors d'un entretien le 11.03.2001).

62 Une de nos interlocutrices rencontrées dans les ménages, p. ex., parlait de deux de ses cousines qu'elle avait perdues et qui étaient – selon elle – décédées du SIDA. Elle expliquait que celle qui venait de mourir avait été au chevet de la malade qui était décédée un peu plus tôt. Elle aurait été contaminée par celle-là.

63 L'histoire de Laure et de sa famille est présentée dans le paragraphe 5.2.4 de ce chapitre.

Le SIDA est une maladie [. . .] qui fait honte. Quand tu as la maladie, on sait comment tu as eu cela (le chef du ménage 81 lors d'un entretien le 07.03.2001).

Selon le dernier interlocuteur, le SIDA jette un discrédit non seulement sur la personne vivant avec le VIH, mais aussi sur la famille. Cette honte et le fait que la maladie est incurable et mortelle, font que – généralement – la famille n'en parle pas, si un de leur membre est atteint du SIDA.[64] Il n'est donc pas étonnant que la personne concernée ne reçoive guère de l'assistance par rapport à l'identification de la maladie, si ce n'est pas de la part d'un spécialiste professionnel.

5 personnes (soit 23,8 %) interrogées à «Lumière Action» avaient elles-mêmes décidé d'aller faire le test; à deux autres ceci avait été conseillé par une nièce qui est sage-femme respectivement par un monsieur lui-même infecté par le VIH. La grande majorité avait appris sa séropositivité après avoir développé une tuberculose (6 patients étaient dans ce cas) ou d'autres maladies qui exigeaient un traitement médical.

Une fois que le VIH avait été détecté, la décision sur le traitement à suivre était toujours confiée à un spécialiste professionnel. Plusieurs membres de «Lumière Action» (p.ex. 6 des 21 personnes interrogées) avaient été informés de l'existence de l'ONG par le médecin qui leur avait révélé leur séropositivité. Il poursuivait ainsi le but de leur donner accès à un traitement subventionné par l'Etat.[65] Parmi les malades enquêtés à l'ONG, 6 étaient mis sous antirétroviraux ainsi que les deux orphelins du SIDA. 4 patients auraient du commencer un tel traitement, mais ils ne

64 J'ai fait cette expérience lors de mon stage comme infirmière au CHU de Treichville où j'ai soigné plusieurs personnes atteintes, ainsi que lors de mes recherches à Niangon Sud. Dans quelques ménages, j'ai rencontré des patients qui montraient des symptômes caractéristiques pour le SIDA et j'avais l'impression que les malades eux-mêmes et/ou leur famille connaissaient le diagnostic, mais nous n'en parlions pas.

65 Cf. note 59 (p. 263–264) de ce chapitre.

pouvaient pas par manque d'argent et de subvention. Même les malades profitant d'une subvention devaient encore supporter des frais de 5'000 à 52'000 francs CFA par mois.

Seulement 50 % des personnes rencontrées à «Lumière Action» pouvaient bénéficier de l'aide financière pour couvrir les dépenses causées par la maladie. Dans la plupart des cas (6, soit 28,6 %) cette aide venait de la part d'un membre du ménage. 2 malades recevaient de l'assistance d'un parent vivant hors du foyer, tandis que 2 autres étaient soutenus par ces deux sources en même temps. Les parents qui s'engageaient le plus étaient les frères (4, soit 19 %), les maris (3, soit 14,3 %) et les soeurs (3, soit 14,3 %). Une malade avait la chance de recevoir un support financier de la part de sa patronne.[66] Généralement, les donateurs savaient de quoi le malade souffrait. Une seule patiente recevait du support financier de la part de deux personnes qui n'étaient pas informées du genre de l'affection.

En ce qui concerne l'accompagnement et les soins donnés au malade, les membres de la famille étaient également beaucoup plus sollicités. Tandis que les soins étaient complètement une affaire familiale (les soignants ne savaient souvent pas de quelle affection le malade souffrait), un seul patient avait été accompagné par une personne non-parente[67]. Peu de malades – seulement un tiers des personnes interrogées – se faisaient accompagner par quelqu'un; la plupart y renonçait par peur que l'on découvre leur secret.

66 Judith Hassoun qui a fait des recherches sur «La solidarité familiale face au sida» en 1995 et 1996 à Abidjan et qui a focalisé ses études sur des femmes infectées par le VIH a également constaté que l'aide financière principale provenait de la famille. Les femmes qu'elle a rencontrées bénéficiaient particulièrement du support du mari (dans 21 % des cas), du père (17 %) ou du frère (18 %). Le dernier était la source de soutien la plus importante pour les femmes vivant sans aucun adulte avec une activité rémunérée. Ces femmes représentaient 21 % de son échantillon (Hassoun 1997: 106–109). Parmi les personnes que j'ai interrogées à l'ONG «Lumière Action» 42,9 % étaient dans cette situation.

67 Il s'agissait d'une personne elle-même infectée par le VIH.

76,2 % des membres de «Lumière Action» que j'ai interrogés me disaient avoir reçu un support émotif. Dans ce domaine, les personnes non-parentes s'engageaient autant que les parents.[68] Une fois de plus, la plupart des supporteurs ne connaissaient pas la cause du malaise.

Ce soin émotif est d'autant plus important qu'une infection à VIH/SIDA entraîne non seulement des conséquences physiques mais aussi psychiques et sociales. Deux personnes atteintes, p. ex., étaient obligées de déménager: une avait habité une villa, mais après le décès du mari, elle ne pouvait plus payer le loyer, la scolarité des enfants et la nourriture. Elle avait donc déménagé contre son gré dans un habitat insalubre coûtant moins cher. Un autre malade avait perdu son emploi à cause de sa santé et devait par la suite aller vivre dans un quartier précaire par manque de moyens.

5. La potentialité d'être soumis à des conséquences sérieuses de la maladie

La description des problèmes auxquels les personnes vivant avec le VIH/SIDA sont confrontées montre qu'une maladie et/ou le manque de soutien de la part du réseau social peuvent entraîner des conséquences sérieuses. Ces conséquences peuvent se faire sentir sur le plan sanitaire ainsi que sur le plan social et économique. Ce phénomène n'est pas limité aux individus atteints par l'infection par le VIH; plusieurs malades rencontrés lors de l'enquête auprès des 100 ménages devaient faire des expériences pareilles. La description de cas concrets – appartenant aux différents niveaux socio-économiques – est censée élucider ceci. Les

68 Ceci correspond aux informations que Hassoun (1997: 108–109) a obtenues: 46 % du support émotionnel offert à ses interlocutrices provenait d'un individu non-parent.

descriptions s'étendent sur au moins six mois et se basent sur des informations qui ont été réunies lors de l'enquête longitudinale prospective dans 20 ménages.

5.1 *Cas concrets rencontrés parmi les malades démunis*

5.1.1 La famille Yadé (ménage 83)

La famille Yadé vit dans la pauvreté. Narcisse Yadé, le chef du ménage qui a 48 ans, ne travaille plus depuis 1986. Jusqu'en 1983, il était employé dans une société française. Cette société fit faillite et l'emploi que Narcisse trouva après, était de courte durée. A ce moment, la famille logeait encore dans un appartement de trois pièces près de la pharmacie Siporex à Yopougon[69]. Après son licenciement, Narcisse chercha du boulot, mais en vain. Sur proposition de sa femme Clotilde, il partit au village de son beau-père pour y travailler dans les champs, mais comme les villageois ne voulaient pas lui donner de terrain pour cultiver, il revint à Abidjan. Pendant un certain temps, Monsieur Yadé «faisait des contrats», c'est-à-dire il acceptait des contrats de travail occasionnel pour gagner sa vie et s'occuper de sa famille. Mais en 1986, il mettait fin à ceci. En 1990, Narcisse et sa famille vinrent s'installer à Niangon Sud. Il commença à élever des porcs, mais avec la peste porcine de 1994–95, il fut obligé d'abattre toutes les bêtes.

Narcisse est un homme très religieux qui sent la vocation de faire connaître la parole de Dieu et qui s'engage comme pasteur. De temps en temps, il reçoit des dons de ses «brebis», mais c'est Clotilde, sa femme, qui subvient principalement aux besoins de la famille. Madame Yadé a une petite plantation. Elle vend les fruits de ce champ au marché. Quand Clotilde ne sait plus comment s'en sortir, elle se tourne vers ses deux petites soeurs qui

69 C'est-à-dire au nord de la commune près de l'autoroute.

résident également dans la commune de Yopougon.[70] Quand les deux soeurs ne peuvent rien faire pour elle, Madame Yadé va mendier.

En dehors des parents, la famille Yadé se compose de quatre enfants – trois filles et un garçon – de onze à vingt ans. L'aînée des filles et le garçon qui a seize ans ont abandonné leur formation scolaire et ne font rien actuellement; les deux autres sont encore des élèves. La famille Yadé est originaire de l'ouest du pays; il s'agit d'un foyer Guéré.

Les Yadé logent dans un habitat précaire de deux pièces, c'est-à-dire une chambre et un salon. Le toit de la cabane est en mauvais état: il y a des petits trous presque partout. En temps de pluies, il est difficile d'y habiter car la maison se remplit de flaques d'eau. Dans la maison, il n'y a presque rien. Une corde traversant la chambre et le salon sert à accrocher les habits. Dans la chambre se trouve une table en bois utilisée comme lit ainsi que de vieux sacs contenant des habits ou des documents. Le salon, quant à lui, est équipé de vieilles marmites et d'un seau dans lequel se trouve l'eau de boisson. Cette eau provient d'un puits non loin de la maison. La cabane n'est pas ravitaillée en électricité et ne dispose pas de toilettes; la famille utilise la brousse comme latrines.

La nourriture de tous les jours est aussi mesquine que l'habitat. La famille Yadé se nourrit principalement de croûtes de riz qui sont complétées par tout ce qui peut être récolté dans la nature. La cour à l'extérieur de la cabane est entourée d'arbres fruitiers et de plants de manioc. La famille dispose également d'un jardin potager.

Les membres du ménage tombent souvent malades. Lors de notre première visite le 12 août 2000, nous enregistrons trois cas

70 Dans le temps, ces soeurs logeaient chez Clotilde et c'était elle qui les élevait. A cette période, Clotilde était mariée à un homme riche qui est décédé quand elle était enceinte. A la naissance du bébé, le beau-père de Clotilde lui a remis une parcelle de terre pour cultiver en vue de pouvoir s'occuper de l'enfant. Clotilde l'a scolarisé et elle a tout fait pour qu'il réussisse; il est devenu douanier plus tard.

de maladies: Narcisse Yadé souffre d'une hernie qui – selon lui – est montée au niveau de son coeur, Clotilde est tuberculeuse et Junior, leur fils, avait eu le paludisme peu de temps avant. Les trois patients n'ont pas reçu le même support, ce que montre l'histoire de leurs affections:

La maladie de Narcisse a commencé en 1986 à l'âge de 34 ans quand il «faisait des contrats». Un jour, il devait aller travailler dans une usine où il était obligé de soulever des sacs de 120 kilos. En faisant ceci, il a attrapé une hernie. Interrogé sur l'aide qu'il avait reçu à cette occasion il nous raconte:

> Bon d'abord l'hernie est sortie seule. Quand c'est sorti, c'est là que j'ai senti que c'était ça. [...] Comme ça me fait mal au ventre [...] j'ai commencé à traiter à l'indigénat d'abord. Puisque je [...], j'ai fait un peu le tour de tous mes frères, même dans mes églises, j'ai fait le tour; parce que y a un [...], on a un infirmier qui devait intervenir avec une somme de 150'000 francs CFA. Mais y a personne. Je suis parti voir mon pasteur, il dit y a rien. Je suis parti voir mon deuxième pasteur, il dit y a rien. Je suis parti voir mon petit frère qui travaille aussi, il dit y a rien, mon grand frère qui est à Abobo gare, y a rien. J'ai fait un peu presque le tour, y a rien. Donc je [...] je traitais indigénat un peu un peu et arrivé un moment c'est monté au niveau de mon cœur et puis je suis tombé. Alors, cette fois-ci mes parents [...], c'est là que ils ont voulu intervenir; ils n'ont pas intervenu. Ils ont voulu intervenir; mais arrivé un moment c'était encore un désaccord. Alors j'étais parti à la cardiologie de Treichville. Mais là-bas comme y a un frère[71], un petit frère qui est infirmier d'Etat, c'est de lui au moins que [...] l'aide est [...] parce que lui bon il s'occupait de l'hébergement et [...], hum! chose moi-même je me débrouillais parce que je faisais l'élevage ici. Donc je vendais des poulets, je payais les ordonnances. Je vends un peu, je paye mes ordonnances. Ma femme aussi faisait un peu le porc. Donc on vend un peu, on paye les ordonnances; on vend un peu, on paye les ordonnances jusqu'à ce que je me suis rétabli.

Par manque d'argent, l'intervention chirurgicale qui aurait été nécessaire pour faire disparaître l'hernie ne pouvait pas être réalisée. Par conséquent, Narcisse sentait souvent des symptômes:

71 Il s'agit plutôt d'un cousin.

> [...] des fois ça rentrait dans mes membres [...]! Et je pouvais pas [...] ça [...] m'étouffait. Et je [...] j'ai vu [...] y a des comprimés que je prenais ça allait et puis bon j'ai [...] je me suis débrouillé avec ça. J'ai pris ça, ça va. Et arrivé un moment ça m'a donné un palu un peu très fort, très fort. Mon corps chauffait à un degré un peu [...] exorbitant. Et puis bon; bon quand c'est comme ça, je prends mes médicaments que moi-même je connais auparavant les médicaments de palu, je vais en pharmacie, je paye, je prends, bon ça revient et ça fait aussi [...] ma tension a baissé de 14, j'étais parti à 9. Donc mon sang dans mon corps faisait 0,04. J'étais anémié pendant plus de un an. Et ma main, ma paume même était jaune, ma langue jaune, mes yeux jaunes; mais je me suis débrouillé un peu un peu, bon tu sais ici, nous sommes parmi les feuilles. Donc avec ces genres, avec des feuilles là, on se lavait, on buvait, on préparait les potions. Bon j'avais des citronniers ici et avec ces trucs là, bon! Et puis on s'est remis un peu, sinon en réalité mais au niveau de l'aide, personne.

Monsieur Yadé nous informe qu'il ne peut pas attendre d'aide de ses frères et soeurs parce que les relations qu'il a avec eux ne sont pas bonnes. La mésentente serait due – selon Narcisse – à la jalousie. Narcisse, qui est l'aîné de sa famille restreinte, a un frère consanguin plus âgé que lui que son père a eu hors du foyer. Selon la coutume, c'est Monsieur Yadé qui aurait du hériter des biens de son père (parce qu'il est le premier fils de la famille), mais ses trois soeurs et son frère germains s'y opposent et ne lui adressent plus la parole. C'est le fils adultérin resté au village qui gère présentement les biens de la famille en rendant compte à la première soeur de Narcisse qui vit également au village d'origine. Selon Narcisse, cette dernière «[...] envoie de l'argent de temps en temps ici [...]». A part son frère adultérin et cette soeur, Monsieur Yadé n'entretient aucun rapport avec les membres de sa famille restreinte. Ils sont tous mariés et vivent également à Yopougon. Son frère est maçon et loge dans le quartier Yaossehi et ses deux soeurs sont dans le quartier Doukouré.[72]

Monsieur Yadé invoque encore une autre raison qui explique qu'il n'a pas reçu de l'aide venant de l'extérieur du foyer. Il

72 Ces deux quartiers sont des quartiers précaires.

pense que le manque d'assistance est dû au fait qu'il ne peut plus récompenser les services que les autres lui rendent :

> Leur raison est que nous ne sommes plus rentables. Tu vois ? C'est [...] la raison parce que c'est donnant donnant en Afrique.[73] C'est donnant donnant. Ils se disent que nous, quand ils vont nous donner, ils ne recevront rien de nous, donc, ils veulent plus nous donner. Et, ils ont coupé carrément avec nous.

Sa femme Clotilde qui souffre de la tuberculose ne reçoit pas d'aide non plus. Au début de sa maladie, c'était autrement. Là, elle était assistée par l'aîné de ses enfants, qu'elle a eu avec son premier mari, et par un cousin. Les deux payaient les médicaments pour elle. Malheureusement, l'enfant est décédé en 1998[74], et le cousin ayant perdu son emploi est retourné au village.

73 Avec cette proposition, Narcisse fait allusion à l'obligation de donner et de rendre.

74 La mort de Ferdinand, le premier fils de Clotilde, a beaucoup marqué la famille Yadé et Clotilde en particulier. Ferdinand était l'espoir de la famille. Il avait fait le baccalauréat et ensuite, il est devenu douanier. Selon Narcisse et Clotilde, la mort de Ferdinand est liée à la sorcellerie. Après le décès de son grand-père (le père de Clotilde), Ferdinand voulait construire une maison au village sur un terrain du défunt. Le grand frère de Clotilde (un instituteur à la retraite) n'était pas d'accord avec ce projet. Celui-ci avait déjà vendu les forêts et quatre des cinq terrains que le grand-père avait laissés. C'est en voulant tout vendre que ce frère s'est rendu compte que Ferdinand constituait un obstacle et il l'a éliminé par ensorcellement. Selon Narcisse, c'était pas seulement la rancoeur de l'oncle qui a tué Ferdinand, mais également le comportement de ce dernier ; il était plutôt arrogant.

Contrairement aux parents, Junior et une de ses soeurs pensent que Ferdinand est mort du SIDA. Il aimait beaucoup les femmes et – d'après sa soeur – il les changeait comme des habits. Quand il était malade, il montrait plusieurs symptômes qui apparaissent souvent chez des personnes atteintes du SIDA. Il avait beaucoup maigri, ses côtes étaient sorties, il avait perdu ses cheveux, il souffrait de la diarrhée chronique, il toussait et il avait des tâches noires sur sa peau. Deux mois après sa mort, la première femme de Ferdinand est également décédée ; elle présentait les mêmes symptômes.

Quand la toux a commencé, Madame Yadé est allée voir son fils qui l'a envoyée à l'hôpital où on lui a prescrit des médicaments. Ce traitement la guérissait, mais après la mort de son enfant elle a rechuté. Clotilde partait au Centre Antituberculeux à Treichville où elle recevait les comprimés gratuitement, mais pour finir, elle se tournait vers l'«indigénat» parce qu'elle ne pouvait plus payer les frais de transport.

Junior, le fils du couple qui avait le paludisme, recevait uniquement l'assistance de son père. Quand il a commencé à sentir la maladie, Junior a essayé de se traiter à l'«indigénat». Il se lavait avec de «l'eau de bananes» qu'il avait préparé lui-même, mais ce traitement n'était pas vraiment efficace. C'est pour cela que Narcisse a décidé d'amener son fils malade à la pharmacie où on leur a vendu des comprimés. Par la suite, Junior se rétablit.

Fin septembre 2000, Clotilde a de nouveau des problèmes de santé. Elle plante des boutures de manioc sous la pluie et elle attrape ainsi un accès de rhumatisme. Son genou est enflé et lui fait terriblement mal. Un jour encore, elle chute dans les escaliers et elle se fait mal au même genou. Elle n'arrive presque plus à marcher et elle doit utiliser une canne pour se déplacer. Narcisse et Clotilde cherchent des gens qui peuvent leur venir en aide, mais ils n'en trouvent pas. Entre autres, Clotilde sollicite le cousin de Narcisse qui est infirmier dans un établissement public à Yopougon. Celui-ci ne peut pas lui offrir de support financier; il dit qu'à cause de la rentrée scolaire et à cause de ses deux enfants qui sont à l'université, il n'a pas de moyens actuellement. La seule chose qu'il peut faire pour Clotilde est de lui prescrire des médicaments qu'elle devra payer elle-même. Comme elle n'a rien, elle ne peut pas accepter cette proposition. Clotilde se traite donc à l'«indigénat» et en même temps, elle prend des comprimés qu'elle achète chez des vendeuses ambulantes. Interrogé sur le genre de médicament, Narcisse nous indique:

Comprimés eux ils disent contre rhumatisme. C'est sur ça on connaît. Mais c'est écrit en anglais. C'est comprimés nigérians, du Nigeria, donc c'est écrit en anglais. Mais dessus, y a un monsieur qui a attrapé son rein comme ça [Il attrape ses hanches]. Voilà! Et puis on a écrit contre rhumatisme. C'est sur ça on connaît. Sinon les écritures sont écrits en anglais.

Narcisse est à côté de Clotilde pour la soigner, mais les enfants sont partis. Monsieur Yadé caractérise leur comportement de la manière suivante:

Quand y a un problème, nos enfants nous abandonnent parce que c'est un problème de moyens, comme on a pas les moyens, ils s'en vont. Pour eux, ils sont là, bon on n'a qu'à préparer, on n'a qu'à fait les trucs ils vont manger [...].

L'entente au sein de la famille nucléaire n'est pas parfaite, et selon Narcisse, la famille n'existe que de nom. Il se plaint que ses enfants ne lui disent même plus bonjour. Il pense qu'ils le fuient parce qu'il ne travaille pas et qu'il n'arrive plus à assurer le minimum. C'est pour cela que ses enfants et Clotilde sont allés vivre avec le frère de la dernière qui est un instituteur à la retraite et qui habite non loin de la cabane de Narcisse. Narcisse, de sa part, reste tout seul.

Cette histoire montre combien la situation est difficile pour la famille Yadé qui subit une baisse sociale continuelle depuis que Narcisse a perdu son emploi. Par manque de moyens et de soutien, il ne peut pas se faire opérer de l'hernie qui – selon les propres termes de Narcisse – monte au niveau de son coeur. Ceci rend sa santé fragile et ne lui permet plus de faire des travaux pénibles.

Par la suite, la charge de la famille revient à Clotilde, sa femme, qui tombe également malade. Elle a pu se rétablir grâce aux aides de son fils et de son cousin, mais elle a rechuté quand elle a perdu ces soutiens. Comme elle ne peut pas se soigner convenablement, elle a de la peine à subvenir aux besoins de la famille. Elle fait quand même des efforts et son état de santé se détériore. Elle et ses enfants trouvent finalement refuge chez son frère, et la famille Yadé se dissout. Cet état de choses renvoie aux liens étroits qui existent entre les ressources financières d'une part et les relations sociales de l'autre part. Le pouvoir dont un individu dispose dans le domaine social diminue en fonction de la baisse de la force économique.[75]

5.1.2 Monsieur Aky (ménage 82)

Le destin de Monsieur Aky ressemble à celui de Narcisse Yadé en tant qu'il ne vit plus avec sa famille. Quand nous faisons sa connaissance en août 2000, il réside seul dans un petit logement précaire d'une pièce qui ne dispose ni de latrines ni d'électricité. Il a 45 ans et il est Nigérian. Cela fait trois ans qu'il est à Niangon Sud. Avant, il logeait avec sa famille à Port-Bouët[76] où il travaillait comme boucher. Il a quitté ce lieu parce qu'il avait eu des problème de santé qui étaient liés – d'après lui – à un empoisonnement qui a failli lui coûter la vie.

Monsieur Aky nous explique cette affaire de la façon suivante. Il avait beaucoup de succès dans son métier de boucher; des fois il arrivait à vendre un boeuf entier en une journée. Un jour, pour une raison inconnue, il a commencé à ressentir une douleur au pied qui montait jusqu'à sa jambe. Sa jambe était tellement enflée que le médecin à l'hôpital voulait la lui amputer. Affolé, il a écrit au Nigeria pour informer sa famille de ce qui se passait. La veille de cette amputation, il a reçu la visite d'un homme qu'il n'avait jamais vu auparavant. Cet homme lui a fait la révélation suivante: «Je vais te soigner pendant trois jours. Tu vas guérir complètement, mais il ne faudra plus rester ici, ou alors, tu mourras. Il s'agit de trois personnes qui veulent ta mort; ils ont planté quelque chose sous ta table [de vente]. Il faudra cimenter l'endroit, puis t'en aller.» L'étranger a pris une lame et il a fait une incision juste au niveau de l'articulation de la cheville. Un liquide s'est

75 Augé (1975: 103) mentionne également les interférences entre le domaine économique et social.

76 Cette commune abidjanaise se trouve à l'est de la ville.

mis à jaillir en faisant de petites bulles. Ensuite, le soignant a passé sa langue depuis le genou jusque sous le pied de Monsieur Aky. Ceci a été fait pendant trois jours. Après les trois jours, au matin du quatrième, l'étranger avait disparu sans laisser de trace. Monsieur Aky a suivi le conseil de son bienfaiteur et il a quitté Port-Bouët. Cette description faite par Monsieur Aky montre que les «pouvoirs noirs» étudiés par Augé (1975) chez les Alladian, Avikam et Ebrié[77] persistent dans la perception populaire des causes de maladies et des traitements adéquats.

A Niangon Sud, Monsieur Aky gagne sa vie en confectionnant des paniers. A part ceci, il touche de temps en temps un peu d'argent de la part de personnes qu'il soigne. Dès l'enfance, le père de Monsieur Aky lui avait montré comment utiliser les plantes médicinales, et il est ainsi devenu guérisseur. Par rapport à la nourriture, Monsieur Aky vit plus ou moins auto suffisamment. Derrière son logement, il y a un petit champ où il cultive un peu de tout.

Monsieur Aky est marié. Il a deux épouses et quatre enfants. L'aîné des enfants a appris un métier et se débrouille tout seul, mais les trois autres vivent avec leurs mères au Nigeria. Par manque de moyens, Monsieur Aky a d'abord fait partir sa deuxième femme et ses enfants[78]; la première, quant à elle, avait décidé de rester à ses côtés. Mais elle manquait de sérieux et n'hésitait pas à tromper son mari avec d'autres hommes dans le but d'avoir de l'argent avec eux. Dépité, Monsieur Aky l'a également envoyée au Nigeria.

Monsieur Aky ne vit pas tout seul dans sa petite cabane; souvent il héberge un jeune guérisseur de Lakota qui a cherché refuge chez lui.

Lors de notre premier entretien le 17 août 2000, Monsieur Aky nous informe qu'il souffre d'une maladie chronique: des hé-

77 Cf. paragraphe 2.2 du chapitre troisième.

78 Une fois de plus, l'aspect économique a un impact direct sur le réseau social.

morroïdes ou – dans ses propres mots – du « coco ».[79] De temps en temps, ses hémorroïdes sortent et commencent à saigner ce qui l'affaiblit beaucoup. A peu près un mois avant notre première rencontre, il avait fait une telle crise. Il nous dit ne pas avoir reçu de l'aide au cours de cette maladie. Seul son voisin est venu lui demander s'il avait acheté des médicaments pour se soigner. Mais déjà Monsieur Aky s'était rétabli. Le jeune homme de Lakota était parti à l'intérieur du pays pendant ce temps.

Fin décembre, le « coco » se manifeste de nouveau. La douleur est si intense qu'elle l'empêche de s'asseoir et même de se coucher. Il se trouve en voyage à ce moment. Ne pouvant rien faire, Monsieur Aky décide de rentrer chez lui pour se soigner. Il utilise des écorces d'arbre écrasées qu'il boit en infusion et il en dépose une quantité sur la proéminence. Après cinq jours de traitement, la proéminence commence à disparaître. Apparemment, il a perdu beaucoup de sang parce qu'il est très pâle. En plus, il est amaigri. Une fois de plus, il ne reçoit pas beaucoup d'aide. Une soeur du jeune homme de Lakota[80] vient chaque matin pour écraser les plantes que le malade doit mettre dans de l'eau et faire filtrer pour boire. Une fois, elle ne vient pas et c'est son frère qui le fait, mais ce travail est mal fait. Monsieur Aky doit écraser les feuilles une deuxième fois avant de pouvoir s'en servir. Une fois de plus, le jeune guérisseur ne reste pas auprès de Monsieur Aky; il préfère aller se promener. Les voisins, quant à eux, viennent seulement dire « yako ». Personne dans son entourage ne s'inquiète de savoir comment Monsieur Aky se nourrit et encore moins s'il a de l'argent ou s'il y a quelque chose d'essentiel qu'on pourrait

79 Le « coco » est une maladie répandue en Côte d'Ivoire. La croyance populaire part généralement de l'idée que le « coco » se trouve en chacun et qu'il se manifeste chez quelques personnes. Il peut s'extérioriser sous formes d'hémorroïdes ou il peut se manifester dans les yeux. Ceux-ci commencent à démanger et souvent, ils deviennent rouges. Le « coco » peut se déclencher à cause de l'alimentation ou de l'(in)activité d'une personne.

80 Elle avait vécu chez Monsieur Aky pendant trois mois quand elle ne savait pas où aller.

faire pour lui afin de le soulager. Lors de son voyage, Monsieur Aky a acheté du «garri»[81]. C'est cette pâte qu'il consomme en petites parts depuis qu'il est revenu de son expédition. Mais il faut dire que le «garri» n'est pas vraiment un plat recommandé pour les gens souffrant des hémorroïdes parce qu'il a tendance à provoquer la constipation. En plus, la pâte que Monsieur Aky mange est recouverte d'une fine couche de moisissures et de quelques grosses fourmis.

Au contraire de Narcisse et Clotilde Yadé, Monsieur Aky n'a pas avant tout besoin de l'aide par rapport au traitement – étant lui-même guérisseur, il sait comment se soigner – mais il manque de l'assistance pratique parce qu'il a fait partir sa famille au Nigeria par pénurie de moyens financiers. Le manque d'assistance pratique a des conséquences directes sur sa santé: comme il n'a personne qui prépare pour lui, il est obligé de manger du «garri» qui constipe et qui est plutôt contre-indiqué si on souffre du «coco». En plus, le fait que le «garri» a été préparé quelques jours à l'avance et est avarié n'est pas non plus favorable pour la santé de Monsieur Aky.

5.1.3 La famille Okra (ménage 32)

La nourriture joue également un rôle important dans le cas de la famille Okra. Monsieur Okra – un Bété originaire d'un village près de Gagnoa au centre-ouest de la Côte d'Ivoire – a subi plusieurs coups du sort dans sa vie. En 1988, à 38 ans, il perd son emploi, et sa femme le quitte parce qu'il ne peut plus lui offrir le même standard de vie. Elle emmène avec elle leurs trois filles, mais les fils Albert, Roger et Etienne restent avec Monsieur Okra.

81 Le «garri» est un genre de fine semoule de manioc qu'il faut mettre dans l'eau pendant environ dix minutes. Le «garri» prend ainsi de volume comme le couscous. Généralement, on le mange avec du sucre ou du lait sucré. Il s'agit d'un plat béninois.

Comme le chômage dure trois ans, il est obligé de vendre sa maison au quartier SICOGI à Yopougon. Il déménage avec ses fils pour aller loger à Abobo où ils vivent de l'argent issu de la vente de la maison. C'est dans cette commune que Monsieur Okra rencontre Rébecca, sa deuxième femme. En 1991, il trouve du travail dans l'ancienne commune et la famille – y comprises ses filles que Monsieur Okra récupère – revient à Yopougon. Monsieur Okra peut louer la maison d'une collègue à Niangon Sud où la famille passe un bon temps.

En 1994, la société pour laquelle Monsieur Okra travaille est privatisée et il est licencié. Il n'est donc plus capable de payer le loyer. Deux ans plus tard, sa collègue qui n'a plus de source de revenus demande à la famille Okra de libérer la maison. Les Okra vont d'abord vivre à Yopougon Kouté[82] et élisent finalement de nouveau domicile à Niangon Sud. Ici, la famille occupe une seule chambre. Plusieurs enfants – qui n'apprécient pas le cadre – quittent leur père et retournent chez leur mère. Roger, Etienne et Madeleine, la fille du couple, restent avec eux.

Depuis le licenciement de Monsieur Okra, c'est Rébecca, sa femme, qui subvient aux besoins de la famille en faisant du petit commerce. En 1998, elle décède et trois mois plus tard, Monsieur Okra perd aussi son fils Etienne.[83] Il reste donc seul avec Roger et Madeleine. Roger travaille pour des Libanais au marché d'Adjamé et avec son petit salaire il loge et nourrit la famille. Le loyer est à 13'000 francs CFA par mois. Pour la nourriture, ils dépensent au maximum 500 francs CFA par jour, mais des fois, ils ne mangent rien. Les autres parents de Monsieur Okra et les ressortissants de

82 Un secteur voisin au secteur Niangon Sud.

83 Monsieur Okra nous raconte plus tard que c'était au cours des maladies de ses proches qu'il a dû réaliser que les relations de voisinage à Lokoa sont très plates et superficielles. Son fils Etienne était très malade avant de succomber. Durant toute sa maladie, aucun des voisins ne s'est approché pour savoir l'état de sa santé ou proposer son aide. C'est après l'enterrement qu'ils sont venus un à un lui dire «yako», sans plus. Lors du décès de Rébecca, c'était le même comportement.

son village ne s'intéressent plus trop à lui. Il est déçu par leur comportement; surtout parce qu'il avait reçu tout le monde chez lui à la maison quand il avait encore de l'argent. Il nous dit:

> Aujourd'hui, tous ceux-là ont disparu. Une fois, j'ai rencontré un que j'avais aidé; il est devenu professeur. Il me montre sa maison de la main gauche et de façon évasive, de peur que je parte lui rendre visite. Si c'était avant, ils allaient chercher ma maison jusqu'à la retrouver, mais les temps ont changé.

Monsieur Okra a deux amis, mais malheureusement, il ne peut pas compter sur eux car ces derniers n'arrivent pas non plus à joindre les deux bouts.

Monsieur Okra tombe souvent malade; généralement, il souffre du paludisme. Monsieur Okra nous informe que auparavant, il ne tombait pas malade comme cela, pour la simple raison qu'il se nourrissait convenablement. Comme il n'a pas les moyens pour aller à l'hôpital, il se soigne à l'«indigénat». Normalement, c'est lui-même qui se rend en brousse pour cueillir les feuilles pour le traitement. C'est seulement en cas d'incapacité totale qu'il y envoie les enfants du voisin.

Au début de novembre 2000, Monsieur Okra fait un accès palustre de quatre semaines qui nécessite une hospitalisation dans une FSU-com. Il se sent plus affaibli que jamais et le traitement à l'«indigénat» ne donne rien. Au plus fort de sa maladie, il sollicite son frère pour l'argent de ses soins. Son frère lui demande de se patienter jusqu'à la fin du mois, mais Monsieur Okra rétorque que la maladie n'attend pas. Face à la souffrance de son père, Roger va voir ses patrons qui lui avancent l'argent pour les soins; la somme est ensuite retirée sur son salaire de façon régulière. Monsieur Okra paye 500 francs CFA pour la consultation, 200 francs CFA pour le carnet[84] et environ 4'000 francs CFA pour les médicaments. Il est mis sous perfusion; cette thérapie dure près de 16 heures. Comme il dépense tout l'argent pour le traitement,

84 Qui sert comme bulletin de santé et dossier en même temps.

il n'en reste plus rien pour acheter les remontants que l'infirmier lui prescrit. Sa santé reste alors fragile.

Albert, le fils aîné de Monsieur Okra, est dans une situation qui est encore pire. Il suit une formation professionnel en techniques agricoles à l'intérieur du pays et il vient souvent rendre visite à son père. Il souffre d'une hernie qui s'étrangle de temps en temps.[85] Pour faire disparaître ce mal, Albert devrait se soumettre à une intervention chirurgicale. Malheureusement, il est encore en formation, son père n'a rien et la famille étendue ne s'intéresse pas à sa situation.

Monsieur Okra et Roger font tout le possible pour avoir l'argent nécessaire pour les médicaments prescrits par les médecins à Albert et pour l'opération. Mais ce n'est pas facile. Monsieur Okra s'inquiète beaucoup à cause de l'affection de son fils, ce qui n'est pas de même pour le concerné: celui-ci se contente d'arrêter de faire ce qu'il fait quand la douleur se déclare et supporte le mal. Il fait une intense et brève prière et la douleur s'estompe.

Fin mars 2001, je vois Monsieur Okra pour la dernière fois. Quand je veux aller lui rendre visite en décembre de la même année, j'apprends que la famille a déménagé. L'hypothèse que je formule à ce sujet est que le déménagement a eu lieu parce que le salaire de Roger – qui avait été réduit suite à la réception de l'avance pour soigner son père – était devenu maigre pour subvenir aux besoins de la famille et payer le loyer. Cette hypothèse n'est pas cherchée loin vu que déjà à la fin de l'année 2000, la famille était en retard de paiement.

La famille Okra se trouve dans un cercle vicieux qui est étroitement lié à la pauvreté. Etant donné que la famille n'a pas beaucoup de moyens, elle ne peut pas se nourrir convenablement. Par conséquent, Monsieur Okra tombe souvent malade. Par manque d'argent, il se traite généralement à l'«indigénat». Il n'a recours

85 C'est une situation qui peut mettre sa vie en danger si le bout étranglé n'est plus approvisionné en sang: ceci pourrait provoquer la nécrose de cette partie des intestins.

au secteur professionnel que quand la maladie s'aggrave. Cet état de fait augmente les frais de traitement. Comme Monsieur Okra ne peut pas mobiliser des ressources ailleurs, son fils doit prendre une avance sur son salaire pour le soigner. Par la suite, le salaire mensuel déjà insuffisant diminue encore et la part réservée à la popote est amincie. Pour finir, la famille perd même son abri.

5.1.4 Thérèse (ménage 55)

Thérèse est également confrontée à ce cercle vicieux qui existe entre le capital économique et le capital social, ce que montre son histoire:

Thérèse et sa petite famille (son mari et quatre enfants de douze à un an) vivent dans une cour commune qu'elles partagent avec six autres ménages. Elles sont venues loger à cet endroit en avril 1999 après avoir quitté l'ancien quartier pour des raisons financières. Le logement y était cher et les activités du mari, qui est photographe et qui travaille à son propre compte, ne marchaient pas. Leur logement actuel – il s'agit d'une seule pièce, appelée «entrer-coucher» en Côte d'Ivoire – revient à 8'000 francs CFA par mois. Les toilettes qui comprennent en même temps la douche se trouvent à l'extérieur du logement. La cour elle-même n'est pas approvisionnée en eau; l'eau doit être achetée chez un revendeur.

Dans la cour, plusieurs ethnies sont représentées. Thérèse elle-même est Bété, son mari est Agni, deux ménages hébergent d'autres Bété, deux foyers abritent des Malinké, un des Baoulé et le dernier ménage se compose de célibataires Malinké et Guinéens. La moitié des ménages appartient à la fraction inférieure de la couche moyenne et les autres – parmi lesquels le ménage de Thérèse – sont des ménages démunis. Les relations de voisinage entre les habitants de la cour sont cordiales, mais «plates» selon Thérèse; «[...] on ne peut pas compter sur le voisin pour te venir en aide.»

Malgré ceci, les occupants de la cour s'associent dans une tontine.[86] Tous les ménages donnent 2'000 francs CFA par semaine. Selon l'organisation de la tontine, c'est Thérèse qui est chargée de la collecte de l'argent qu'elle remet par la suite à sa voisine. Celle-là à son tour verse la somme à la personne qui doit en bénéficier. Malheureusement, les choses ne se passent pas toujours comme prévu. Quand Thérèse doit aller au village pour les funérailles de son cousin en octobre 2000, elle confie son rôle à sa voisine. Pendant l'absence de Thérèse, beaucoup de ménages refusent de payer pour diverses raisons, ce qui énerve la voisine et par mésentente, la tontine est finalement dissoute.

Par conséquent, Thérèse ne compte plus sur ses voisins, mais uniquement sur son mari et un de ses oncles qui vit à l'intérieur du pays. C'est à ce dernier qu'elle explique tous ses problèmes. C'est lui qui lui vient en aide financièrement quand elle est dans des difficultés.

La vie conjugale entre Thérèse et son mari n'est pas très harmonieuse car son mari la trompe. Les relations entre les deux ont commencé à se détériorer à la naissance de leur fils qui a quatre ans maintenant. En ce moment, le mari ne travaillait pas. Il fit la rencontre d'une femme dont les parents sont riches. Cette dame acheta un vélo pour lui, lui donna de l'argent pour s'acheter tout le matériel de photographie et lui offrit même une plantation où l'on cultive un peu de tout (banane, igname, manioc, etc.). Le mari de Thérèse disait aux parents de la femme qu'il n'était pas marié et que Thérèse était une simple copine. Il a même «doté»[87] cette dame.

86 Une tontine est une association dont les membres font un versement à chaque réunion. A tour de rôle, chaque membre recueille la totalité de ces versements (Ela 1983: 111). Le terme «tontine» vient – selon Odeye (1985: 77) « [...] du nom d'un banquier, M. Tonti, qui mit au point cette formule au XVIIe siècle. Il s'agissait d'associations d'épargnants d'âges différents, dans lesquelles la part de ceux qui mourraient profitait aux survivants. »

87 C'est-à-dire il a fait les premières démarches pour demander l'autorisation aux parents de la femme de pouvoir la marier.

Thérèse de son côté sait très bien que cette femme existe. Souvent, elle suit son mari jusque chez sa rivale, mais elle reste impuissante à la porte attendant son homme. Quand il arrive que le couple se dispute, son mari ne se gêne pas pour lui rappeler qu'elle est pauvre et qu'elle ne lui sert à rien. L'autre femme a même dit à Thérèse qu'elle perdait son temps car son mari ne lui appartenait plus. L'époux de Thérèse qui aime l'autre et qui est lié à cette dernière au regard des nombreux services qu'elle lui a rendus, cherche littéralement à se débarrasser de Thérèse. A chaque fois, il cherche des occasions pour se disputer avec elle pour ainsi la laisser. Mais malgré toutes ses tentatives, Thérèse s'accroche toujours à lui.

En début février, Thérèse nous dit pour la première fois, qu'elle est fatiguée du comportement de son mari et qu'elle a l'intention de divorcer. «Je ne suis pas vieille. Si lui, il ne veut pas, y a beaucoup qui peuvent me dire bonjour» dit-elle. Elle explique ceci à son oncle qui est à l'intérieur du pays. Celui-ci lui conseille de quitter son mari. Mais elle ne le fait pas.

Peu après, Thérèse tombe gravement malade. Elle fait une forte fièvre et elle est tellement faible qu'elle n'arrive plus à se tenir debout. Quand on la voit, on dirait qu'on est en face d'une personne mourante. Face à cette urgence, Mohamed – l'étudiant en sociologie qui m'aide dans mes recherches et qui trouve Thérèse dans cet état – ne peut pas rester un simple observateur et il l'évacue immédiatement à la FSU-com Agéfosyn. Là-bas, on injecte un produit à Thérèse pour faire baisser la fièvre, et elle est hospitalisée pour un traitement par perfusion. Pendant qu'elle reçoit les premières gouttes du sérum, Mohamed (qui se charge de tous les frais)[88] prend congé de Thérèse pour avertir la famille de la dernière et pour chercher une de ses nièces pour assurer la permanence.

88 Il sait que l'argent lui sera remboursé plus tard parce que le budget du projet de recherches contenait une certaine somme pour des cas d'urgence.

Le lendemain, Thérèse – qui souffre selon le diagnostic du médecin d'une fièvre typhoïde – peut rentrer à la maison. Elle est munie de trois ordonnances qu'elle donne à son mari. Celui-ci, au lieu de s'inquiéter pour sa femme malade, lui fait savoir qu'il aurait fait un rêve à son sujet. Dans ce rêve, Thérèse l'aurait trompé et aurait pris une grossesse dont il ne serait pas l'auteur. Et il s'empresse de demander à Thérèse si elle n'est pas enceinte. En plus, il veut savoir où elle a pu avoir l'argent pour se faire hospitaliser. Pour lui, c'est sûrement l'amant de Thérèse qui a assuré les frais. Ensuite, le mari récupère les ordonnances et sort.

Il ne va pas acheter les médicaments prescrits (il ne va même pas en demander les prix), mais rentre avec des comprimés dont il s'est procuré chez des vendeuses ambulantes et qui n'ont rien à voir avec la maladie de Thérèse. Un des produits qu'il apporte est même contre-indiqué en cas de fièvre typhoïde. Thérèse – qui ne sait pas d'où ces comprimés proviennent – les prend. En même temps, elle se soigne avec des médicaments « indigénats » dont une de ses voisines lui donne les recettes. Cette voisine participe également de manière directe à la guérison de Thérèse en lui écrasant les médicaments et en la soignant. Thérèse se rétablit lentement, mais sûrement.

Aussitôt que Thérèse se sent un peu mieux, elle va rendre visite à son oncle à l'intérieur du pays. Elle reste chez lui pendant plusieurs semaines. L'oncle convoque le mari et lui reproche son comportement. Par la suite, la paix revient dans la vie conjugale selon Thérèse. Fin mars 2001, elle nous informe que tout est en train de rentrer dans l'ordre à ce sujet.

Quand je vais de nouveau la voir à la mi-novembre, j'apprends que la situation s'est encore une fois détériorée. Le mari de Thérèse n'est plus venu chez elle depuis plus d'un mois, et il ne lui donne pas d'argent pour se nourrir ou pour nourrir les enfants. Thérèse se débrouille en vendant des friandises ; elle avait commencé ce petit commerce déjà au mois de février. Malheureusement, elle ne gagne pas assez pour pouvoir scolariser tous les enfants. Pour cette raison, la plus grande des filles doit renoncer à aller à l'école.

En juin 2002, Thérèse m'écrit la lettre suivante:

> C'est par rapport à ma vie présente et conjugale que je t'ai écrit pour te faire connaître une petite partie de ce qui s'est passé ici dans mon foyer après ton départ sur Suisse. Lorsque tu étais ici, c'est devant toi que mon époux a commencé son déménagement de chez moi pour rejoindre sa seconde femme qu'il a préféré suivre et aujourd'hui où je te parle il a déménagé définitivement de chez moi pour aller rester avec cette dernière. Il nous a abandonnés moi et mes enfants, c'est quelques rares fois qu'il nous apporte un peu d'argent pour manger même ça fait deux mois que le loyer dans lequel nous résidons n'a pas été payé, ensuite je suis actuellement malade, il n'y a pas d'argent pour acheter des médicaments pour me soigner. Il ne passe même pas là où mes enfants et moi nous sommes.

Le réseau social sur lequel Thérèse compte quand elle est dans les besoins est très restreint et comprend uniquement son mari et son oncle. Mais son mari ne fait pas face aux attentes auxquelles les hommes sont confrontées dans la société ivoirienne; bien au contraire, il veut même se débarrasser de son épouse à cause d'une autre femme qui peut lui offrir une vie sans soucis financiers. L'oncle de Thérèse, quant à lui, vit à l'intérieur du pays. Il n'intervient pas parce que c'est seulement au moment où Thérèse va le voir après sa guérison qu'il apprend qu'elle avait été malade. Par manque d'argent, Thérèse ne pouvait pas l'informer quand elle était vraiment dans les besoins. Elle est donc restée sans un quelconque appui de personnes proches.

5.2 *Cas concrets rencontrés parmi les malades issus d'un ménage appartenant à la fraction inférieure de la couche moyenne*

5.2.1 Monsieur Konan (ménage 31)

Contrairement au mari de Thérèse, Monsieur Konan – un Baoulé de 41 ans – cherche à faire tout ce qu'il peut pour ses proches. Il a une grande famille à sa charge. A part son épouse, cinq filles et trois fils, il y a son père et un de ses cousins qui vivent avec lui à

Niangon Sud. Ils louent une maison individuelle avec deux chambres à coucher, un salon et une cuisine. La douche (y comprises les toilettes) se trouve à l'intérieur du logement. La maison est peu meublée et vétuste.

Monsieur Konan travaille dans le privé et à ce titre, il gagne sa vie sur la base de contrats. Son boulot de topographe l'oblige à se déplacer souvent.

En juin 2000, Monsieur Konan attrape le paludisme dû – selon lui – à la fatigue accumulée par les nombreux voyages qu'il doit effectuer dans son métier. La maladie le frappe tellement qu'il passe près d'un mois sans quitter le quartier. Au début, Monsieur Konan ne prend pas trop son affection au sérieux. Il ne pense pas qu'elle peut le faire maintenir au lit. Il se traite avec «[...] quelques petits comprimés [...]»; même son patron lui en apporte quelques-uns quand il apprend que Monsieur Konan est malade. Mais comme son état de santé ne s'améliore pas, son père «[...] le pousse un peu dans le dos pour qu'on puisse faire un peu à l'‹indigénat›.» Monsieur Konan accepte cette proposition facilement parce qu'il cherche le rétablissement prompt et complet: «[...] il fallait que j'arrive à me soigner pour que je puisse parvenir aux besoins de la famille.» C'est son épouse qui se charge de la préparation du médicament «indigénat» et avec l'association des deux traitements, son état commence à s'améliorer.

Après sa guérison, Monsieur Konan reprend son boulot, mais les temps sont durs et les affaires ne marchent pas trop bien. Il effectue un travail pour le gouvernement et il y investit de son propre argent. Quand il présente la facture au trésor public, on lui fait savoir que les caisses de l'Etat sont vides et si son bon était signé, il attendrait encore pendant longtemps avant de rentrer en possession de cet argent. Monsieur Konan est abattu puisqu'il avait fondé son espoir sur les retombées de ce travail. Il se trouve dans de graves problèmes financiers et doit déjà plusieurs mois de loyer au propriétaire de la maison.

Le soir du 17 octobre 2000, Monsieur Konan est informé que la maladie de son frère Emile qui souffre d'un ictère s'est aggravée.

Etant lui-même malade[89] et fatigué, il ne peut pas réagir sur cet appel. Dans la même nuit, Monsieur Konan fait un rêve dans lequel son frère vient lui parler en des termes qui semblent signifier un au revoir. Au petit matin, vers six heures, on vient lui annoncer le décès de son frère. Trois jours plus tard, l'enterrement est fait au village.

Monsieur Konan est persuadé que la mort de son frère est due à la pauvreté de celui-ci[90] associée à son statut de célibataire. Contrairement à Monsieur Konan, Emile était seul et il faisait tout tout seul, notamment en ce qui concerne les soins corporels. Un jour, p.ex., Monsieur Konan a surpris son frère en train de casser du fagot en brousse afin de chauffer de l'eau malgré son état de santé. Selon Monsieur Konan, l'ictère d'Emile n'était pas aussi grave que le sien (lui-même, il avait des yeux jaunes et son urine était très noire), mais le fait d'être seul et de n'avoir personne à ses côtés pour le soigner a contribué à sa mort.

Il faut dire que les frères et soeurs dans la famille de Monsieur Konan ne sont pas très soudés. Monsieur Konan le caractérise ainsi : «Chacun s'occupe de sa petite famille, surtout quand il s'agit de dépenser.» Ceci se vérifie effectivement lors de la maladie d'Emile. Alors que celui-ci n'avait besoin que de 5'000 francs CFA pour une ordonnance, aucun de ses frères ne put les lui donner (y compris Monsieur Konan lui-même). Même le premier de la famille, qui est un cadre, ne lui vient en aide. Ce n'est que lorsque l'affection atteint un état critique que ce dernier débourse 160'000 francs CFA pour qu'on évacue Emile à l'hôpital, mais c'est déjà trop tard. Pendant les funérailles, c'est Monsieur Konan qui fait pratiquement tout – malgré ses difficultés financières – pour que son petit frère soit enterré comme il faut. En plus, il recueille les deux enfants d'Emile chez lui et il fait d'eux ses propres enfants pour ainsi remplir le voeu de son petit frère. Il préfère même sacrifier la scolarité de deux de ses propres enfants – compte tenu des difficultés économiques – au profit des enfants d'Emile.

89 Il a le même problème de santé que son frère.
90 Etienne était chauffeur de taxi.

Confronté à cette charge financière additionnelle, Monsieur Konan intensifie son programme de travail. Il est presque toujours en voyage. Sa femme, quant à elle, commence à travailler comme coiffeuse et à faire du petit commerce pour gagner de l'argent. Notre dernière visite dans ce ménage a lieu en mars 2001 ; en décembre de la même année, j'apprends que la famille a déménagé. Je m'imagine qu'elle a été expulsée par le propriétaire parce qu'elle n'arrivait plus à payer le loyer.

L'histoire de Monsieur Konan – ou plutôt de son frère – montre un phénomène qui est répandu en Côte d'Ivoire. Lors de la maladie d'Emile personne ne lui vient en aide pour couvrir les frais d'une simple ordonnance; ce n'est que pour l'évacuation à l'hôpital qu'un de ses frères donne de l'argent. Monsieur Konan pour sa part intervient seulement quand il s'agit des frais des funérailles[91] et de la prise en charge des enfants du défunt. Bien qu'il augmente son programme de travail[92] et que sa femme s'engage comme commerçante et coiffeuse, le ménage n'arrive plus à faire face aux dépenses.

91 Les déclarations d'autres interlocuteurs rencontrés lors de l'enquête auprès de 100 ménages montrent que Monsieur Konan n'est pas le seul à procéder ainsi :

> Aujourd'hui, avec la situation économique, même les familles ne s'aident plus. Mais c'est en cas de décès, ils savent où trouver de l'argent et c'est ce qui est mauvais chez nous, les Africains (la fille de la femme qui est le chef du ménage 23 lors de l'enquête auprès des 100 ménages).

> [...] quand l'homme est malade, on s'en fout. Mais c'est quand il y a un décès qu'on met les moyens nécessaires à la disposition pour faire l'enterrement pour qu'on dise que telle famille a eu un décès et ils ont fait des funérailles grandioses (un fils du chef du ménage 25 lors de l'enquête auprès des 100 ménages).

Balandier (1991 : 8) explique cette tradition de telle sorte que « [...] ne pas payer pour les funérailles, c'est ne plus exister socialement et avoir perdu le droit à la parole » (cf. également Vidal 1991 : 88) ; une déclaration qui m'a été confirmée par beaucoup de mes interlocuteurs.

92 Ce qui pourrait avoir des conséquences pour sa santé.

5.2.2 Monsieur Mapéa (ménage 57)

Comme Emile, le frère de Monsieur Konan, François Mapéa ne reçoit pas d'aide financière de ses parents. François est Yacouba et vient de l'ouest de la Côte d'Ivoire. Cela fait déjà 24 ans qu'il est à Abidjan et depuis 1996, il vit à Niangon Sud. Il a 46 ans et travaille comme chauffeur pour une société de transport. Avec son salaire de 160'000 francs CFA par mois il nourrit une famille de huit personnes. François a deux épouses de 25 et 20 ans[93], trois fils, un oncle et une jeune fille originaire du même village en charge. Autrement, il n'a pas de famille à Abidjan ; le reste de ses parents vit au village. La famille Mapéa loge dans une cour commune où elle dispose d'un logement de trois chambres. Contrairement aux autres habitants de la cour, la famille de François bénéficie d'une douche et des WC internes. La première épouse contribue au revenu du ménage en vendant des fruits et des condiments devant la maison.

Lors de notre première rencontre, le 27 août 2000, François nous informe qu'il souffre d'une «petite» maladie: cela fait presque deux ans qu'il a mal aux yeux. Au début, il pensait avoir une conjonctivite. Il alla voir le personnel de l'infirmerie de sa société qui lui donna une ordonnance. Il alla donc acheter ces produits, mais il partit aussi au village où il reçut des traitements à l'«indigénat». Avec la combinaison des deux traitements, le mal s'est calmé, mais il revient souvent. C'est pour cela que François pense que «[...] c'est en quelque sorte un poison, un sort qu'on m'a jeté [...]. Quand la personne qui a fait cela veut que la maladie reprenne, il suffit qu'elle mette le médicament prêt du feu pour que la maladie recommence [...]».[94]

93 Les deux sont issues de la même famille.

94 Ceci montre – une fois de plus – que les «pouvoirs noirs» (cf. paragraphe 2.2 du chapitre troisième) sont encore toujours actifs selon la croyance populaire.

A la suite des conseils de ses proches, il a eu à faire plusieurs consultations à caractères «mystiques» qui ont confirmé que c'était un sort lancé. Sa soeur aussi avait fait une fois une consultation au village et elle lui avait dit qu'il devait venir personnellement faire des sacrifices. Monsieur Mapéa nous informe qu'il attend de prendre ses congés dans le mois de janvier 2001 pour aller honorer ces sacrifices. Selon lui, un jeune homme de son village serait à l'origine de sa maladie. Pour des raisons d'entraide communautaire au niveau des ressortissants de son village, François avait accepté de prendre sous son toit ce jeune monsieur avec lequel il n'avait pas de liens de parenté. Mais pendant qu'il vivait avec la famille, il courtisait la femme de François. Quand il a été démasqué, pour éviter d'être dénoncé et surtout craignant que François ne lui fasse quelque chose, il lui aurait lancé ce sort.[95]

Tout au long de sa maladie, François n'a pas été oublié. Son père lui a même envoyé des médicaments «indigénats» qu'il utilise régulièrement et qui sont très efficaces selon lui. Malgré cela, ses yeux sont rouges et lui démangent, et l'empêche de travailler quand le vent souffle.

Au début de novembre 2000, François contracte une maladie «bizarre». Un matin il s'aperçoit de la présence de petits boutons sur le corps. Ces boutons lui démangent et il commence à se gratter. Par la suite, sans que les boutons n'éclosent véritablement, ils laissent des traces sur tout son corps. Même la tête est atteinte. Tout au début, Monsieur Mapéa ne prend pas la maladie au sérieux. C'est seulement quand il sent la prolifération des boutons qu'il se rend au CHU de Treichville. La consultation là-bas coûte 4'000 francs CFA. On lui délivre une ordonnance pour des comprimés et des pommades dont le montant s'élève à 10'000 francs

95 Cette perception et le fait que François héberge le jeune ressortissant de son village sans hésiter laissent supposer que François est encore beaucoup ancré dans la vie communautaire «traditionnelle» et qu'il tient beaucoup à l'influence des rapports d'un individu avec son entourage familial et villageois.

CFA. On lui ouvre un dossier après avoir fait des examens, mais on ne lui dit pas ce qu'il a exactement.

Pour ce qui concerne ses yeux, nous pouvons voir une amélioration lors de notre visite de fin décembre; le blanc des yeux revient petit à petit. Depuis qu'il utilise les médicaments proposés par son père, François constate une amélioration certaine. Malgré cela, François compte aller au village pour honorer les sacrifices proposés par sa soeur. Il serait déjà parti, mais il attend une gratification de sa société.

Au début de janvier, François tombe de nouveau malade. Il est terriblement fatigué et il a de la fièvre; bref, il souffre du paludisme. En dehors du premier jour où il essaye de prendre la Nivaquine achetée avec les vendeuses ambulantes, il se soigne uniquement avec des médicaments «indigénats». Il ne va pas à l'hôpital, «[...] parce que là-bas, je sais que ce sont encore des ordonnances qu'on va me donner. Or actuellement, je n'ai rien.» C'est d'ailleurs à cause de ce manque d'argent qu'il n'est pas parti au village. Il attend toujours la gratification de la part de sa société.

Deux semaines plus tard, il est encore à la maison. Par rapport au paludisme, il note une petite amélioration, mais il reste faible. Il se dit tellement amaigri qu'il a même honte de sortir et d'aller au village. De toute façon, vu le nombre de jours qui lui reste pour la fin de ses congés, il ne sait pas s'il pourra encore partir. En plus, l'argent qu'il est allé chercher à son service n'est pas suffisant pour faire le voyage et honorer le sacrifice: «On m'a donné des miettes qui de plus sont remboursables.» Pour finir, François va à Abobo pour se faire traiter chez un «frère», un vieux Dioula qu'il connaît depuis longtemps et qui est son ami. Il y passe une semaine. Ce traitement est efficace, mais après son retour, il commence à se sentir constipé. Hormis les soins reçus chez le guérisseur, François va également à l'infirmerie de sa société où il est examiné. On lui demande de faire une autre visite encore, mais cette visite devra coûter 18'000 francs CFA. Bien que François ait l'intention de réduire l'argent de la popote, il n'est pas sûr de pouvoir respecter cette deuxième visite.

En février 2001, François devrait reprendre son travail, mais sa maladie l'empêche de travailler régulièrement. Il est donc obligé de prendre des repos de deux, trois voire cinq jours.

Lors de notre visite du 19 février 2001, Monsieur Mapéa nous informe qu'il se sent mieux. Les yeux ont retrouvé leur éclat d'antan, et les boutons sur le corps ont disparu. Interrogé sur l'aide qu'il a reçu au cours de sa maladie il nous apprend que ses collègues de travail lui ont proposé des remèdes selon leurs expériences et leurs connaissances en matière médicale et lui ont rendu visite régulièrement. Mais concernant le plan financier, ils ne sont pas intervenus. Cela était aussi le cas de la famille directe. Mais François ne se plaint pas des parents car il est le seul membre de sa famille à être à Abidjan. Ce sont plutôt les parents qui comptent beaucoup sur lui en tant que travailleur quand ils ont un problème. Il est donc seul à subvenir aux frais médicaux, mais il dit: «Ma chance est que je suis assuré.» En tant qu'un agent de la société il jouit d'une couverture sociale. Concrètement, l'assurance prend en compte 80% des frais médicaux, et l'employé ne paye que 20%.

Cela est aussi le cas quand il est hospitalisé dans une clinique privée deux jours après cet entretien. Son ventre commence à se gonfler et il ne peut plus aller à la selle normalement. Il se rend difficilement à son lieu de travail pour demander de nouveau un congé à son supérieur. Arrivé là-bas, vu son état, on le transporte dans une ambulance à la clinique. Sa deuxième femme reste en permanence auprès de lui. On lui fait acheter trois poches de sang de 25'000 francs CFA chacune qu'on lui donne et on le met sous perfusion. En dehors des poches de sang qu'il doit payer lui-même, le reste est à la charge de la clinique. Les médecins viennent et font les soins sans dire exactement à François de quoi il souffre. C'est à travers le certificat médical que ce dernier apprend qu'il s'agit d'une fièvre Aulery.[96] François passe plus de deux semaines à la clinique. Pendant ce temps, il reçoit la visite de trois

96 Malheureusement, je n'ai pas pu détecter ce que c'est comme maladie.

jeunes hommes qui font partie de l'association des ressortissants du village. Ils viennent lui remettre de l'argent en vue de contribuer aux charges. Une somme de 23'000 francs CFA fut collectée pour essayer de le soutenir dans l'immédiat.[97]

A peine sorti de la clinique, François se rend à l'église Béthel pour des séances de prière. Il fait cela sur la proposition d'une femme qui habite la même cour commune que la famille Mapéa. Selon les propos de cette dame, son frère malade a retrouvé la guérison totale dans cette église. Il est prévu que Monsieur Mapéa y passe une semaine, mais il n'arrive pas à tenir. Etant nombreux pour les prières, les patients dorment sur des nattes à même le sol et chacun est chargé de se nourrir lui-même. C'est surtout le froid que contraint François de retourner, une action qui est indiquée vu le fait qu'entre temps, les examens que François a subis ont avéré qu'il souffre aussi de la tuberculose.

Lors de notre dernière visite officielle au cours de nos recherches le 23 mars 2001, François nous apprend qu'il constate une certaine amélioration de son état de santé mais qu'il se sent encore lourd. Les nouvelles que je reçois en août par écrit sont moins bonnes : Monsieur Mapéa a été transféré au village où il suit des soins qui ne montrent plus d'effet. Il a beaucoup maigri et il est en train de perdre tous ses cheveux. La famille a de graves problèmes financiers parce que la société refuse de payer le salaire puisqu'il ne travaille pas. Par conséquent, la menace d'une expulsion de la maison plane sur la famille.

Je vais de nouveau la voir en décembre 2001. La première épouse de François m'informe que son mari est décédé le 5 novembre ; il n'est plus revenu du village. Le petit frère du défunt

97 A part nous qui lui avons donné une somme de 10'000 francs CFA en janvier 2001, les membres de cette association sont les seuls à remettre de l'argent à François pour se soigner. Parmi les 100 ménages interrogés lors de l'enquête, celui de la famille Mapéa est d'ailleurs le seul à recevoir de l'aide financière d'une association. Cela est d'autant plus étonnant que 22 foyers indiquaient être membre d'une association d'entraide dans le quartier.

vient à Abidjan pour régler tout ce qu'il faut. La famille touche une certaine somme de la part de la société et après avoir payé toutes les dettes elle décide de construire une maison. L'argent ne suffisant pas pour réaliser ce projet à Abidjan, la famille est obligée de retourner au village.

La maladie de François Mapéa entraîne des conséquences sérieuses pour toute la famille. Son problème de santé l'empêche de travailler. Alors il ne touche plus de salaire. A cause de la longue durée de son affection et des frais élevés qui sont liés au diagnostic et au traitement, François ne peut plus faire face aux coûts malgré l'assurance dont il profite. Son réseau social lui offre avant tout de l'assistance pratique et émotive, mais peu de support financier. Par manque de moyens, François ne peut pas se rendre au village et honorer les sacrifices indiqués à cause du côté «mystique» de sa maladie.

Pendant les derniers mois de la vie de François, la famille doit réduire les dépenses pour la nourriture et après son décès, elle retourne au village où les maisons sont moins chères.

5.2.3 Joël (ménage 16)

Le cas de Joël pourrait être la continuation de l'histoire de la famille Mapéa parce qu'en juillet 2000 – quelques jours avant notre première visite dans ce foyer – le chef de ménage est décédé. Malgré cela, son fils Joël est disposé à nous recevoir. Etant le seul fils du «vieux», c'est lui qui occupe la place du chef de ménage maintenant. Il a 24 ans et vit avec quatre de ses cinq soeurs, un cousin, une cousine, la petite fille de la dernière et avec un protégé que le père avait pris sous sa tutelle. Ils occupent une maison de deux pièces construite par la société immobilière SICOGI. Il s'agit d'un ménage Agni.

Le père avait eu les enfants avec trois femmes. La première – la mère de Joël – a quitté son mari quand Joël avait à peine cinq ans. Le père ne voulait pas que les enfants (Joël et deux de ses soeurs) fréquentent leur mère. A l'insu du « vieux », une des soeurs alla quand même rendre visite à sa mère. Lorsqu'il apprit cela, il rentra dans une colère noire. Par la suite, la soeur revint à la maison, mais pas pour longtemps parce qu'elle ne s'entendait pas avec sa marâtre, la deuxième femme du père. Avec celle-ci, le père avait eu deux filles. Elle s'est séparée de lui trois mois avant son décès. La mère de la dernière fille était une simple copine du père. Au plus fort de sa maladie, le « vieux » demanda à Joël et à sa soeur de côtoyer leur mère, ce qu'ils firent, mais la relation entre Joël et sa mère reste tendue.

Après le décès du père, la soeur à celui-ci réunit la famille immédiate afin qu'elle décide de l'avenir des enfants qui sont encore tous en formation. Le père était fonctionnaire d'Etat, mais comme il ne s'était pas marié légalement, les enfants n'ont pas le droit de bénéficier d'une pension selon la loi ivoirienne. La soeur, un oncle et un cousin du père s'engagent à prendre en charge le sac de riz chaque fin du mois ainsi que l'argent de la popote, tandis que le « boss de la famille » (un cousin du père, également appelé « l'héritier » par Joël) s'occupe des différentes factures (électricité, eau, loyer). Les fournitures scolaires de l'avant-dernière des filles sont prises en charge par la soeur. La fille de la copine, âgée de onze ans, se trouve au village SOS d'Abobo, en classe de sixième et sa scolarité est assurée jusqu'à ce qu'elle atteigne 21 ans. Joël, quant à lui, fréquente une école professionnelle depuis 1997 pour faire son Brevet de Technicien Supérieur (BTS); comme il y a été orienté par l'Etat, c'est ce dernier qui prend en charge sa scolarité. Le cousin de Joël, pour sa part, s'est inscrit à l'université, où depuis 1998, il est admis au département de lettres modernes. Il donne des cours à domicile et il vend des cigarettes. En plus, il possède une mini-ferme de cent poulets. C'est lui-même qui paye ses frais de scolarité. En ce qui concerne le protégé, ce sont ses parents qui subviennent à ses besoins. La cousine, finalement, se débrouille en vendant des oranges en bordure de la route.

Lors du premier entretien, Joël nous informe qu'il souffre d'une maladie vénérienne. Elle remonte aux années, où il était encore à l'intérieur du pays pour finir sa formation scolaire jusqu'à la terminale. Loin de ses parents, il avait toujours l'objectif de sa réussite dans les études, mais il s'était quand même pris la liberté «[...] de m'attraper une copine, une seule, et c'est à la suite de ça que j'ai attrapé la maladie [...]». Les douleurs provoquées par l'infection le fatiguaient beaucoup. C'est pour cela qu'il allait voir son père qui l'amenait consulter un spécialiste au CHU de Treichville. Ce dernier fit suivre Joël un traitement pendant un mois. A la fin de ce premier traitement, Joël devait retourner au CHU pour renouveler l'ordonnance. Malheureusement, il avait égaré le reçu de la première consultation. Alors chaque fois que Joël allait au CHU, soit le médecin ne voulait pas le voir, parce que rien ne prouvait que c'était lui qui avait eu à examiner Joël, soit le médecin n'était pas en place. Pour finir – comme le transport devenait trop cher – Joël abandonna le traitement, ce qui fait qu'il rechute de temps en temps et qu'il ressent des séquelles, c'est-à-dire des petites douleurs.

Le 6 janvier 2001, Joël tombe de nouveau malade. Il souffre d'un paludisme qui montre toujours les mêmes symptômes chez lui: mal à la peau, la fièvre, les bâillements intermittents et les maux de tête. Comme premiers traitements, il achète des comprimés avec les vendeuses ambulantes pour faire baisser la fièvre. Quand une tante à Joël – la soeur du «boss de famille» – apprend lors d'une visite quatre jours plus tard qu'il est malade, elle lui apporte d'autres médicaments fébrifuges. Trois semaines après, Joël est encore souffrant, mais il y a quelque amélioration depuis qu'il utilise des feuilles qu'il boit en infusion. Cette décoction lui a été proposée par une soeur en Christ. A cause des frais impossibles à honorer qu'une consultation dans un service de santé risque de provoquer, Joël y renonce. En dehors des visites des frères chrétiens et les dons de médicaments de sa tante et sa soeur en Christ, Joël ne reçoit aucune aide. Il se charge de son traitement lui-même. Il nous raconte: «Etant donné que je ne suis pas cloué au lit, je fais mes trucs moi-même. A la maison ici, ils me demandent comment ça va, mais c'est tout. Le matin, chacun va vaquer à ses occupations; le soir, on rentre, on est fatigué. C'est chacun pour soi quoi!»

L'affection vénérienne, dont Joël souffre depuis 1997, se déclenche en même temps que le paludisme. Avec l'aide financière de la même tante, Joël peut se rendre au CHU de Treichville, où le médecin lui propose deux solutions: ou il fait deux examens avant de le traiter, ou alors il lui prescrit un traitement général, puis un examen sera fait à la fin. Joël refuse la première solution, car les deux examens coûteraient 20'000 francs CFA; somme qu'il était loin d'avoir. Le médecin lui prescrit alors des médicaments qui font 22'000 francs CFA et quelque. Joël va de nouveau voir sa tante afin de lui présenter l'ordonnance en espérant qu'elle l'aide financièrement. Comme elle-même a un problème de santé qui la fait débourser beaucoup d'argent, elle lui conseille d'aller voir sa mère. Joël le fait malgré lui. Sa mère lui demande d'aller chez l'autre soeur du «boss de famille» qui travaille au CHU de Yopougon pour que celle-ci mette les médicaments sur un bon. Sur le bon, les remèdes font 11'000 francs CFA et quelque. La mère de Joël lui remet juste la somme. Malheureusement, à la pharmacie, certaines boîtes de médicaments sont doublées, ce que la tante n'avait pas prévu. Joël retourne expliquer la situation à la première tante, et celle-ci préconise que Joël achète les injections et une boîte de médicaments, le temps d'avoir de l'argent pour la suite du traitement.

Malgré l'aide que Joël a reçue de la part de sa mère, il est déçu de son comportement. Il pense que sa mère

> [...] considère qu'elle n'a aucun engagement vis-à-vis de nous [ma soeur et moi-même]. Quand on a un problème et qu'on va la voir, elle nous ramène automatiquement chez l'héritier en nous disant: «Ne comptez pas sur moi. Si vous avez un problème, restez où vous êtes. Ce n'est pas maintenant que vous allez venir vers moi, maintenant que votre père est décédé.»

L'héritier, quant à lui, n'est pas toujours prêt à intervenir en faveur de la famille de Joël. Dans les premiers mois du décès du père, il s'occupait d'eux «comme il faut», mais vers fin janvier,

Joël nous informe qu'il commence à se désintéresser de ses obligations. «Pourtant, c'est quelqu'un qui a de l'argent. Il fait ses propres affaires et en moins d'un mois, il peut amasser des millions. Mais quand on s'en va là-bas, il dit toujours: «J'arrive!» Présentement, il faut le poursuivre pour qu'il s'acquitte des factures.» Une fois de plus, Joël ne peut pas achever le traitement prescrit par le médecin par manque d'argent. Il n'ira plus le revoir pour l'examen final. Il est déçu et ne sait pas comment s'en sortir, parce que «[c]elui qui m'aidait n'est plus, celui qui le remplace, ne le fait pas bien, et celle qui est ma mère, c'est à peine si on arrive à tenir deux minutes ensemble.»

En plus, Joël se sent gêné parce qu'il est obligé de parler de son affection à plusieurs personnes:

> Avant, quand j'avais un petit problème, c'est au vieux que je confiais cela, et à personne d'autre. Ma maladie vénérienne, c'est le vieux seul qui était au courant [...]. Maintenant, pratiquement tout le monde sait parce que je n'ai pas les moyens et que je suis obligé de le dire un peu partout: la vieille sait, mes soeurs savent [...] et tout ça c'est gênant.

Joël a perdu son père, la personne sur qui il fondait ses espoirs en cas de besoins. Les parents s'engagent à prendre en charge les dépenses quotidiennes du ménage, mais ils ne prévoient rien pour des cas imprévus comme la maladie de Joël. Celui-ci doit faire des va-et-vient pour recevoir de l'assistance, mais cette assistance est insuffisante. Elle ne lui permet pas d'achever le traitement indiqué. A la longue, cela pourrait avoir des conséquences sérieuses car sa maladie vénérienne pourrait entraîner la stérilité.

5.2.4 Laure (ménage 3)

Laure – une Attié de 37 ans – a également perdu la personne sur laquelle elle comptait le plus. Avec le décès de son mari en décembre 1997, ses difficultés débutent. Son époux subvenait à tous les besoins de la famille: «C'est lui qui faisait tout». Mais après son décès, la situation change. Même avant l'enterrement de ce dernier, la belle-mère de Laure la chassa de la maison et commença à réclamer les biens de son fils. La belle-famille voulait également arracher les trois enfants à Laure pour que leur garde revienne à leur oncle paternel[98] qui pourrait ainsi disposer de l'héritage. L'affaire se termina au tribunal où Laure gagna le procès. On lui adjugea la garde des enfants et grâce au certificat de décès elle put avoir de l'employeur de son mari une pension de 200'000 francs CFA par an. C'est cet argent qui lui permit de commencer son petit commerce d'«attoukpou»[99] et de faire face aux dépenses de sa famille.

Privée de sa maison qui reste dans les mains de sa belle-famille, Laure était obligée de chercher un autre abri. Actuellement, elle vit dans un studio où elle loge avec deux soeurs, trois frères, ses trois enfants et deux nièces. La première soeur est employée et c'est elle qui paye le loyer, tandis que Laure s'occupe de la facture d'eau et d'électricité. La deuxième soeur est nourrice et en attente d'embauche comme éducatrice. Deux frères font des études à l'université et le troisième est en quête d'emploi.

La famille ne vit pas dans le luxe. Le studio est doté de deux lits de trois places chacun, d'une télévision, d'un poste de radio et d'un ventilateur. La douche est interne, mais la cuisine est externe. Dans le budget du ménage, la santé n'est pas prévue; c'est au moment où quelqu'un tombe malade qu'on cherche l'argent. Cela n'a pas toujours été ainsi:

> Quand le père de mes enfants était vivant, j'achetais des médicaments, p.ex. la Nivaquine, que je mettais sur moi et que je prenais chaque fois pour ne pas tomber malade. Mais maintenant, je ne peux pas me permettre certaines choses. J'attends d'être malade. La Nivaquine, je n'achète plus, mais pour les petites choses, j'ai l'Aspirine et le Doliprane[100]. Si on sent, on se soigne; si tu ne sens pas, c'est que ça va.

98 C'est-à-dire au frère du défunt.

99 C'est une nourriture à base de manioc qui est préparée de la même façon que l'«attiéké» mais qui est cuite sous forme de tartine.

100 Il s'agit d'un genre de Paracétamol qui est utilisé comme antidouleur et pour baisser la fièvre.

Peu avant notre première rencontre, Laure tombe malade. Elle a le paludisme. Toute la famille est mobilisée et chacun essaie d'apporter ce qu'il peut pour lui venir en aide. Les ressources financières étant limitées, le soutien est beaucoup plus affectif et pratique. Une des soeurs qui vivent avec Laure lui chauffe de l'eau pour qu'elle ne soit pas obligée de se laver à l'eau froide, et ses filles la massent de temps en temps. En plus, sa grande soeur qui loge à Yopougon Kouté et sa mère qui vit à l'intérieur du pays[101] lui font parvenir de la nourriture.

Laure se traite avec une combinaison de médicaments à l'«indigénat» et de comprimés achetés à la pharmacie. C'est un de ses voisins qui lui donne l'argent nécessaire à l'achat des produits à la pharmacie. Au cours de sa maladie, Laure reçoit aussi la visite des amis du quartier et des parents.

Des amis, elle en a beaucoup, car le tempérament et l'aura de Laure lui donnent une certaine ouverture. Cela fait que pratiquement tout le monde est bienvenu chez elle. En plus, le ménage entretien de bons rapports avec les voisins. Bien que Laure n'ait pas assez de moyens financiers, elle arrive à faire plaisir aux uns et aux autres. Elle offre souvent son assistance, p.ex. en accompagnant des malades ou des parturientes à l'hôpital et en aidant à faire les toilettes d'un nouveau-né.

Laure, elle-même, n'attend pas trop des autres parce que «[c]hacun a ses problèmes. [...] Maintenant, si les gens sont malades, c'est ma petite soeur ou moi-même. Les voisins aussi qui ont les médicaments de ma maladie, ils m'aident. Sinon actuellement, on peut pas compter sur quelqu'un d'autre.» Pour montrer que même les relations familiales ne peuvent plus être considérées comme des supports fiables, elle donne l'exemple de son cousin qu'elle a sollicité pour la scolarité de sa fille. En effet, après avoir perdu son mari, elle est allée voir ce cousin en vue d'obtenir de l'aide. Après lui avoir expliqué son problème, ce dernier

101 La mère y cultive plusieurs champs et, en plus, elle touche une pension de son mari défunt.

lui a donné son numéro de téléphone. Elle a donc plusieurs fois essayé de le joindre mais en vain jusqu'à ce que l'année scolaire finisse. Mais quand elle le rencontre, il n'ose jamais évoquer cela.

Laure nous explique plus tard qu'elle n'était pas tout à fait satisfaite de l'aide qu'elle a reçue au cours de sa maladie:

> J'aurais souhaité plus ce que j'ai eu. En principe, ils ont fait ce qu'ils pouvaient, chacun – selon ses possibilités – est venu en aide, mais mon problème était psychologique. C'est grâce à mes activités que je nourris mes enfants. Si je suis malade, c'est que je peux plus travailler; donc il me faut des moyens pour subvenir aux besoins. Même si quelqu'un t'aide, il ne peut pas subvenir à tous tes besoins. Donc j'ai vu qu'avec la maladie, mes moyens étaient limités. Ça me permettait pas de satisfaire tous mes besoins.

Effectivement, avec sa maladie, Laure était obligée d'arrêter la vente de l'«attoukpou» et du poisson. Elle est restée à la maison pour se soigner. Malheureusement, elle rechute et la maladie s'aggrave même, ce qui lui vaut une hospitalisation d'une demi-journée dans une clinique de la place. Sa santé reste fragile et pour finir, elle est obligée d'arrêter son petit commerce pour de bon. Cela alourdit par conséquent la charge financière que sa petite soeur doit supporter.

Laure estime que c'est la situation économique difficile qui est responsable du manque de soutien. Elle caractérise le changement dans la façon d'aider comme suit:

> Avant, quand quelqu'un connaît ta situation, tu es dans un problème ou tu es malade, tu n'as pas besoin de le prier, automatiquement, il te vient en aide matériellement, ce qui n'est pas le cas aujourd'hui.

Suite au décès de son mari, Laure est obligée de quitter sa maison. Elle se retrouve avec des frères et soeurs dans un petit studio exigu. Avant, c'était son mari qui s'occupait de tout, mais maintenant Laure se voit confrontée au fait qu'elle doit partager les charges d'un ménage de onze personnes avec sa soeur. Malgré l'assistance pratique, émotionnelle et financière que Laure reçoit lors de sa maladie, elle ne guérit pas vite et doit même abandonner ses activités rémunératrices. Par la suite, sa soeur doit subvenir toute seule aux besoins de tout le monde.

5.3 *Cas concret rencontré parmi les malades issus d'un ménage appartenant à la fraction supérieure de la couche moyenne*

5.3.1 Olga (ménage 11)

Du premier coup d'oeil, Olga semble être beaucoup plus fortunée que Laure. Elle a 38 ans et vit avec son mari. Le couple a deux enfants (un fils de treize ans et une fille de neuf ans). La famille, qui inclut aussi deux nièces du mari, loge dans une maison construite par la SICOGI qui lui appartient. Le mari est salarié et Olga vaque à une occupation indépendante. Ce ménage Abbé fait partie de la fraction supérieure de la couche moyenne.

Lors de notre première visite le 31 juillet 2000, Olga nous informe qu'elle souffre de l'hypertension artérielle. Celle-ci a été découverte en 1996. A ce moment, Olga portait une grossesse de huit mois quand elle fit une éclampsie.[102] Elle devait subir une césarienne pour faire enlever l'enfant qui était mort. Trois ans plus tard, elle vivait cette expérience pour une deuxième fois. Depuis ce temps-là, elle sait qu'elle ne pourra plus avoir d'enfants. Chose qui lui cause beaucoup de peines.

En 1996, Olga était traitée par un néphrologue qui – selon elle – lui «[...] avait prescrit plein de médicaments[103], mais c'était

102 C'est-à-dire les artères moyennes et petites se sont contractées et le corps d'Olga a retenu beaucoup d'eau et de sel. Ce processus avait pour conséquence une hypertonie, des oedèmes et des grandes quantités de protéines dans l'urine. Selon le Pschyrembel (1977: 289, 1103), une personne affectée de l'éclampsie souffre souvent de troubles visuels et de fortes céphalées. En plus, l'éclampsie provoque généralement des convulsions et la femme enceinte tombe dans le coma.

103 Il s'agit de deux antihypertonica qui s'appelle Aldomet et Lopril.

coûteux parce que par mois, ça faisait 40'000 francs et quelques […] Donc, à la longue, j'ai essayé d'utiliser […] j'ai pris un seul médicament qui est Adalat […]».

C'est beaucoup plus tard qu'Olga nous révèle la vraie raison du changement de traitement. Généralement, c'est son mari qui se charge des frais de médicaments. Malheureusement, le couple a des problèmes parce que l'époux ne respecte plus trop la loi conjugale. Face à ces tensions inter-humaines, Olga craint que son mari la quitte si elle demande beaucoup d'argent pour son traitement. Alors elle préfère prendre des médicaments qui coûtent moins cher. En plus, elle ne les prend pas régulièrement, mais seulement quand elle constate une montée de sa tension, c'est-à-dire quand elle souffre de maux de tête ou d'insomnie. Pour prévenir cela, elle essaie de se reposer et évite de faire trop d'efforts. Olga se rend rarement à l'hôpital pour un contrôle de tension; en octobre 2000, elle nous informe que sa dernière visite chez un médecin remontait au mois de juillet de la même année.[104]

Olga est persuadée que le comportement de son mari a une influence aggravante sur son hypertension:

> […] quand tu as cette maladie que tu vis avec un homme, y a une façon de se comporter. Mais lorsque l'homme a un comportement différent […] en ce moment, ça ne peut pas contribuer à la guérison. Ça ne fera qu'aggraver la maladie.

Ce que Olga reproche le plus à son époux c'est le fait qu'il l'ait laissée seule avec la charge émotive que la perte de ses enfants signifiait pour elle; «[…] je vivais dans la solitude […], l'homme [mon mari] […] ne s'occupait pas.» Ses frères et soeurs religieux, par contre, lui apportaient beaucoup de support spirituel à ce moment.

Olga a conscience du fait que sa maladie ainsi que la prise irrégulière des médicaments pourraient avoir des conséquences

104 D'octobre 2000 à mars 2001, je lui mesure la tension hebdomadairement. Elle varie de 18/13 à 15/11. Malgré mes conseils, Olga n'est pas prête à suivre le traitement prescrit.

graves; cela l'inquiète beaucoup. A plusieurs reprises elle mentionne les cas de deux femmes qui souffraient également de l'hypertension artérielle; toutes les deux sont mortes. Une fois de plus, ce sont les membres de sa communauté religieuse et sa foi qui l'aident à maîtriser sa peur. Appartenant à une église de révélation, elle croit à ce qu'un jeune lui a révélé un jour:

> Il disait que c'est une tante qui a tout plein d'enfants qui n'ont pas réussi. Cela a provoqué de la jalousie et elle m'a lancé un sort. Elle veut que je sois paralysée pour ne pouvoir plus rien faire. En plus, il disait que cette tante allait attribuer le sort qu'elle m'a lancé à tout le monde.

Selon Olga, la situation de jalousie date de longtemps puisque depuis la mort de leur mère[105] c'est leur père qui les a élevés et scolarisés. Tous les frères et soeurs d'Olga (ils sont cinq) ainsi qu'Olga elle-même ont fait des longues études. Deux sont même devenus professeurs. Cela a entraîné une jalousie des autres parents. Une année, une de ses tantes était venue rendre visite à Olga. Pendant son séjour – une nuit – elle commença des manoeuvres. On ne l'a pas retrouvée sur son lit au petit matin. Quand la tante se leva, elle accusa les habitants de la maison d'être des sorciers. Selon elle, il se trouvait des sorciers dans la maison qui l'auraient empêchée de dormir. Quelques jours après le départ de cette tante, la petite soeur d'Olga vint de l'intérieur du pays. Elle était malade. Par la suite, elle fut paralysée et en fut morte. Pour Olga, sa tante est coupable de ce décès.

A cause de ces révélations et ces événements, Olga pense que son hypertension n'est pas d'origine naturelle et qu'il faut donc une méthode surnaturelle pour la soigner. Elle estime que les incessantes montées et descentes de sa tension malgré les médicaments qu'elle prend sont l'illustration de cette cause « mystique ». En janvier 2001, un autre fidèle de leur église lui révèle que – effectivement – sa maladie est d'ordre surnaturel et il lui conseille de boire beaucoup d'eau; une mesure qui est généralement

105 A ce moment, Olga était encore petite.

déconseillée aux hypertendus par la biomédecine. Olga s'efforce de le faire.

L'histoire d'Olga montre que l'appartenance à un niveau socio-économique plutôt élevé ne garantit pas une grande mobilisation de ressources en cas de maladie. A cause de leurs relations conjugales conflictuelles, Olga n'ose pas trop compter sur son mari. Voulant éviter les frais, elle arrête de prendre les médicaments prescrits. Par la suite, elle est angoissée par les conséquences que ce comportement pourrait entraîner. Sa foi en Dieu et sa croyance en la sorcellerie comme cause de son affection lui permettent de maîtriser sa peur.

5.4 *Vue d'ensemble des cas concrets*

La description de cas concrets montre que les ménages sont souvent confrontés à des problèmes qui sont directement liés à l'urbanisation. Plusieurs chefs de ménages perdent leurs emplois (p.ex. Monsieur Konan et Monsieur Okra) et beaucoup de foyers sont obligés de déménager (tels que la famille Yadé et la famille de Thérèse) ce qui fait qu'ils se retrouvent au milieu d'étrangers absolus avec lesquels des nouvelles relations sociales doivent être nouées. Dans certains cas la famille se dissout (ce qui est le cas de la famille de Monsieur Aky et de la famille Okra) et par la suite, le réseau d'entraide diminue. Les ressources financières sont d'une importance cruciale eu égard au fait que la vie urbaine est largement basée sur l'argent.[106]

Les cas décrits montrent que le capital financier et le capital social sont étroitement liés et qu'il existe une relation réciproque entre les deux. Ces interférences entre le domaine économique et

106 Moser (1998: 4) qui a fait des études sur quatre communautés dans des villes qui ont été confrontées à des difficultés économiques pendant les années 1980 souligne également «[t]he highly «commoditized» nature of the urban sector [...]».

social existaient déjà dans le temps précolonial (cf. Augé 1975: 103), mais – à mon avis – ils se sont intensifiées avec l'urbanisation et le rôle central que joue l'argent dans la vie quotidienne urbaine[107]. Les cas concrets cités ci-dessus illustrent que d'une part, il est difficile de mobiliser les moyens financiers nécessaires pour le traitement de la maladie si les relations sociales sont conflictuelles (comme c'est le cas entre Narcisse Yadé et ses frères et soeurs ou entre Olga et son mari), et d'autre part, l'insuffisance des ressources financières peut provoquer la perte du réseau social (Monsieur Aky, p.ex., envoie ses femmes et ses enfants au Nigeria par manque d'argent, et la famille Yadé se dissout parce que Narcisse ne peut plus subvenir aux besoins).

En plus, un cercle vicieux existe entre les moyens financiers insuffisants et l'état de santé. Le traitement de l'affection occasionne des frais qui dépassent fréquemment les ressources de la personne concernée. Si elle n'arrive pas à mobiliser les moyens nécessaires, il se peut que l'argent de la popote soit réduit et que la malnutrition qui en résulte rende les membres du ménage sujets à des maladies (cf. l'histoire de Monsieur Okra). Le manque d'argent peut retarder le traitement nécessaire et l'état du malade peut se détériorer; ce qui provoque une augmentation des frais (Emile, le frère de Monsieur Konan, ne peut pas payer des médicaments prescrits au prix de 5'000 francs CFA et doit ensuite être hospitalisé, ce qui coûtent 160'000 francs CFA). Si la somme disponible est insuffisante, cela peut mener le malade à n'acheter qu'une partie des médicaments figurant sur l'ordonnance (c'est le cas de Joël qui court ainsi le risque de stérilité), à s'approvisionner en comprimés chez les vendeuses ambulantes (ce que fait Clotilde Yadé pour son rhumatisme) ou à se tourner vers un traitement à l'«indigénat» (cf. l'histoire de Narcisse Yadé pour son hernie et de sa femme Clotilde pour la tuberculose). Des mesures de prévention ou des provisions de médicaments peuvent deve-

107 La majorité des citadins est obligée de payer un loyer, acheter leur nourriture, couvrir des frais de déplacements, etc.

nir impossible par la pénurie d'argent (Laure ne possède plus à la maison de la Nivaquine qui lui permettait d'intervenir aux premiers signes de paludisme); le manque de moyens financiers peut même obliger le malade à vivre dans une situation qui menace sa vie (c'est le cas de Albert Okra qui devrait se faire opérer de son hernie étranglée et le cas d'Olga qui est confrontée au risque d'une apoplexie).

Les ressources financières restreintes peuvent rendre le traitement d'une affection difficile, mais il se peut également que la maladie provoque une diminution des moyens disponibles:

- François Mapéa ne peut plus travailler comme chauffeur et ne touche donc plus de salaire;
- Narcisse Yadé ne peut plus faire des travaux pénibles à cause de son hernie qu'il devrait faire opérer. C'est sa femme Clotilde qui doit désormais subvenir aux besoins de la famille;
- Monsieur Aky doit quitter son ancien quartier et arrêter son métier de boucher;
- Laure ne peut plus relancer son petit commerce d'«attoukpou» à cause de sa santé fragile; la charge de la famille revient donc uniquement à sa soeur;
- Roger, le fils de Monsieur Okra prend une avance sur son salaire et par la suite, les moyens mensuels qui sont à la disposition de la famille diminuent.

Ce manque de ressources financières peut avoir d'autres conséquences, telles que la perte de l'abri (c'est le cas de la famille Konan, la famille Okra et la famille Mapéa) ou la déscolarisation des enfants (cf. la famille Konan).

Non seulement les ressources financières insuffisantes, mais aussi le manque d'assistance pratique peut avoir un impact sur la santé: Monsieur Aky, p.ex., n'a personne qui puisse préparer pour lui; il mange des aliments contre-indiqués dans son cas qui sont même avariés. Emile, le frère de Monsieur Konan, malgré son état de santé pitoyable, est obligé d'aller chercher lui-même le bois de chauffe en brousse.

6. Les relations sociales comme cause de maladie[108]

L'étude des cas concrets a révélé que le réseau social peut, sans doute, d'une part aider à mobiliser des ressources importantes pour la gestion d'une maladie, mais d'autre part, il peut aussi être considéré comme cause d'une affection. Monsieur Aky, p.ex., est persuadé d'avoir été empoisonné quand il vivait encore à Port-Bouët, François Mapéa parle d'un sort que quelqu'un lui a lancé ce qui a provoqué ses maux d'yeux, et les maladies d'Olga et de Ferdinand (du fils de Clotilde Yadé) sont attribuées à la sorcellerie. En dehors cela, Olga pense que le comportement de son mari contribue à la montée de sa tension artérielle.

Ces idées sont répandues dans la population: 90 % des foyers interrogés lors de l'enquête auprès de 100 ménages ont confirmé que les relations sociales peuvent être à la base d'une maladie; les maux de tête (mentionnés par 20 personnes), les problèmes de coeur (tels que les crises cardiaques (11), les maux de coeur (9) et l'hypertension (4)), les ulcères d'estomac (12), le paludisme (6), la «folie» (2), des blessures (2) et des problèmes de santé liés à la guerre (blessures, choléra, etc. (7)) ont été cités dans ce contexte.

Selon nos interlocuteurs, ces affections peuvent avoir des causes différentes:

Une personne peut tomber malade quand elle a trop de soucis ou si elle est angoissée:

> Vivre dans une famille nombreuse et l'avoir entièrement à sa charge rend [...] malade. J'avais de fréquents maux de tête, de fortes migraines et je ne comprenais pas d'où ça venait; lorsque je suis allé voir le médecin, il m'a demandé si j'avais d'hommes chez moi, il m'a dit effectivement, c'est l'origine de mon mal, parce que chaque jour, je pense beaucoup, quand c'est

108 Je suis consciente du fait que ce sujet important ne peut pas être traité à fond dans un simple paragraphe; une thèse entière – ou plusieurs thèses – devrait y être consacrée.

l'heure de rentrer à la maison, j'ai peur, et c'est cette peur qui crée une angoisse chez moi, au point de me donner ces migraines fortes. Et c'est la vérité (un beau-frère du chef du ménage 2 qui est venu lui rendre visite, lors de l'enquête auprès des 100 ménages).

Si quelqu'un est furieux cela peut également le rendre malade:

Tu es rancunier, tu es tout le temps fâché, ça ronge ton estomac [...] (une petite-fille par alliance de la femme qui est le chef du ménage 24, lors de l'enquête auprès des 100 ménages).

Les palabres donnent des mauvaises idées, tu penses beaucoup, tu gardes rancune, c'est pas bon: ça te donne maladie, maux de tête [...] (l'épouse du chef du ménage 34 lors de l'enquête auprès des 100 ménages).

Après par exemple une dispute, on est sous tension. Si on ne pardonne pas immédiatement, c'est l'organisme qui accuse le coup, et on peut avoir ces genres de maladies cardiaques par exemple, et les hypertendus peuvent faire des chutes [...] (le chef du ménage 38 lors de l'enquête auprès des 100 ménages).

La colère ne peut pas seulement agir sur la personne qui la ressent; elle peut aussi amener un individu à chercher à nuire à son adversaire:

[...] si vous êtes en palabre avec quelqu'un qui a mauvaise foi, il peut te jeter un mauvais sort. [...] En Afrique, on dit ce sont les sorciers. Tu souffres à vie (Monsieur Koffi, le chef du ménage 26, lors de l'enquête auprès des 100 ménages).

[...] les palabres, les querelles, les petits conflits entre les parents, les enfants, toute cette génération parentale, je crois que ça peut donner des maladies; parce que chez nous [les Akan], il y a un truc qu'on appelle le «sipê». Il ne vient pas d'ailleurs, mais de la famille, quand il y a un problème, soit un manque de respect envers une autorité de la famille, tout de suite, le vieux, il va garder dent contre toi; et quand il garde dent contre toi, il va chercher à te nuire par tous les coups. Soit si tu es élève, il va chercher à mettre fin à tes études, soit à te tuer carrément, par motif de non-respect. C'est la rancune qu'il a gardée, qu'il manifeste en détruisant la vie de l'autre (un neveu de la femme qui est le chef du ménage 8 lors de l'enquête auprès des 100 ménages).

Comme le montrent les exemples de Monsieur Aky et d'Olga, le lancement d'un sort n'est pas seulement imputé à la colère, mais également à la jalousie:

> [...] ça crée aussi maladie puisque [...] d'autres personnes [...] ils empoisonnent leurs camarades puis que ce qu'il fait, ils sont jaloux de ça, si ils aiment pas, ils empoisonnent (le chef du ménage 85 lors de l'enquête auprès des 100 ménages).

La sorcellerie ou le maraboutage jouent un rôle important dans la société ivoirienne.[109] Ces pouvoirs – nommés «noirs» par Augé (1975) se basent sur la perception du monde[110] selon laquelle l'organisation sociale des sorciers reflètent l'organisation sociale du village (Augé 1975: 99). La sorcellerie («witchcraft» en anglais) – définie par Fassin (1990: 43) comme «[...] un pouvoir néfaste qui dépasse celui qui le possède et le conduit presque malgré lui à dévorer sa victime, c'est-à-dire à s'emparer de son énergie vitale [...]» – se limite de telle sorte que le sorcier et sa victime sont issus de la même famille étendue. Particulièrement les membres du matrilignage sont soupçonnés de la sorcellerie. Le maraboutage («sorcery» en anglais), par contre, ne présuppose pas de lien de parenté.[111]

109 Ceci n'a pas seulement été mentionné par Augé (1973, 1974, 1975, 1977) par rapport aux Alladian, Avikam et aux Ebrié, mais aussi par Parin-Matthèy (1971 : 303) en ce qui concerne les Agni. La sorcellerie n'est pas un phénomène limité à la Côte d'Ivoire comme le montrent, p.ex., les études de Evans-Pritchard (1958, publié premièrement en 1937) chez les Azande au sud du Soudan, de Imperato (1977 : 34–37) chez les Bambara au Mali et de Lallemand (1988) chez les Kotokoli du Togo. Middleton et Winter (1969 : 1) indiquent même que la croyance en l'existence des sorciers est pratiquement universelle en Afrique.

110 Décrite dans le paragraphe 2.2 du chapitre troisième.

111 La distinction entre la sorcellerie et le maraboutage a été introduite dans la théorie anthropologique par Evans-Pritchard dans les années 1930 et depuis, elle a conquis une place persévérante dans le discours scientifique. Evans-Pritchard (1958: 21) différencie entre les sorciers («witches») qui posent seulement des actes psychiques sans avoir recours à des formules magiques ou des rites, et les «sorcerers» qui utilisent des rites magiques et

Selon le Professeur Amani de l'Hôpital Psychiatrique de Bingerville (1999: III)

> [l]'appareil sorcellaire est une sorte de dispositif de sécurité qui protège de la destruction le modèle africain d'organisation sociale, politique et économique. Cet idéal social s'est construit autour d'une vie de groupe, de la recherche d'un mieux être commun et du respect de l'autorité établie.

Le «mieux être commun» est donc aspiré et non l'individualisme ou le bien-être individuel.[112]

En Côte d'Ivoire, la sorcellerie n'est pas seulement considérée comme idée, mais comme fait social ce qui montre le fait que le code pénal ivoirien comprend un article sur ce sujet.[113] En outre, j'ai rencontré plusieurs infirmiers diplômés d'Etat et des méde-

---

des médecines dans le but de nuire à quelqu'un. D'une part, Evans-Pritchard (1958: 9) définit le pouvoir (ou la substance) de la sorcellerie («the witchcraft») comme une partie intégrante de l'individu, c'est-à-dire comme une partie de son entité, et d'autre part il considère le maraboutage («the sorcery» ou «magic») simplement comme technique qu'une personne applique. Tandis que – selon Evans-Pritchard (1958: 121) – un sorcier («witch») peut opérer sans en être conscient, les «sorcerers» agissent toujours de manière volontaire et de propos délibéré. Cette distinction faite par Evans-Pritchard n'a pas été approuvée à l'unanimité: Middleton et Winter (1969: 2–3), p.ex., proposent de rassembler les deux phénomènes «sorcellerie» et «maraboutage» sous le terme «wizardry». Ils plaident pour cette démarche en accentuant que la perception populaire dans plusieurs sociétés ne discerne pas clairement la sorcellerie du maraboutage et que – même si cette distinction est faite – une personne donnée peut être considérée comme «witch» ou «sorcerer» en même temps.

112 Dans ce contexte, Signer (1999: V) indique que la sorcellerie freine les ambitions des individus et empêche «[...] une accumulation et un développement compétitif relatif à l'économie de marché», ce qui serait une des barrières pour le développement de l'Afrique (Signer 2002: 42–47).

113 L'article 205 du code pénal dit: «Est puni d'un emprisonnement d'un à cinq ans et d'une amende de 100'000 à 1'000'000 de francs, quiconque se livre à des pratiques de charlatanisme, sorcellerie ou magie, susceptibles de troubler l'ordre public ou de porter atteinte aux personnes ou aux biens.» (Droit pénal spécial Livre II, Section «Interactions contre la paix et la tranquillité publiques», Section 9).

cins au cours de mes recherches qui m'ont affirmée que la sorcellerie existe et qu'elle est à la base de différentes maladies.[114]

Un de mes informateurs[115] était lui-même témoin d'un cas de maladie pour lequel la sorcellerie était rendue responsable par l'entourage de la victime. Cette maladie a coûté la vie à une de ses amies dont il était un confident. Voici son témoignage que je présente intégralement parce qu'il illustre parfaitement les perceptions répandues dans la population:

> Tout commence en juin 1998 avec la naissance de Danielle, la dernière fille de Berthe et Jacob. Berthe, qui appartient à l'ethnie Yacouba, est une femme très jalouse. Elle ne veut pas voir son mari échanger avec une autre femme sans qu'elle ne sache ce que les deux interlocuteurs se disent. Jacob, un Baoulé, est un garçon très discipliné, qui respecte les désirs de sa femme. C'est donc pour rester belle et conserver son mari que Berthe décide de donner chaque fois le biberon à ses enfants[116] et Danielle n'échappe pas à la règle. Berthe subit les traitement ordonnés par la culture Yacouba pour pouvoir avoir des rapports sexuels avec son mari, et peu de temps après, vers novembre 1998, Berthe tombe de nouveau enceinte. Elle informe son mari qui s'énerve et lui demande de tout faire pour se débarrasser de cette grossesse de trop. C'est ce que Berthe fait en décembre 1998 dans un cabinet médical du quartier. On m'informe que Berthe est enceinte au moment où elle se prépare à faire l'avortement; mais ce n'est pas Berthe qui me le dit. A partir de février 1999, la santé de Berthe prend un coup – elle souffre de la fièvre, de l'amaigrissement, de la faiblesse, du mal de ventre et de tête.
>
> Bien avant cet événement, Berthe avait subi d'autres coups similaires. Elle me les avait cachés jusqu'à ce qu'elle s'en sortait et c'est après qu'elle m'en parlait. Cette fois c'était la même chose. Mais malheureusement, elle ne s'en est pas sortie puisqu'elle était malade. Il y a eu des complications

114 Un jour, j'ai aussi eu l'occasion de demander l'anthropologue David Signer, qui avait fait des recherches sur ce sujet, s'il avait une fois vécu une situation où il était lui-même victime de la sorcellerie. Il me répondait qu'effectivement – après la séparation de son amie africaine – il avait fait des expériences qu'il n'arrivait pas à comprendre. Malheureusement, notre entretien a été interrompu et il n'a pas pu m'expliquer les détails.

115 Il s'agit de Valentin Kouegbé, ex-étudiant en psychologie et officier de police.

116 Le couple a quatre enfants.

après cet avortement. Et c'est parce que la maladie persistait que Berthe m'a donné la vraie version des faits. Sinon au début, elle me disait ainsi qu'à tout le monde qu'elle avait le paludisme.

Pour nous, le mal était connu et c'est ce qu'il fallait soigner. Mais Berthe tardait à guérir. Et chez nous lorsqu'une maladie tarde à guérir au niveau de l'hôpital, on pense qu'il faut voir du côté de l'« indigénat ». On va plus loin en allant consulter les charlatans qui nous diront si c'est une maladie naturelle ou si c'est la sorcellerie. Berthe fait donc des consultations chez des guérisseurs à Abidjan, Divo, puis Abidjan. Jacob, son mari, couvre les frais de tous les traitements. Ce sont des soeurs, des cousines et des « soeurs du village »[117] qui conseillent à Berthe où c'est qu'il faut se rendre. Sa grande soeur, p. ex., lui parle d'un prophète à Divo qui peut dire ce qui ne va pas et qui c'est qui peut soigner la maladie. Ce prophète soupçonne la mère de Berthe d'être une sorcière. Il faut dire que lorsque Berthe a accouché, sa mère était venue lui rendre visite. Il en a été de même quand Berthe est tombée malade. A la dernière consultation chez une femme à Abidjan, il ressort également que sa mère est sorcière et qu'elle est responsable de la maladie de Berthe. Mais la mère nie les faits. Et Berthe ne croit pas non plus à ce qu'on dit, peut-être parce qu'elle sait qu'elle avait fait un avortement au départ ou par amour maternel. Je ne peux le savoir.

Toujours est-il qu'elle suit à partir de cet instant les soins à l'hôpital, à l'« indigénat » et des séances pour conjurer les mauvais esprits, les sorciers. Et la question de l'accusation de sa mère reste en suspens.

D'un autre côté, on savait Fabienne – la petite soeur de Berthe qui était avec elle à la maison – et la mère de Berthe très liées. Ce genre de complicité cache très souvent quelque chose. Mais personne ne prêtait attention à cela à cet instant.

Les consultations et les soins continuent. Mais Berthe s'affaiblit de plus en plus et elle n'est plus maîtresse d'elle-même. Sa mère est citée dans la quasi-totalité des consultations. C'est quand on décide de conduire Berthe dans un campement Baoulé vers Andokoua[118] pour suivre un traitement chez un guérisseur, que son père arrive un matin en juin 2000 et propose de repartir avec sa fille au village pour des soins. Je n'étais pas en place, j'étais en voyage. Jacob (le mari de Berthe) se trouvait seul face à ces personnes auxquelles il n'est pas habitué. Par peur, il est donc contraint de céder.[119] Mais lorsque je suis arrivé et qu'on m'a fait le compte rendu, j'ai

117 Des ressortissantes du même village.
118 Situé au nord de la commune de Yopougon.
119 Il avait peur de la réaction des parents au cas où Berthe serait décédée après son refus de la laisser partir.

su automatiquement que Berthe ne reviendrait plus. Je l'ai su parce que plusieurs cas ont montré les mêmes faits. Lorsque quelqu'un est malade, et qu'on parle de sorcellerie, si la personne se retrouve au village par la suite, c'est qu'elle est dans le nid des sorciers et elle ne peut échapper. Je le savais également parce que Berthe était ma «soeur»[120], et les nouvelles qui parvenaient du village n'étaient pas bonnes. Je le savais enfin parce que Berthe était très amaigrie et paralysée lorsqu'elle partait au village. Alors que rares sont les paralysés qui se relèvent en cas de maladie.

Mais à Jacob on disait que ça allait mieux. Les membres de la famille de Berthe à Abidjan lui reprochaient de ne pas aller rendre visite à sa femme. Mais personne ne pouvait lui dire cela en face car ils échangeaient difficilement avec Jacob. J'étais le seul à pouvoir discuter avec lui. Alors on pensait que c'est moi qui pouvait le lui suggérer. Mais pour moi, il s'agissait de convaincre Jacob d'aller voir sa femme une dernière fois avant sa mort. J'en étais persuadé. C'est ce que nous avions fait dans la voiture de Jacob.

Mais avant, on m'avait présenté un jeune guérisseur Yacouba qui consultait également. J'étais appelé par la grande soeur de Berthe qui me disait qu'ils avaient besoin de moi d'urgence – ils voulaient avoir mon avis sur ce que ce guérisseur disait. Ce dernier nous informa qu'on avait attaché et découpé Berthe et qu'il restait à partager sa chair.[121] Il disait qu'on pouvait essayer de recoller la chair avant que les sorciers la partagent, mais que cela allait être difficile; il fallait que la mère de Berthe reconnaisse et qu'elle remplace la chair de son enfant par autre chose. Ce jeune nous a promis pouvoir guérir Berthe. Donc nous avons demandé que lui et la grande soeur à Berthe nous devançaient au village. Ils devaient quitter Abidjan un jour avant nous et le jeune guérisseur devait faire son opération dès son arrivée. C'est donc ce qui s'est passé.

Cette discussion chez Jacob avait eu lieu un soir et le lendemain soir, les deux sont partis pour le village où ils sont arrivés le matin suivant. Ils sont descendus dans un village à côté pour s'y rendre seulement le soir quand tout le monde serait de retour du champ. Dans ce premier village, le guérisseur fit tout pour protéger la soeur de Berthe et lui-même des attaques des sorciers. Dès qu'ils arrivèrent au village, il commença à faire sa démonstration. Il se mit entre la maison du grand-père de Berthe (dont elle porte le nom) et la tombe de celui-ci et demanda un seau avec un peu d'eau. Le guérisseur se mit torse nu – il portait encore juste une culotte – et demanda aux gens de le fouiller pour qu'ils pouvaient être sûrs qu'il n'avait

120 En l'appelant «soeur» Valentin exprime l'étroitesse des liens qui existaient entre Berthe et lui.

121 Il s'agit d'un attachement, découpage et partage au sens figuré et non réel.

rien sur lui. Ensuite il mit des feuilles mélangées dans le seau et commença à faire des incantations. Il avait un miroir et c'était dans celui-ci qu'il voyait le chemin à suivre. Il traversa la route et alla dans la cour du père géniteur de Berthe pour s'arrêter dans la chambre de la mère de Berthe où Berthe était couchée. Il demanda de déplacer la malade et de lui donner une pioche. Il cassa le ciment en bas du lit qui se trouvait dans la chambre et il creusa un trou.

Le guérisseur réussit à déterrer un petit «canari»[122] sous le lit où était couchée Berthe. Ce «canari» était couvert de feuilles sèches. Là-dessus étaient attachées des feuilles de papier emballées initialement par des ficelles. Il y avait aussi des amulettes là-dessus. A l'intérieur du «canari» se trouvait un liquide que je n'ai pas osé toucher mais qui ressemblait inévitablement à du sérum de sang. Le jeune guérisseur disait que c'était à cause de ce «canari» que les jeunes de cette famille ne réussissaient pas à l'école – ils étaient attachés.

La chambre où a été découvert ce «canari» était la chambre de la mère de Berthe. Elle ne reconnaissait pas être propriétaire de ce «canari». Mais une seule chose était établie aux yeux de tout le monde: elle était sorcière et c'était elle qui avait livré Berthe à sa confrérie – Berthe qui était pourtant la seule de ses enfants qui la soutenait.[123] Le guérisseur parla de sept sorciers qui étaient dans le coup et demanda à la mère de Berthe d'avouer et d'accepter de soigner sa fille.

Jacob et moi arrivâmes au village la même nuit à 1 h du matin. Avant de partir d'Abidjan, ma mère nous proposa d'aller voir un vieux guérisseur Yacouba pour nous protéger. Le vieux voulait savoir, si le jeune guérisseur avait vraiment dit qu'il pouvait soigner Berthe – lui-même pensait qu'on l'avait déjà tuée. Il nous dit de partir mais quand nous fûmes dans la voiture il nous fit revenir sur nos pas et nous dit d'acheter deux colas rouges et deux colas blanches. Jacob, qui conduisait, devait descendre de la voiture après le premier barrage à Gesco[124], faire des bénédictions et jeter les colas blanches du côté droit de la voiture; les colas rouges devaient être jetées après une certaine distance. Ce qui fut fait. En route, nous eûmes des problèmes. Nous quittâmes Abidjan à 13 h et vers 14 h 30 l'échappement se cassa en deux. On pouvait le faire réparer et continuer le voyage. Plus

122 Un petit pot en terre cuite.
123 Si les membres d'une confrérie accueillent un nouveau adhérent, ils lui offrent de la chair humaine (une fois de plus au sens figuré et non réel), et plus tard, celui-ci devra sacrifier un membre de sa famille, un membre qui lui est cher et qui a réussi dans sa vie.
124 Un quartier qui se trouve à l'entrée de Yopougon.

tard sur notre chemin, la voiture alla vers la brousse, mais Jacob put la maîtriser. Arrivés au village, nous garâmes la voiture devant la maison des parents de Berthe et alors que je voulais descendre, le jeune guérisseur (qui était venu en courant) nous dit de ne pas garer et de continuer – autrement on nous tuerait. Nous allâmes un peu devant où le guérisseur nous rejoignit et il nous donna rendez-vous dans un maquis en ville. De là, nous ne retournâmes plus au village. Nous dormîmes à l'hôtel, et le lendemain matin nous nous lavâmes avec une potion que le guérisseur nous avait envoyée. Protégés de cette façon, nous partîmes au village pour aller voir Berthe. Elle était dans un état très critique, elle ne reconnaissait plus son mari et ne parlait plus. Jacob lui disait plusieurs fois que c'était lui – son mari – qui était là et pour finir Berthe se mit à pleurer.

Jacob voulait porter plainte contre les sorciers, mais on lui conseilla de régler cela en famille – une réunion de famille fut donc organisée. Pendant cette réunion tout le village était là ; elle dura toute la journée. Le jeune guérisseur voulait que la mère de Berthe reconnaisse que le « canari » qui avait été trouvé dans sa chambre lui appartenait, et que partant de ce fait, elle devrait soigner sa fille. Mais elle ne voulut pas entendre raison. Elle était soutenue dans son attitude par ses frères qui disaient ne pas croire à ce que le jeune guérisseur avait fait. Mais en réalité, ils voulaient éviter l'humiliation à leur soeur. Vers le soir, Jacob dut interrompre la séance pour dire que tout ce qui se passait était la volonté de Dieu et que la seule chose qu'il voulait c'était de partir avec sa femme – c'est ce qu'on fit. C'est ainsi que nous sommes revenus avec Berthe à moitié morte à Abidjan. Cela se passait en juillet 2000.

D'un autre côté lorsque la nouvelle a été annoncée à Abidjan, l'attitude de Fabienne (la petite soeur à Berthe) a changé. Elle s'est mise à s'inquiéter et à pleurer ; une attitude qui s'est avérée incompréhensible (on découvre une sorcière et toi tu pleures). Ce qui a fini par convaincre tout le monde de ce que Fabienne était complice de la mort de sa soeur, c'est qu'une fois, alors que Berthe était revenue à Abidjan, Fabienne a été surprise assise sur la tête de Berthe malade. Et elle disait qu'elle ne l'a pas fait exprès. C'est seulement à partir de cet instant qu'elle a été éloignée de Berthe.

Berthe a rendu l'âme le 2 septembre 2000 et elle a été inhumée le 10 septembre 2000 au cimetière de Yopougon.

Le « canari » est resté avec un oncle de Berthe au village, et la mère a été envoyée chez un monsieur qui peut reconnaître les sorciers – il l'a identifiée comme sorcière, et elle devait rester pour travailler dans son champ – à l'enterrement de Berthe elle était libérée, mais elle n'a pas assisté aux funérailles. Aujourd'hui, elle est au village ; quand elle me voit, elle ne me parle plus. Fabienne est quelque part à Abidjan.

L'histoire de Berthe montre que le réseau social d'un malade peut d'une part aider à mobiliser des ressources importantes pour la gestion de l'affection, mais d'autre part il peut également être accusé d'avoir des effets nocifs.

Berthe reçoit beaucoup d'assistance de ses proches: ses soeurs et ses cousines ainsi que des ressortissants du même village lui donnent des conseils utiles par rapport aux personnes à consulter, son mari lui donne tous les moyens financiers que Berthe nécessite pour pouvoir suivre les traitements recommandés, et beaucoup de personnes lui offrent du support émotif. Malgré tout ce support, Berthe ne guérit pas et – selon les révélations faites par différents devins-guérisseurs – la sorcellerie serait à la base de sa souffrance. Les coupables sont détectés peu de temps après: il s'agit de la mère de Berthe et de sa petite soeur; des membres du réseau social.

7. Résumé et conclusions

L'analyse des déclarations de nos interlocuteurs indique que les différents services offerts par le réseau social ne sont pas tous appréciés de la même façon. Une grande partie de la population interrogée réduit sa perception du terme «aide» sur tout don matériel ou financier. Le support émotif, les soins, l'assistance pratique dans les devoirs quotidiens ou les conseils donnés par rapport à la maladie et son traitement, quant à eux, ne sont pas spontanément considérés comme «aide». Vu l'influence énorme des moyens financiers sur l'itinéraire thérapeutique et eu égard aux conséquences sérieuses qu'une maladie mal soignée peut entraîner ceci n'est pas étonnant.

L'assistance que les membres du ménage, dont est issu le patient, offrent n'est pas souvent perçue comme «aide» non plus; ils accomplissent tout simplement un devoir. Particulièrement le chef de ménage (qui doit couvrir les frais) et la maîtresse (qui doit s'occuper des soins de la personne malade) sont visés par ces attentes. Les parents qui vivent hors du foyer, pour leur part, sont censés intervenir quand la maladie est sérieuse. Il s'agit de nouveau avant tout d'une intervention financière. Les personnes non-parentes, finalement, ne sont pas confrontées à l'attente d'une assistance matérielle, mais de support émotif.

L'évaluation des données montre que – en effet – dans n'importe quel domaine (hors du soutien moral où l'engagement des personnes non-parentes prime) les membres du ménage sont ceux qui interviennent le plus souvent en faveur du malade. Les attentes formées envers les différents acteurs du réseau social sont également satisfaites en ce qui concerne la distribution des rôles: l'aide financière est plutôt du ressort masculin tandis que les soins sont fréquemment pris en charge par des femmes (ainsi que le support émotif et l'assistance dans l'identification de l'affection).

Tous les malades ne reçoivent pas le même support. Les facteurs «âge», «genre» et «niveau socio-économique» influencent la capacité de mobiliser des ressources grâce au réseau social de telle sorte que – contrairement aux adultes – les jeunes de 14 ans ou moins sont toujours assistés, les femmes malades reçoivent plus de support que les hommes et les patients démunis restent souvent sans soutien.

Le genre de la maladie peut également agir comme facteur discriminant. Les patients souffrant d'une affection chronique, p.ex., peuvent se trouver confrontés au fait que les membres de leur réseau social commencent à être fatigués des complaintes et des dépenses et à diminuer leur support. Ceci peut obliger l'individu concerné à arrêter le traitement prescrit. En ce qui concerne les personnes atteintes d'une maladie mentale, on peut constater que leur réseau se limite souvent aux membres de leur famille. Ce phénomène est dû au caractère stigmatisant de leur problème de santé. Si les ressources financières de la famille, dont est issu le malade, sont restreintes et si elle ne veut (ou ne peut) plus couvrir les frais du traitement, ce dernier risque de rechuter.

La stigmatisation est également la raison pour laquelle une grande partie des personnes vivant avec le VIH ou le SIDA cherchent à cacher leur affection. Par peur d'être rejetées, beaucoup d'entre elles n'informent même pas les membres de leur famille proche et limitent ainsi elles-mêmes leur capacité de mobiliser de l'aide financière pour le traitement antirétroviral. Les coûts de cette thérapie et/ou le fait que les personnes atteintes puissent rarement continuer à travailler comme auparavant peuvent mener à une baisse sociale.

Les personnes infectées par le VIH ne sont pas les seules à être confrontées à des conséquences sérieuses de leur maladie; la description des cas concrets montre que d'autres affections peuvent avoir le même effet. Dans la plupart des cas, ces conséquences sont dues au manque de moyens financiers et/ou à l'incapacité de mobiliser assez de ressources.

Face aux moyens insuffisants, différentes stratégies sont développées. D'une part, les frais sont diminués par l'achat d'une partie des médicaments seulement, par l'achat des comprimés chez des vendeuses ambulantes ou en ayant recours à un traitement à l'«indigénat». D'autre part, l'argent nécessaire peut être trouvé en réduisant l'argent de la popote. Les ressources restreintes peuvent mener à un retardement du traitement qui, pour sa part, peut aggraver l'affection. Toutes ces stratégies peuvent avoir des conséquences sérieuses sur la santé. Ceci est aussi le cas pour le manque d'assistance pratique (tels que les soins, la préparation de la nourriture ou les conseils).

L'état de santé, pour sa part, peut avoir un impact négatif sur la capacité de la personne touchée de gagner sa vie. Plusieurs cas montrent que la maladie a pour conséquence l'abandon total ou partiel de l'activité rémunérée. Cela provoque une baisse des moyens disponibles pour le ménage. Si cette baisse ne peut pas être récompensée par d'autres membres du foyer, elle peut, p. ex., mener à la déscolarisation des enfants ou à la perte de l'abri.

Vu ces conséquences sérieuses auxquelles beaucoup de malades et leurs proches sont confrontés, il n'est pas étonnant que plusieurs de nos interlocuteurs se plaignent que la solidarité ne joue plus, et qu'ils sont laissés seuls avec leurs problèmes. Quelques-uns ne sont pas seulement abandonnés mais pensent que c'est leur réseau social même qui est à la base de leur affection. Ils considèrent les relations conflictuelles comme source de leur maladie. Les effets de ces conflits peuvent se manifester directement en provoquant p.ex. des maux de tête ou des ulcères d'estomac ou indirectement lorsque la personne concernée se croit victime d'un sorcier.

Chapitre cinquième

Synthèse et conclusions

L'objectif général de mes recherches a été d'analyser le rôle des relations sociales en cas de maladie dans la population abidjanaise. Le motif qui a déclenché mon intérêt sur ce sujet a été le constat que – contrairement à ma perception de la solidarité dans les sociétés africaines – il y a des patients qui sont laissés seuls avec leurs affections et les charges qui y sont liées. Ceci pèse d'autant plus lourd qu'une grande partie des citadins est confrontée à des conditions de vie pénibles qui se sont détériorées davantage après le coup d'Etat en décembre 1999 qui a entraîné une instabilité politique et une croissance négative de l'économie. Beaucoup de ménages ont des difficultés à couvrir les dépenses quotidiennes, ce qui fait que la maladie d'un membre augmente la vulnérabilité du foyer et peut le conduire dans une crise qui ne peut plus être maîtrisée. Dans une telle situation, les relations sociales d'un individu pourraient lui donner accès à certaines ressources. L'utilisation des réseaux sociaux existants ou la création de nouveaux réseaux pourraient ainsi faciliter la survie dans un environnement précaire. Comme les deux programmes dans lesquels j'ai pu effectuer mes études – le programme «Santé urbaine dans les pays en voie de développement» et le programme «NCCR North-South» – cherchent à utiliser ou à renforcer des initiatives existantes au niveau des populations locales, qui pourraient aider à apaiser les syndromes provoqués par l'urbanisation rapide en particulier et par le changement global en général, ma thèse vise à connaître l'importance des réseaux sociaux en cas de maladie et à savoir si leur utilisation peut contribuer à l'atténuation de certains syndromes.

Les coordonnées de la vulnérabilité proposées par Watts et Bohle (1993: 118) me servent comme cadre conceptuel pour présenter les résultats de recherches. Ces coordonnées sont: 1) le risque de l'exposition à une crise (ou pour être bref: l'exposition), 2) le risque de ne pas avoir les capacités adéquates pour maîtriser cette situation de crise (la capacité) et 3) le risque d'être soumis à des conséquences sérieuses de la crise (la potentialité). Dans le contexte de mon étude, je considère l'exposition comme risque de tomber malade et d'être confronté aux frais du traitement. La capacité, quant à elle, se réfère à la possibilité de pouvoir mobiliser de l'aide grâce à un réseau social, et la potentialité illustre les conséquences sérieuses que la maladie et/ou le manque de soutien peuvent avoir.

Les données sur la morbidité et la mortalité montrent que la population abidjanaise est beaucoup exposée au risque de tomber malade. Ce risque n'est pas distribué d'une façon équilibrée: les membres des ménages démunis sont les plus touchés. Ce résultat n'est pas inattendu. La relation réciproque qui existe entre la santé et la pauvreté est mentionnée dans plusieurs ouvrages qui se focalisent sur l'environnement urbain, tels que Harpham et autres (1988), McGranahan/Songsore (1996), Satterthwaite (1993) et WHO (1993, 2001). Généralement, les centres urbains sont beaucoup mieux dotés en services sanitaires que le milieu rural. Ceci est également juste pour Abidjan où l'offre thérapeutique est très vaste. La classification du système médical dans les secteurs populaire, folklorique et professionnel selon Kleinman (1980: 49–60) m'a aidée à saisir la pluralité médicale d'une façon systématique. Mais l'observation participative et les entretiens avec mes interlocuteurs m'ont fait réaliser que cette classification ne rend pas assez compte de l'influence que la religion peut avoir sur la santé et la maladie. Ce déficit, qui est dû à la division stricte entre la médecine et la religion faite par Kleinman, avait déjà été indiqué par différents auteurs tels que Brodwin (1996) et Csordas (1987). Dans le contexte de mes recherches, j'ai donc décidé de consacrer un paragraphe isolé au système religieux. Vu la croissance exorbitante du nombre de groupes religieux à Abidjan, il serait intéressant d'examiner de manière approfondie, par une recherche spécifique, les différentes fonctions qui sont assumées par ces groupes dans la société ivoirienne contemporaine.

En ce qui concerne l'utilisation de l'offre thérapeutique, l'analyse des données révèle que les différents services sont utilisés d'une façon complémentaire de sorte que beaucoup de malades font synchroniquement ou consécutivement appel à différentes méthodes. Contrairement aux estimations de Kleinman (1980: 50) pour le Taiwan et les Etats-Unis et de Sauerborn/Nougtara (1992: 97) pour le district Solenzo au Burkina Faso, la population abidjanaise interrogée indique rarement qu'elle s'adresse au secteur populaire. Elle préfère avoir recours au secteur professionnel. Ce phénomène a aussi été constaté par Memel-Fotê et autres (1998) qui ont fait des recherches sur l'ensemble du territoire ivoirien. Cette orientation vers le secteur professionnel est d'autant plus étonnant que c'est surtout lui qui est associé à des frais élevés dans la croyance populaire.

En cas de maladie, le patient et/ou son entourage doivent supporter des dépenses diverses. Elles ne se limitent pas aux prix de la consultation, des médicaments et d'une éventuelle hospitalisation, mais incluent également les frais de transport et la perte de gain (due à l'état du malade ou au temps d'attente dans l'établissement sanitaire). Dans le secteur professionnel, le patient doit débourser de l'argent avant d'être reçu, du moins en ce qui concerne les services de santé publics. Même dans les cas d'urgence, le personnel de ce secteur ne peut pas offrir les moindres soins (p.ex. placer une perfusion ou injecter un produit) parce qu'il n'y a pas de médicament ou de matériel disponible dans les services. Cela n'a pas toujours été ainsi. Jusqu'aux années 80, les services publics étaient basés sur le principe de gratuité de soins. Suite à des mesures imposées par la Banque Mondiale et le FMI, les dépenses publiques ont été réduites et le secteur de la santé a été libéralisé. Par conséquent, une participation financière aux frais pour la population était introduite. Contrairement aux services publics, plusieurs praticiens des services de santé privés acceptent de traiter le malade à crédit, ce qui est généralement aussi le cas dans le secteur folklorique. Les guérisseurs et les devins-guérisseurs demandent le paiement souvent seulement après le constat d'un bon résultat et d'habitude, les prix dans ce secteur sont négociables. Le traitement dans le secteur populaire, quant à lui, se fait généralement avec des plantes achetées au marché ou coupées en brousse ou avec des médicaments conservées à la maison; les dépenses pour ce genre de traitement sont plutôt modestes.

Le choix du traitement est influencé par plusieurs facteurs tels que l'«âge», le «sexe» et le «niveau socio-économique», ce que montre l'évaluation des itinéraires thérapeutiques des malades interrogés. Les enfants de 5 ans ou moins, p. ex., sont les meilleurs clients du secteur professionnel, ce qui confirme le constat de Koné (1996: 3) qui a fait des recherches dans la commune d'Abobo. Elle a remarqué que «[...] quand un enfant est malade, on va systématiquement à l'hôpital.» Les personnes âgées de notre échantillon, par contre, ont plus la tendance à avoir recours à un traitement à l'«indigénat» dans le secteur populaire. Le sexe influence l'utilisation des services de santé en tant que les femmes interrogées fréquentent le secteur professionnel plus que les hommes. Vu la situation économique difficile à laquelle la population abidjanaise est confrontée et les montants variés qui sont liés aux diverses méthodes thérapeutiques, il n'est pas étonnant que le niveau socio-économique du ménage, dont est issu le malade, soit un facteur beaucoup discriminant. Les analyses montrent que les patients démunis sont non seulement les plus exposés au risque de tomber malade, mais aussi au risque de n'avoir pas un libre accès aux services sanitaires. Ils se soignent souvent dans le secteur populaire en premier lieu ou ils s'approvisionnent en médicaments chez les vendeuses ambulantes ou chez les pharmacies dites «par terre». Souvent, le manque de moyens financiers est évoqué comme raison de ce choix. Généralement, les malades démunis se tournent seulement vers le secteur professionnel si la maladie est grave et/ou si le traitement initial ne montre pas l'effet souhaité. Dans ces cas, les coûts de la thérapie ont tendance à augmenter ce qui rend la charge encore plus lourde.

Même pour les personnes appartenant à la couche moyenne, le coût d'une affection dépasse fréquemment les ressources disponibles. Il est donc important d'être capable d'avoir recours à un réseau social qui offre de l'assistance.

Pour analyser cette capacité j'ai décidé de ne pas me baser sur la perception de l'«aide» de la population interrogée (qui est plutôt restreinte et concerne avant tout le support financier venant d'une personne qui vit hors du foyer), mais sur ma propre perception qui est beaucoup influencée par Janzen et Kleinman. Le «therapy management group» introduit par Janzen (1978) s'occupe p.ex. de l'identification de la maladie, de la décision quelle personne ou quel service doit être consulté, de l'évaluation du traitement et du support émotionnel. Quelques fois, il se charge également des frais causés par l'affection (Feierman/Janzen 1992: 18). Ceci correspond plus ou moins aux tâches réalisées par le secteur populaire d'après Kleinman (1980: 50–53).

A mon avis, ces services offerts par le réseau social sont d'une grande importance, mais ils n'ont pas été pris en compte dans les recherches sur la solidarité en Côte d'Ivoire jusqu'à maintenant. Gibbal (1974) et Delpech (1983) qui ont travaillé à Abidjan ainsi qu'Ayé (2000) et Ayé et autres (2002) qui ont concentré leurs études sur la commune d'Agou dans le département d'Adzopé, p.ex., ont focalisé leur point d'intérêt uniquement sur l'aide financière, tandis que Hassoun (1997) s'est intéressée à l'assistance financière et morale offerte aux femmes atteintes du VIH/SIDA à Abidjan. Ce support émotif et les autres services non-monétaires peuvent beaucoup influencer le cours de la maladie et peuvent même aider à diminuer la charge financière. Si, p.ex., le problème de santé est vite identifié et un traitement adéquat initié avant que la maladie s'aggrave, cela peut contribuer à une baisse du coût de la thérapie et à une guérison rapide. Les informations sur les établissements sanitaires où le personnel travaille bien et où les prestations ne sont pas trop chères, ainsi que les soins affectueux et le remplacement dans les devoirs quotidiens peuvent également contribuer à une sortie accélérée de la crise que la maladie signifie pour la personne concernée.

Pour analyser la contribution des différents acteurs qui appartiennent au réseau social, je distingue entre les membres du ménage dont est issu le patient, les parents vivant hors du foyer, les amis, les voisins, les compagnons de travail, les frères et soeurs en Christ et autres. Dans la littérature, une distinction aussi détaillée est rarement faite. En ce qui concerne p.ex. les études sur la solidarité en Côte d'Ivoire, Delpech (1983) et Gibbal (1974) s'intéressaient uniquement à l'assistance que le chef de ménage offre aux personnes vivant hors du foyer, tandis qu'Ayé (2000: iii) focalisait ses recherches sur le soutien que le chef du ménage reçoit de la part «[...] des proches (parents et amis) [...]» sans aucune précision de la signification de ce terme. Cette omission peut partiellement être expliquée par la difficulté de définir le genre de la relation qui lie les différentes personnes dans une société où les amis sont souvent appelés «frères» pour exprimer l'estime qu'on ressent pour eux. Hassoun (1997), finalement, mentionnait des différentes sources de support, mais elle ne fournissait pas de chiffres absolus qui permettraient de faire la différence entre l'aide venant du ménage et celui des personnes vivant hors du foyer – une distinction qui me semble pourtant importante pour pouvoir apprécier l'étendue de la solidarité.

A travers l'évaluation des données des enquêtes auprès de 100 ménages et 400 clients des deux FSU-com à Niangon Sud, on peut constater que les membres du ménage dont est issu le malade représentent la structure fondamentale du réseau de soutien. Le nombre de patients recevant de l'aide de personnes hors du foyer est bas; il varie d'environ 13% pour l'identification de l'affection à environ 26% pour la décision du traitement. Si on ne prend en compte que les personnes non-parentes, on réalise que l'assistance venant de cette source est minime: seulement 4 à 11% des malades interrogés se réfère à elles. Le support offert par des individus qui ne font pas part du ménage prime uniquement en ce qui concerne le soutien émotif.

Une fois de plus, les facteurs « âge», «sexe» et «niveau socio-économique» m'ont servi comme trame d'analyse, et ils montrent de nouveau des effets discriminants. Dans l'ensemble on peut constater que les jeunes de 14 ans ou moins reçoivent quasiment toujours de l'aide. Les personnes âgées, quant à elles, sont plus supportées que les autres adultes. Le support vient souvent de leurs enfants qui satisfont ainsi à une obligation morale qu'ils ont envers leurs parents. Je m'imagine que c'est également à cause des attentes auxquelles les maris sont confrontés dans la société ivoirienne que les femmes reçoivent plus d'aide que les hommes; un phénomène qu'Ayé et autres (2002: 1937, 1941) ont aussi mentionné par rapport à l'aide financière. Je ne m'attendais pas à ce résultat parce que dans le discours de la santé publique internationale c'est souvent la vulnérabilité des femmes qui est accentuée (p.ex. par Lipton/Maxwell 1992, Satterthwaite 1993 et WHO 1993), alors je partais de l'idée que ce sont elles qui sont moins soutenues que les hommes. J'en tire la conclusion qu'il est important de ne pas totalement négliger les hommes dans des recherches qui accordent une attention particulière aux femmes.

En ce qui concerne le niveau socio-économique, l'évaluation des données révèle que les malades démunis sont plus souvent laissés sans assistance que les patients appartenant à la couche moyenne. La chose la plus surprenante pour moi dans ce contexte est le fait que ce manque de soutien ne concerne pas seulement l'aspect financier, mais tous les domaines; quelques malades sont carrément abandonnés par leurs proches. Plusieurs hypothèses peuvent être formulées à ce sujet. Premièrement, l'offre d'assistance pratique ou morale demande l'investissement de temps qu'on pourrait utiliser pour vaquer à une activité rémunérée dont le revenu peut permettre de couvrir les frais de subsistance du ménage. Deuxièmement, les membres du réseau social qui ne vivent pas aux alentours ne peuvent souvent pas être informés de la maladie par manque de moyens financiers pour le transport ou pour un appel téléphonique.

La maladie elle-même est un autre facteur qui peut influencer l'offre de support. Les personnes affectées d'un problème de santé chronique, d'une maladie mentale ou du VIH/SIDA ont généralement plus de peine à mobiliser des ressources au sein de leurs réseaux, et n'importe quel type d'assistance peut être rare. Ceci peut être dû au fait que l'environnement social est fatigué des complaintes, qu'il n'est pas informé de la maladie à cause du caractère stigmatisant de l'affection ou qu'il a peur d'être contaminé.

Toutes les personnes atteintes d'une infection par le VIH/SIDA que j'ai interrogées sont des membres de l'ONG «Lumière-Action». Pour beaucoup d'entre elles, cette association est la source principale de support émotif, et quelques-unes bénéficient également d'un avantage financier par rapport au traitement antirétroviral à cause de leur qualité de membre. Le support offert par d'autres associations est – à ma surprise et contrairement à ce qui est dit dans la littérature (cf. p.ex. Gluckman 1960: 55, 1969: 67; Little 1980; Lloyd 1979: 134; Meillassoux 1968 et Tostensen et autres 2001) – insignifiant. Parmi les 100 ménages interrogés il y a 22 qui sont membres d'une association (d'une association des femmes ou des jeunes du quartier, d'une association d'un groupe ethnique ou des ressortissants du même village ou d'une association du genre tontine), mais un seul d'entre eux a pu profiter de l'assistance venant de ce côté.

Les conséquences potentielles de la maladie et/ou du manque de soutien sont illustrées sous forme d'études de cas. Ils ont été étudiés lors d'une enquête longitudinale prospective auprès de 20 ménages choisis parmi les 100 ménages interrogés auparavant. Cette approche m'a permis d'enregistrer l'aide reçue pas seulement après coup, mais d'observer d'une façon participative ce qui se passe concrètement. Les cas concrets décrits éclaircissent d'une façon dramatique le cercle vicieux qui existe entre la santé ou la maladie, le capital économique et le capital social; un cercle auquel même les personnes appartenant à la fraction supérieure de la couche moyenne ne sont pas invulnérables. La maladie peut conduire la personne affectée à l'abandon total ou partiel de son activité rémunérée; ce qui entraîne avec soi une baisse des moyens disponibles. Si cette baisse ne peut pas être récompensée par d'autres membres du foyer, cela peut avoir des conséquences sérieuses sur différents niveaux comme le montrent les cas décrits. Au niveau de la nutrition, il peut s'avérer que l'argent de la popote soit réduit, et la malnutrition qui en résulte probablement peut rendre la santé de tous les membres du ménage fragile. Au niveau du logement, il se peut que le loyer ne puisse plus être payé – ce qui peut obliger le ménage à déménager dans un endroit où le loyer est moins cher. Ceci est souvent synonyme d'une baisse de capital social. Le manque d'argent peut entraîner la perte du réseau social; d'une part parce qu'on ne peut plus couvrir les frais de transport ou de communication et d'autre part parce que les services reçus ne peuvent plus être rendus. Le manque de soutien peut aussi faire que le traitement adéquat ne puisse pas être réalisé et que le malade ne guérisse pas. Comme ce cercle vicieux n'existe pas seulement parmi les personnes démunies mais peut toucher toutes les couches sociales, je voudrais encourager l'entreprise de recherches et l'initiation des actions dans toute la population pour éviter que ce cercle se mette en marche.

La description des cas concrets renvoie à quelques phénomènes qui sont répandus en Côte d'Ivoire et qui peuvent augmenter la potentialité d'être confronté à des conséquences sérieuses en cas de maladie. Dans ce contexte, il faut mentionner d'une part le fait que celui qui travaille doit souvent prendre en charge des dizaines de personnes, ce qui augmente la vulnérabilité de tous au cas où lui-même tombe malade. D'autre part, il y a des malades auxquels l'entourage refuse de donner de l'argent pour se soigner sous prétexte de n'avoir pas de moyens, mais si ces malades décèdent quelques jours après, de grandes sommes sont déboursées. En plus, les cas présentés révèlent que l'appartenance à un réseau social peut avoir des impacts positifs et négatifs. Les relations conflictuelles entre les membres du réseau peuvent empêcher la personne malade de demander de l'aide ou d'en recevoir. Il se peut que les relations sociales soient même perçues comme cause de la maladie, ce qui est p.ex. le cas dans le contexte de la sorcellerie.

D'une façon récapitulative, on peut dire que dans aucun des cas présentés la description de Janzen (1978: 4) se confirme, selon laquelle différents parents du côté maternel et du côté paternel du malade ainsi que ses amis et ses associés se précipitent pour aller à son chevet et pour se charger de la gestion de son traitement. S'il ne s'agit pas des membres du ménage dont est issu le patient, l'aide est rarement offerte d'une façon spontanée. Le malade doit plutôt aller supplier ses proches pour recevoir de l'assistance et il se peut que sa demande soit refusée. Ceci contredit clairement l'image positive dessinée de la «fameuse solidarité africaine» (Latouche 1998: 39) dans la littérature où l'importance des réseaux sociaux est souvent idéalisée; en réalité, beaucoup d'individus sont laissés seuls dans leur lutte contre la maladie.

En prenant encore en considération que les relations sociales ne sont non seulement une source potentielle de soutien mais de problème de santé même, on doit se faire des pensées plutôt sombres sur l'importance du réseau social en cas de maladie pour la population abidjanaise. Que faire alors?

Vu que la solidarité n'est pas un système de sécurité sociale fiable, il faudrait créer un système au niveau gouvernemental. Un projet d'une Assurance Maladie Universelle (AMU) a déjà été initié par l'ancien gouvernement Gbagbo. En octobre 2001, l'Assemblée Nationale a adopté la loi pour la création de l'AMU. Cette assurance maladie obligatoire «garantit à toute personne résidant sur le territoire ivoirien, la couverture liée à la maladie et à la maternité» (extrait de la loi citée par Dirat 2002: 36), c'est-à-dire la prise en charge des frais de consultations, des examens, des médicaments et d'hospitalisation. Le projet de l'AMU repose d'une part sur la Caisse Sociale Agricole et d'autre part sur la

Caisse Nationale d'Assurance Maladie. Les bénéficiaires doivent verser des cotisations en fonction de leurs revenus ; elles sont fixées à 6 % de la paie pour tous les salariés et elles varient en fonction des différentes filières pour les paysans (p. ex. 5 % pour le cacao et 3 à 5 % pour le coton). Les chômeurs et les personnes démunies sont également censés pouvoir bénéficier de l'AMU (Dirat 2002 : 36–37). Malheureusement, la tentative de coup d'état du 19 septembre 2002 a bloqué la réalisation de ce projet.

En attendant que ce projet ambitieux ne soit repris et finalisé, d'autres mesures peuvent être entamées pour amoindrir les problèmes sur le plan sanitaire et améliorer la situation des malades.

En ce qui concerne les malades eux-mêmes, des campagnes de sensibilisation devraient être lancées dans le but d'encourager les personnes concernées à vite initier un traitement adéquat et à ne pas attendre jusqu'à ce que l'affection devienne sérieuse. En plus, des recherches approfondies sur les méthodes de prévention pourraient révéler des stratégies aptes à baisser la morbidité ; des stratégies qu'on devrait faire connaître à toute la population par la suite.

Au niveau du voisinage, la création d'associations d'entraide et de tontines pourrait aider à établir un genre de système de sécurité sociale informel. Actuellement, seulement peu de tontines existent à Niangon Sud. Quelques-unes ont été dissoutes à cause de mauvaise gérance ou manque de confiance. Par contre, celles qui prospèrent sont beaucoup appréciées par leurs membres. J'ai même rencontré une famille qui avait établi une tontine familiale. Chaque adulte appartenant à cette famille faisait une contribution de 500 francs CFA par mois. Cet argent était utilisé pour assister aux membres de la famille qui étaient dans les besoins. Je m'imagine que beaucoup d'autres familles et des associations de voisins seraient contentes de pouvoir avoir recours à une telle structure d'entraide. Une première démarche dans la direction de la propagation de ce genre de structure devrait consister dans des mesures qui ont pour but d'inspirer la confiance mutuelle aux associés potentiels.

Par rapport aux services de santé, beaucoup de patients se plaignent des dépenses élevées qui sont liées à l'ordonnance qu'ils reçoivent. Ces dépenses peuvent mettre en cause leur capacité à suivre les conseils médicaux. Les praticiens devraient donc être encouragés à prescrire le plus souvent des médicaments génériques et à renoncer surtout à la pratique de «gonfler» l'ordonnance inutilement.

En plus, on devrait examiner si on ne pourrait pas garder un stock de produits de première nécessité dans chaque service de santé public qui permettrait d'initier le traitement du patient immédiatement en cas d'urgence. Les produits devraient être remplacés par le malade ou ses parents plus tard. Mais ce système pourrait seulement fonctionner si le stock de produit est géré par une personne digne de confiance et si les bénéficiaires s'engagent effectivement à substituer les produits servis dans un délai raisonnable.

Un autre problème qui se pose est la disponibilité des médicaments à la Pharmacie de la Santé Publique (PSP) qui devrait être améliorée pour éviter que les patients soient obligés d'avoir recours aux pharmacies privées (où les frais sont plus élevés) ou ne puissent pas respecter les prescriptions qui leur sont proposées.

Vu que les vendeuses ambulantes et les pharmacies dites «par terre» répondent à une demande réelle et permettent à la population démunie d'avoir accès aux médicaments, on devrait essayer de réaliser le désir formulé par un vendeur de médicaments chinois qui m'a dit: «Il faudrait nous offrir une meilleure formation et il faudrait nous mettre dans le système.»

Au niveau de la société, des campagnes de sensibilisation devraient être réalisées ou renforcées pour lutter contre la discrimination des personnes souffrantes de maladies mentales ou du VIH/SIDA. Par rapport au SIDA, il serait important d'améliorer l'information de l'ensemble de la population sur les risques et les non-risques de transmission du VIH. En plus, on devrait essayer de revoir quelques traditions qui peuvent avoir des conséquences sérieuses pour le patient et/ou son entourage: premièrement la coutume d'investir plutôt dans les funérailles que dans le traitement de la maladie et deuxièmement le phénomène que celui qui travaille est souvent confronté à l'attente de prendre en charge beaucoup de membres de sa famille dont quelques-uns se comportent des fois comme des parasites. Des recherches approfondies sur ce sujet qui vient d'être mentionné pourraient aider à développer des stratégies pour combattre ce genre de «parasitisme». Le «parasitisme» n'est pas toujours vécu intentionnellement; des fois il est tout simplement dû au fait que la personne qui profite des autres ne trouve pas d'activité rémunérée.

Une façon de combattre le «parasitisme» au plan des autorités ivoiriennes serait donc de renforcer la lutte contre le chômage et la création d'emplois, ce qui permettrait que le fardeau pèse sur plusieurs épaules. Ces mesures faciliteraient en même temps la réalisation d'un des désirs essentiels d'une grande partie de la population: qu'elle soit capable de se prendre en charge elle-même.

Bibliographie

Ackermann-Liebrich, U., F. Gutzwiller, U. Keil et M. Kunze. 1986. Epidemiologie. Cham: Meducation Foundation.

Adiaboua, Elisabeth et Marie-Madeleine Loba. 1972. La femme et la médecine traditionnelle en Côte d'Ivoire. In: Société Africaine de Culture (éd.): La civilisation de la femme dans la tradition africaine. Paris: Présence africaine. p. 356–364.

Adou, Pierre. 1999. Impact de l'environnement urbain sur l'état nutritionnel (sanitaire) des populations de Yopougon en Abidjan, Côte d'Ivoire. Abidjan: Institut National de Santé Publique.

Alemayehu, Dereje. 1990. Côte d'Ivoire: Drei Jahrzehnte politische Stabilität vor der Bewährungsprobe. In: Peter Hillen (éd.): Im Schatten des Wachstums – Arbeits- und Lebensbedingungen in der Côte d'Ivoire. Saarbrücken, Fort Lauderdale: Breitenbach. p. 77–101.

Alpine, Robin W. L. et James Pickett. 1993. Agriculture, liberalisation and economic growth in Ghana and Côte d'Ivoire: 1960–1990. Paris: Development Centre of the Organisation for Economic Co-operation and Development.

Amani, N'goran. 1999. Avant propos. In: David Signer: L'économie de la sorcellerie. Sempervira n° 6. Abidjan: Centre Suisse de Recherches Scientifiques en Côte d'Ivoire. p. III.

Amani, Stéphane et Ahmed Kouadio. 2001. Poker menteur à Abidjan. Jeune Afrique Economie 330: 6–13.

Amnesty International Report. 2001. Côte d'Ivoire. http://www.amnesty.org

Amnesty International.

— 2002. Ivory Coast: without immediate international help, the country will descend into chaos. Press release. http://web.amnesty.org/library/print/ENGAFR310112002

— 2004. Côte d'Ivoire. http://web.amnesty.org/web/web.nsf/print/2004-civ-summary-eng

— 2005. Résumé des préoccupations d'Amnesty International à propos de la situation en Côte d'Ivoire. http://www.amnesty.asso.fr/01_informer/12_actualite/cote_ivoire_oct02.htm 12.05.05

Antoine, Philippe et Claude Herry. 1983. La population d'Abidjan dans ses murs: dynamique urbaine et évolution des structures démographiques entre 1955 et 1978. Cahiers O.R.S.T.O.M., série Sciences Humaines, XIX(4): 371–395.

Augé, Marc
— 1973. Sorciers noirs et diables blancs. La notion de personne, les croyances à la sorcellerie et leur évolution dans les sociétés de basse Côte d'Ivoire (Alladian et Ebrié). In: Colloques Internationaux du C.N.R.S. N° 544: La notion de personne en Afrique noire. Paris: Centre National de la Recherche Scientifique. p. 519–527.
— 1974. Les croyances à la sorcellerie. In: Marc Augé (éd.): La construction du monde. Religion, représentation, idéologie. Paris: François Maspero. p. 52–74.
— 1975. Théorie des pouvoirs et idéologie. Etude de cas en Côte d'Ivoire. Paris: Hermann.
— 1977. Pouvoirs de vie, pouvoirs de mort. Paris: Flammarion.

Ayé, Marcellin. 2000. Capital social, logiques de solidarité et accès aux soins de santé modernes en Afriques subsaharienne. Thèse en santé publique. Université de Montréal. http://www.irec.net/01fr rechercheaffiche.php3 ?240

Ayé, Marcellin, François Champagne et André-Pierre Contandriopoulos. 2002. Economic role of solidarity and social capital in accessing modern health care services in the Ivory Coast. Social Science and Medicine 55: 1929–1946.

Azam, Jean-Paul et Christian Morrisson. 1994. La faisabilité politique de l'ajustement en Côte d'Ivoire et au Maroc. Paris: Centre de développement de l'organisation de coopération et de développement économique.

Bakayoko, Ali. 2001. Transports – Sortie de secours. Jeune Afrique Economie 332: 20–23.

Balandier, Georges. 1991. Préface: le social selon les passions. In: Claudine Vidal: Sociologie des passions: Rwanda, Côte d'Ivoire. Paris: Editions Karthala. p. 5–8.

Barou, Bruno. 1983. Dynamique culturelle en milieu urbain: l'exemple d'Abidjan. Mémoire de Maîtrise. Abidjan: Université Nationale de Côte d'Ivoire. Faculté de Lettres et Sciences Humaines.

Barry, Mamadou Alpha. 1999. Côte d'Ivoire. Une locomotive régionale. Jeune Afrique Economie 289: 66–68.

Berche, Thierry. 1999. Qu'attendre des guérisseurs? Conflits de légitimité et stratégies dans le domaine du SIDA en Abidjan. In: Joseph Brunet-Jailly (éd.): Santé en capitales. La dynamique des systèmes de santé des capitales ouest-africaines. Abidjan: CEDA. p. 327–345.

Berman, Peter, Carl Kendall et Karabi Bhattacharyya. 1994. The household production of health: Integrating social science perspectives on micro-level health determinants. Social Science & Medicine 38(2): 205–215.

Bernus, Edmond. 1962. Abidjan. Note sur l'agglomération d'Abidjan et sa population. Bulletin de l'I.F.A.N. Tome 24, série B. N° 1–2: 54–85.

Bichmann, Wolfgang. 1995. Gesundheitssysteme im internationalen Kontext: Der Blick nach draussen. In: Beatrix Pfleiderer, Katarina Greifeld et

Wolfgang Bichmann: Ritual und Heilung. Eine Einführung in die Ethnomedizin. Berlin: Dietrich Reimer Verlag. p. 139–162.
BNETD (Bureau National d'Etudes Techniques et de Développement). d.n.p. Etude de préfaisabilité du marché central de Yopougon. Abidjan.
BTPR (Bureau Technique du Recensement). 2001. Premiers résultats définitifs du RGPH-98. Abidjan: Institut National de la Statistique.
Boswell, D.M. 1969. Personal crises and the mobilization of the social network. In: James Clyde Mitchell (éd.): Social networks in urban situations. Manchester: University Press. p. 245–296.
Bourdieu, Pierre.
— 1980. Le capital social: notes provisoires. Actes de la recherche en sciences sociales 31: 2–3.
— 1983. Ökonomisches Kapital, kulturelles Kapital, soziales Kapital. In: Reinhard Kreckel (éd.): Soziale Ungleichheiten. Göttingen: Verlag Otto Schwartz & Co. p. 183–198.
Brodwin, Paul. 1996. Medicine and morality in Haiti. The contest for healing power. Cambridge: Cambridge University Press.
Cantrelle, Pierre et Thérèse Locoh. 1990. Facteurs culturels et sociaux de la santé en Afrique de l'ouest. Les dossiers du CEPED N° 10. Janvier 1990. Paris.
Chambers, Robert. 1989. Editorial introduction: Vulnerability, coping and policy. IDS Bulletin 20(2): 1–7.
CIA. 2002. The World Factbook: Côte d'Ivoire. http://www.odci.gov/cia/publications/factbook/geos/iv.html. 28.02.02
CIE. 1998. L'exception ivoirienne. Jeune Afrique 1971: 69–72.
Comarin, Elio.
— 2002a. Ouattara «extrait» d'Abidjan par l'armée française. http://rfi.fr 28.11.02
— 2002b. Mobilisation sur tous les fronts. http://rfi.fr 10.12.02
— 2002c. La France s'engage, les rebelles menacent. http://rfi.fr 12.12.02
Constantine, Jiefang. 1999. Alassane Ouattara relève le défi. Jeune Afrique 2014–2015: 17.
Coppo, Piero. 1983. Divination et exorcisme. In: Robert H. Bannermann, John Burton et Ch'en Wen-chieh (éds.): Médecine traditionnelle et couverture des soins de santé. Genève: Organisation mondiale de la Santé. p. 121–124.
Couve, Philippe. 2002. Sommet de Dakar: grandes ambitions, faible mobilisation. http://rfi.fr 19.12.02
Csordas, Thomas J. 1987. Health and the holy in African and Afro-American spirit possession. Social Science and Medicine 24(1): 1–11.
Daoudi, Mounia. 2002. Les rebelles accusent la France de ne pas être neutre. http://rfi.fr 22.12.02
Delaunay, Karine, Jean-Pierre Dozon, Gabin Kponhassia et Philippe Msellati. 2001. Prémices et déroulement de l'Initiative (1996–2000): une première analyse.

In: Philippe Msellati, Laurent Vidal et Jean-Paul Moatti (éds.): L'accès aux traitements du VIH/sida en Côte d'Ivoire. Paris: Editions ANRS. p. 13–85.
Delor, François et Michel Hubert. 2000. Revisiting the concept of «vulnerability». Social Science and Medicine 50(12): 1557–1570.
Delpech, Bernard. 1983. La solidarité populaire abidjanaise: en chiffres et en dires. Cahiers O.R.S.T.O.M., série Sciences Humaines, XIX(4): 551–566.
Der Neue Brockhaus. 1991. Lexikon und Wörterbuch in fünf Bänden. Band 2. Mannheim: Brockhaus-Verlag.
Diabaté, Henriette et Léonard Kodjo. 1991. Notre Abidjan. Abidjan: Ivoire Média.
Diakité, Djigui. 1993. Quelques maladies chez les Bamanan. In: Joseph Brunet-Jailly (éd.): Se soigner au Mali. Paris: Editions Karthala et Orstom. p. 25–48.
Dioh, Tidiane. 2001. Paysage après la tempête. Jeune Afrique/L'Intelligent 2118–2119: 34–37.
Dirat, Pierre-Abel. 2002. AMU: Projet généreux, calendrier serré. Jeune Afrique Economie 342: 36–38.
Domergue-Cloarec, Danielle. 1986. Politique coloniale française et réalités coloniales. La santé en Côte d'Ivoire 1905–1958. Toulouse: Association des Publications de l'Université Toulouse – Le Mirail.
Dorce, Frédéric. 2002. La chienlit. Jeune Afrique Economie 344: 8.
Dubresson, Alain.
— 1997. Abidjan: From the public making of a modern city to urban management of a metropolis. In: Carole Rakodi (éd.): The urban challenge in Africa: Growth and management of its large cities. Tokio, New York, Paris: United Nations University Press. p. 252–291.
— 1998. Villes et citadins: quelle Afrique urbaine? In: Alain Dubresson et Jean-Pierre Raison: L'Afrique subsaharienne. Paris: Armand Colin. p. 101–130.
Dunn, Frederick L. 1977. Traditional Asian medicine and cosmopolitan medicine as adaptive systems. In: Charles Leslie (éd.): Asian medical systems: a comparative study. Berkeley, Los Angeles, London: University of California Press. p. 133–158.
Duranson, Sébastien. 1994. Impact de la dévaluation du Franc CFA sur la filière médicament en Côte d'Ivoire. Rapport de stage. Mai 1994. ORSTOM, Abidjan.
Durkheim, Emile. 1995. Der Selbstmord. Frankfurt am Main: Suhrkamp Verlag.
eia (Energy Information Administration). 2001. Côte d'Ivoire. Juillet 2001. http://www.eia.doe.gov/emeu/cabs/cdivoire2.html
Ela, Jean-Marc. 1983. La ville en Afrique noire. Paris: Karthala.
Electionworld.org. 2002. Elections in Ivory Coast. 02.02.2002. http://www.electionworld.org/election/ivorycoast.htm

Epstein, Arnold Leonard.
— 1967. Urbanization and social change in Africa. Current Anthropology 8(4): 275–295.
— 1981. Urbanization and kinship. The domestic domain on the Copperbelt of Zambia 1950–1956. London et autres: Academic Press.
— 1992. Scenes from African urban life: Collected Copperbelt Papers. Edingburgh: Edingburgh University Press.
Escalon, Emmanuel. 1998. Les conditions économiques de la pérennisation des formations sanitaires urbaines à base communautaire d'Abidjan. Avril 1998. Etude financée par la Coopération Française et réalisée pour le Projet Santé Abidjan. République de Côte d'Ivoire, Ministère de la Santé et de la Protection Sociale; ORSTOM.
Evans-Pritchard, Edward Evan. 1958. Witchcraft, oracles and magic among the Azande. Oxford: Clarendon Press.
Fall, Elimane. 2002. Pourquoi Bédié roule pour Gbagbo. Jeune Afrique/L'Intelligent 2186: 26–27.
Fassin, Didier.
— 1990. Maladie et médecines. In: Didier Fassin et Yannick Jaffré (éds.): Sociétés, développement et santé. Paris: Ellipses. p. 38–49.
— 1992. Pouvoir et maladie en Afrique. Anthropologie sociale dans la banlieue de Dakar. Paris: Presses Universitaires de France.
Feierman, Steven et John M. Janzen (éds.). 1992. The social basis of health and healing in Africa. Berkeley, Los Angeles, Oxford: University of California Press.
Fuchs, Regina. 1998. Republik Elfenbeinküste. In: Anne Wodtcke: Westafrika. Band 2 – Küstenländer. 4e éd. Hohenthann: Reise Know-How Verlag Därr GmbH. p. 399–498.
Gelfand, Michael. 1964. Medicine and custom in Africa. Edinburgh, London: E. & S. Livingstone LTD.
Gibbal, Jean-Marie. 1974. Citadins et villageois dans la ville africaine: l'exemple d'Abidjan. Presses Universitaires de Grenoble & François Maspero.
Gluckman, Max.
— 1945. Seven-year research plan of the Rhodes-Livingstone Institute of Social Studies in British Central Africa. Human Problems in British Central Africa 4: 1–32.
— 1960. Tribalisme in modern British Central Africa. Cahier d'études africaines 1(1): 55–70.
— 1969. Anthropological problems arising from the African industrial revolution. In: Aidan Southall (éd.): Social change in modern Africa. London, New York, Toronto: Oxford University Press. p. 67–82.
González de la Rocha, Mercedes. 1994. The resources of poverty: Women and survival in a Mexican city. Oxford UK, Cambridge USA: Blackwell.

Good, Byron J. 1994. Medicine, rationality, and experience: an anthropological perspective. Cambridge: Cambridge University Press.

Greifeld, Katarina.

— 1995a. Einführung in die Medizinethnologie. In: Beatrix Pfleiderer, Katarina Greifeld et Wolfgang Bichmann: Ritual und Heilung. Berlin: Dietrich Reimer Verlag. p. 11–31.

— 1995b. Medizinische Systeme Mittel- und Südamerikas. In: Beatrix Pfleiderer, Katarina Greifeld et Wolfgang Bichmann: Ritual und Heilung. Berlin: Dietrich Reimer Verlag. p. 111–138.

Guessan, Bi et J.L. Portal. 1996. Accessibilité aux soins et aux médicaments à Abidjan (Côte d'Ivoire). Deux ans après la dévaluation du franc CFA. République de Côte d'Ivoire: Direction Régionale de la Santé Publique et des Affaires Sociales du Sud.

Gukenbiehl, Hermann L. et Bernhard Schäfers. 1992. Gruppe. In: Bernhard Schäfers (éd.): Grundbegriffe der Soziologie. 3e éd. Opladen: Leske und Budrich. p. 117–121.

Guyer, Jane I. 1981. Household and community in African studies. African Studies Review 24(2/3): 87–137.

Harpham, Trudy, Tim Lusty et Patrick Vaughan. 1988. In the shadow of the city: Community health and the urban poor. Oxford, New York, Delhi: Oxford University Press.

Harpham, Trudy et Catherine Molyneux. 2002. Urban health in developing countries: A review. Progress in Development Studies 1(2): 113–137.

Hassoun, Judith. 1997. Femmes d'Abidjan face au sida. Paris: Editions Karthala.

Hastings, Adrian. 1997. Christianity. In: John Middleton (éd.): Encyclopedia of Africa South of the Sahara. Volume 1. New York: Charles Scribner's Sons. p. 280–286.

Hawe, Penelope et Alan Shiell. 2000. Social capital and health promotion: a review. Social Science and Medicine 51(6): 871–885.

Heather, Joshi; Harold Lubell et Jean Mouly.

— 1976. Abidjan. Urbanisation et emploi en Côte d'Ivoire. Genève: Bureau International du Travail.

— 1980. Abidjan. Urban development and employment in the Ivory Coast. Genève: Bureau International du Travail.

Helman, Cecil G. 1990. Culture, health and illness. 2e éd. Oxford: Butterworth-Heinemann Ltd.

Hillen, Peter.

— 1990a. Im Schatten des Wachstums – Arbeits- und Lebensbedingungen in der Côte d'Ivoire. In: Peter Hillen (éd.): Im Schatten des Wachstums – Arbeits- und Lebensbedingungen in der Côte d'Ivoire. Saarbrücken, Fort Lauderdale: Breitenbach. p. 11–16.

— 1990b. Côte d'Ivoire in der Wachstumsfalle – Strukturprobleme und Entwicklungstendenzen einer afrikanischen Exportökonomie. In: Peter Hillen (éd.): Im Schatten des Wachstums – Arbeits- und Lebensbedingungen in der Côte d'Ivoire. Saarbrücken, Fort Lauderdale: Breitenbach. p. 19–49.

Hoodfar, Homa. 1997. Between marriage and the market: Intimate politics and survival in Cairo. Berkeley, Los Angeles, London: University of California Press.

Hörbst, Viola et Angelika Wolf. 2003. Globalisierung der Heilkunst: Eine Einführung. In: Viola Hörbst et Angelika Wolf (éds.): Medizin und Globalisierung. Universelle Ansprüche – lokale Antworten. Münster: LIT Verlag. p. 3–30.

Imperato, Pascal James. 1977. African folk medicine. Baltimore: York Press, Inc.

Jakobeit, Cord.

— 1993. Elfenbeinküste. In: Dieter Nohlen et Franz Nuscheler (éds.): Handbuch der Dritten Welt. Band 4: Westafrika und Zentralafrika. 3e éd. Bonn: Verlag J. H. W. Dietz Nachf. GmbH. p. 192–211.

— 1998. Côte d'Ivoire. In: Rolf Hofmeier (éd.) Afrika Jahrbuch 1997. Opladen: Leske + Budrich. p. 100–104.

Janzen, John M.

— 1978. The quest for therapy: medical pluralism in lower Zaire. Berkeley, Los Angeles, London: University of California Press.

— 1987. Therapy management: concept, reality, process. Medical Anthropology Quarterly 1(1): 68–84.

— 1997. Healing. In: John Middleton (éd.): Encyclopedia of Africa South of the Sahara. Volume 2. New York: Charles Scribner's Sons. p. 274–283.

JICA (Agence Japonaise de Coopération Internationale) et Ministère du Logement et de l'Urbanisme, République de Côte d'Ivoire. 1999. Etude de faisabilité sur l'assainissement de la partie ouest d'Abidjan en République de Côte d'Ivoire. Rapport intermédiaire, Août 1999. Tokyo: Pacific Consultants International, Tokyo Engineering Consultants.

Kazatchkine, Michel. 2001. Avant-propos. In: Philippe Msellati, Laurent Vidal et Jean-Paul Moatti (éds.): L'accès aux traitements du VIH/sida en Côte d'Ivoire. Paris: Editions ANRS. p. VII–VIII.

Keita, Sarangbé. 1983. Deux cours et un immeuble: témoignage de vingt femmes d'Abidjan sur leur vie quotidienne. Cahiers O.R.S.T.O.M., série Sciences Humaines, XIX(4): 513–532.

Kipré, Pierre.

— 1985a. Villes de Côte d'Ivoire 1893–1940. Tome I: Fondation des villes coloniales en Côte d'Ivoire. Abidjan, Dakar, Lomé: Les Nouvelles Editions Africaines.

— 1985b. Villes de Côte d'Ivoire 1893–1940. Tome II: Economie et société urbaine. Abidjan, Dakar, Lomé: Les Nouvelles Editions Africaines.
— 1987. La Côte-d'Ivoire coloniale. In: Simon-Pierre M'bra Ekanza (éd.): Mémorial de la Côte d'Ivoire. 2e éd. Abidjan: Edition Ami. Tome II.

Kleinman, Arthur.
— 1980. Patients and healers in the context of culture. An exploration of the borderland between anthropology, medicine and psychiatry. Berkeley: University of California Press.
— 1988. The illness narratives: Suffering, healing, and the human condition. New York: Basic Books.
— 1995. Writing at the margin. Discourse between anthropology and medicine. Berkeley, Los Angeles, London: University of California Press.

Koné, Mariatou. 1996. Itinéraires thérapeutiques dans la commune d'Abobo. In: Direction régionale sud de la santé publique et des affaires sociales (éd.): Colloque International «Santé en capitales», 12–16 février 1996, Abidjan.

Kouadio, Ahmed.
— 2000. Les semelles de la démocratie. Jeune Afrique Economie 319: 8–21.
— 2002a. Foire aux mensonges. Jeune Afrique Economie 336: 6–11.
— 2002b. Un gouvernement au forceps. Jeune Afrique Economie 342: 12–13.
— 2002c. Une «drôle de guerre». Jeune Afrique Economie 344: 10–17.

Koumaré, Mamadou. 1983. Médecine et psychiatrie traditionnelles en Afrique. In: Robert H. Bannermann, John Burton et Ch'en Wen-chieh (éds.): Médecine traditionnelle et couverture des soins de santé. Genève: Organisation mondiale de la Santé. p. 25–36.

Kpatindé, Francis.
— 1999a. Une équitation à trois inconnus. Jeune Afrique 2013: 32–33.
— 1999b. Laurent Gbagbo: le refus de toute exclusion. Jeune Afrique 2018: 31–32.
— 2002. Le «G 4» de Yamoussoukro. Jeune Afrique/L'Intelligent 2142: 57–59.

Kpatindé, Francis et Elimane Fall. 2002. Ça recommence! Jeune Afrique/L'Intelligent 2176: 6–9.

Kra, Killian. 1999. Hamed Bassam est-il fini? Jeune Afrique Economie 290: 42–43.

La Fontaine, J.S. 1970. City politics: A study of Léopoldville, 1962–63. Cambridge: University Press.

Lallemand, Suzanne. 1988. La mangeuse d'âmes. Sorcellerie et famille en Afrique. Paris: Editions L'Harmattan.

Landy, David. 1977. Culture, disease, and healing. Studies in medical anthropology. New York: Macmillan Publishing Co., Inc.

Lasker, Judith N. 1977. The role of health services in colonial rule: The case of the Ivory Coast. Culture, Medicine and Psychiatry 1: 277–297.

Latouche, Serge. 1998. L'autre Afrique: entre don et marché. Paris: Editions Albin Michel S. A.

Leimdorfer, François. 1997. Individus entre famille et entreprise: patrons et patronnes de restaurants populaires à Abidjan. In: Alain Marie (éd.): L'Afrique des individus. Paris: Editions Karthala. p. 113–169.

Le Nouveau Petit Robert. 2000. Dictionnaire alphabétique et analogique de la langue française. Paris: Dictionnaires Le Robert.

Le Pape, Marc. 1997. L'énergie sociale à Abidjan. Économie politique de la ville en Afrique noire, 1930–1995. Paris: Édition Karthala.

Lewis, Oscar. 1975. The culture of poverty. In: John Friedl et Noël J. Chrisman (éds.): City ways – a selective reader in urban anthropology. New York et autres: Harper & Row, Publishers. p. 391–401.

Lipton, Michael et Simon Maxwell. 1992. The new poverty agenda: an overview. Discussion Paper 306. Brighton: Institute of Development Studies.

Little, Kenneth. 1980. The role of voluntary associations in West African urbanization. In: Irwin Press et M. Estellie Smith: Urban place and process: Readings in the anthropology of cities. New York: Macmillan Publishing Co. Inc. p. 309–328.

Lloyd, Peter. 1979. Slums of hope? Shanty towns of the third world. Harmondsworth et autres: Penguin Books Ltd.

Lomnitz, L. A. 1997. The social and economic organization of a Mexican shantytown. In: Josef Gugler (éd.): Cities in the developing world. New York: Oxford University Press Inc. p. 204–217.

Loucou, Jean-Noël. 1984. Histoire de la Côte d'Ivoire. Tome 1: La formation des peuples. Abidjan: CEDA.

Luhmann, Niklas. 1987. Soziale Systeme. Grundriss einer allgemeinen Theorie. Frankfurt am Main: Surkamp Taschenbuch Wissenschaft.

Marie, Alain. 1997. Du sujet communautaire au sujet individuel. In: Alain Marie (éd.): L'Afrique des individus. Paris: Editions Karthala. p. 53–110.

Massé, Raymond. 1995. Culture et santé publique: Les contributions de l'anthropologie à la prévention et à la promotion de la santé. Montréal, Paris, Casablanca: Gaëtan Morin Editeur.

Massiot, Nathalie. 1995. La couverture sanitaire à Abidjan: Réflexion sur le niveau d'organisation. Rapport de stage d'avril à juillet 1995. Centre ORSTOM de Petit Bassam, Abidjan.

Massou, Assou. 2001. En attendant le FMI… Jeune Afrique/L'Intelligent 2123: 56–59.

Mataillet, Dominique. 2001. Quel avenir pour l'immigration? Jeune Afrique/L'Intelligent 2123: 78–79.

Mauss, Marcel. 1990. Die Gabe. Form und Funktion des Austauschs in archaischen Gesellschaften. Frankfurt am Main: Suhrkamp Taschenbuch Verlag.

Mbougueng, Valentin.

— 1998. Prière d'investir. Jeune Afrique 1971: 64–66.

— 1999. Ouattara dans l'arène. Jeune Afrique 2013: 30–33.

McGranahan, Gordon et Jacob Songsore. 1996. Wealth, health and the urban household: Weighing environmental burdens in Accra, Jakarta and São Paulo. In: S. Atkinson, J. Songsore et E. Werna (éds.): Urban health research in developing countries. Wallingford: CAB International. p. 135–159.

Mebtoul, Mohamed. 2002. Capital relationnel et logiques d'acteurs dans les services de santé: Algérie. Communication présentée pendant le colloque « La gouvernance au quotidien en Afrique: Les relations entre services publics et collectifs et leurs usagers » du 22 au 25 Mai à Leiden, Pays Bas.

Meillassoux, Claude.

— 1968. Urbanization in an African community: Voluntary associations in Bamako. Seattle, London: University of Washington Press.

— 1976. « Die wilden Früchte der Frau ». Über häusliche Produktion und kapitalistische Wirtschaft. Frankfurt am Main: Syndikat.

Memel-Fotê, Harris et autres. 1998. Les représentations de la santé et de la maladie chez les Ivoiriens. Paris, Montréal: L'Harmattan.

Middleton, John et E.H. Winter. 1969. Introduction. In: John Middleton et E.H. Winter (éds): Witchcraft and sorcery in East Africa. London: Routledge & Kegan Paul. p. 1–26.

Ministère de l'Economie et des Finances. 1997. La Côte d'Ivoire en chiffres: édition 96–97. Abidjan: Dialogue Production.

Ministère de la Santé Publique de la République de Côte d'Ivoire. 1996. Plan national de développement sanitaire 1996–2005. Tome I: Diagnostic, politique et stratégies.

MdPM (Ministère délégué auprès du Premier Ministre, chargé de l'économie, des finances et du plan). 1992. Programme d'action national pour la survie, la protection et le développement de l'enfant ivoirien à l'horizon 2000. République de Côte d'Ivoire. Union-Discipline-Travail.

Mitchell, James Clyde.

— 1956. The Kalela Dance: Aspects of social relationships among urban Africans in Northern Rhodesia. The Rhodes-Livingstone Papers 27. Manchester: Manchester University Press.

— 1966. Theoretical orientations in African urban studies. In: Michael Banton (éd.): The social anthropology of complex societies. London: Tavistock Publications Limited. p. 37–68.

— 1969a. The concept and use of social networks. In: James Clyde Mitchell (éd.): Social networks in urban situations. Manchester: University Press. p. 1–50.

— 1969b. Social change and the stability of African marriage in Northern Rhodesia. In: Aidan Southall (éd.): Social change in modern Africa. London, New York, Toronto: Oxford University Press. p. 316–329.

Moser, Caroline O.N. 1998. The asset vulnerability framework: Reassessing urban poverty reduction strategies. World Development 26(1): 1–19.

NCCR North-South.

— 2002/2003. Partenariat de recherche pour atténuer les syndromes du changement global. Brochure sur le Pôle de recherche national Nord-Sud. Berne: NCCR North-South.

— 2003. Description of the NCCR North-South. http://www.nccr-north-south.unibe.ch

N'Diayé, Rachid. 2000. L'Houphouëtisme chasse l'«Ivoirité». Africa International 330: 24–30.

N'Guessan, Kouamé. 1983. Devant et derrière les murs: la qualité de la vie dans l'habitat économique d'Abidjan. Cahiers O.R.S.T.O.M., série Sciences Humaines, XIX(4): 449–458.

Niangoran-Bouah, Georges. 1969. Les Ébrié et leur organisation politique traditionnelle. Annales de l'Université d'Abidjan, Série F, Tome I, Fascicule I. Abidjan: Institut d'Ethnosociologie de l'Université d'Abidjan: p. 51–89.

Nyerere, Julius K. 1967. Ujamaa: The basis of African socialism. In: William H. Friedland et Carl G. Rosberg, Jr. (éds.): African socialism. Stanford, California: Stanford University Press. p. 238–247.

Obrist, Brigit. 2000. Struggling for health in the city: An anthropological inquiry in Dar es Salaam. Habilitationsschrift. Basel: Ethnologisches Seminar der Universität Basel, Schweizerisches Tropeninstitut.

Obrist, Brigit et Marcel Tanner.

— 2002. Risk and vulnerability – some conceptual considerations. Article préparé pour le «NCCR Integrated Training Course» du 9 au 20 septembre à Äschiried (Suisse).

— 2003. Risk, vulnerability and health. Tableau présenté pendant le «NCCR Integrated Training Course» du 29 août au 13 septembre à Bishkek (Kirghizstan).

Odeyé, Michèle. 1985. Les associations en villes africaines: Dakar – Brazzaville. Paris: Editions L'Harmattan.

Office of the Prime Minister/Ministry of Planning and Development. 2002. Interim poverty reduction strategy paper. Republic of Côte d'Ivoire. http://www.imf.org/external/np/prsp/2002/civ/01/013102.pdf

Parin-Matthèy, Goldy. 1971. Hexen, Magierinnen und Heiler. In: Paul Parin, Fritz Morgenthaler et Goldy Parin Matthèy: Fürchte deinen Nächsten wie dich selbst. Psychoanalyse und Gesellschaft am Modell der Agni in Westafrika. Frankfurt am Main: Suhrkamp Verlag. p. 283–340.

Paulais, Thierry. 1995. Le développement urbain en Côte d'Ivoire (1979–1990). Les projets de la Banque mondiale. Paris: Editions Karthala.

Péducasse, Virginie. 1996. Sida et confessions à Abidjan. De la Bible au Coran en passant par l'arrêté ministériel portant création du Programme national de lutte contre le sida. Mémoire de DEA d'Etudes Africaines. Bordeaux: Centre d'Etudes d'Afrique Noire, Institut d'Etudes Politiques – Université de Bordeaux IV.

Population Reference Bureau. 2000. Fiche de données sur la population mondiale. Washington: Measure Communication.

Potts, Deborah. 1997. Urban lives: Adopting new strategies and adapting rural links. In: Carole Rakodi (éd.): The urban challenge in Africa: Growth and management of its large cities. Tokio, New York, Paris: United Nations University Press. p. 447–494.

Powdermaker, Hortense. 1962. Copper Town: Changing Africa. The human situation on the Rhodesian Copperbelt. New York: Harper & Row, Publishers.

Pschyrembel, Willibald. 1977. Klinisches Wörterbuch. 253e éd. Berlin, New York: Walter de Gruyter.

Putnam, Robert D. 1993. Making democracy work: Civil traditions in modern Italy. Princeton, New Jersey: Princeton University Press.

Roth, Claudia. 2002. La protection sociale locale, la vieillesse et le genre à Bobo-Dioulasso, Burkina Faso. Résultats et hypothèses de la recherche 2001 lors d'un workshop à Zürich du 18 au 19 mars 2002.

Saint-Vil, Jean. 1983. L'eau chez soi et l'eau au coin de la rue: les systèmes de distribution de l'eau à Abidjan. Cahiers O.R.S.T.O.M., série Sciences Humaines, XIX(4): 471–489.

Satterthwaite, David. 1993. The impact on health of urban environments. Environment and Urbanization 5(2): 87–111.

Sauerborn, Rainer et Adrien Nougtara. 1992. Traditional medicine is practiced by mothers rather than by traditional healers – a study in Solenzo, Burkina Faso. Curare 15: 97–100.

Sauerborn, Rainer, A. Adams et M. Hien. 1996. Household strategies to cope with the economic costs of illness. Social Science and Medicine 43(3): 291–301.

Schweizer, Thomas. 1989. Netzwerkanalyse als moderne Strukturanalyse. In: Thomas Schweizer (éd.): Netzwerkanalyse: ethnologische Perspektiven. Berlin: Dietrich Reimer Verlag: 1–32.

Signer, David.

— 1999. L'économie de la sorcellerie. Sempervira n° 6. Abidjan: Centre Suisse de Recherches Scientifiques en Côte d'Ivoire.

— 2002. Ökonomie der Hexerei. Weltwoche 25: 42–47.

SODECI. 1998. Un modèle de management. Jeune Afrique 1971: 60–61.

Sylla, Bâ-Samba und L. Haller. 1980. Généralités géographiques et démographiques. In: Louis Haller und Edgar Lauber (éds.): Santé de l'enfant d'âge scolaire en Côte d'Ivoire. Basel: Schwabe & Co. LTD. p. 15–25.

Talla, Blaise-Pascal. 2002. Laurent Gbagbo: Peut-il s'en sortir? Jeune Afrique Economie 342: 8–15.

Tanner, Marcel et Deo Mtasiwa. 2002. Risk and vulnerability. New approaches and a framework for poverty alleviation in urban settings: experience from the health sector. Swiss Development Corporation Publication (sous presse).

The World Bank Group.

— 2001. Countries: Côte d'Ivoire. August 2001. http://www.worldbank.org/afr/ci2.htm

— 2002. Countries: Côte d'Ivoire. April 2002. http://www.worldbank.org/afr/ci2.htm

Tostensen, Arne, Inge Tvedten et Mariken Vaa. 2001. The urban crisis, governance and associational life. In: Arne Tostensen, Inge Tvedten et Mariken Vaa (éds.): Associational life in African cities: Popular responses to the urban crisis. Stockholm: Nordiska Afrikainstitutet. p. 7–26.

Touré, Abdou.

— 1985. Les petits métiers à Abidjan. Paris: Karthala.

— 1995. L'importance du secteur informel en Côte d'Ivoire. In: Beat Sottas et Lilo Roost Vischer (éds.): Überleben im afrikanischen Alltag. Bern et autres: Peter Lang. p. 45–67.

Touré, Abdou et Yacouba Konaté. 1990. Sacrifices dans la ville: Le citadin chez le devin en Côte d'Ivoire. Abidjan: Editions Douga.

Touré, Moriba. 1982. Migration, urbanisation et développement urbain en Côte d'Ivoire. Abidjan: Institut d'Ethno-Sociologie de l'Université d'Abidjan.

Touré, Sékou. 1959. Expérience guinéenne et unité africaine. Paris: Présence Africaine.

Traore, Ibrahima. 1975. Les aspects sociaux de la rénovation urbaine en Côte d'Ivoire. L'exemple d'Abidjan. Mémoire de maîtrise. Abidjan: Université Nationale de Côte d'Ivoire. Faculté des Lettres et Sciences Humaines. Département d'Ethno-Sociologie.

Trappe, Paul. 1984. Afrikanischer Sozialismus. In: Paul Trappe (éd.): Entwicklungssoziologie. Social Strategies Vol. 12. Basel: Social Strategies Publishers Co-operative Society. p. 261–279.

UNAIDS. 2002. Côte d'Ivoire. Epidemiological fact sheets on HIV/AIDS and sexually transmitted infections. 2002 Update. http://www.unaids.org

UNICEF. 2000. Enquête à Indicateurs Multiples MICS2000. Rapport Final. Abidjan: UNICEF. http://www4.worldbank.org/afr/poverty/pdf/docnav/03306.pdf

Vidal, Claudine.

— 1991. Sociologie des passions: Rwanda, Côte d'Ivoire. Paris: Editions Karthala.

— 1994. La «solidarité africaine»: un mythe à revisiter. Cahiers d'Etudes africaines 34(136): 687–691.

Vokouma, Joachim. 2000. Gbagbo, ses pairs, ses voisins et ses amis. Jeune Afrique Economie 319: 36–37.

Wallman, Sandra et Maia Baker. 1996. Which resources pay for treatment? A model for estimating the informal economy of health. Social Science & Medicine 42(5): 671–679.

Watts, Michael J. et Hans G. Bohle. 1993. Hunger, famine and the space of vulnerability. GeoJournal 30.2 : 117–125.

Whyte, Susan Reynolds. 1989. Anthropological approaches to African misfortune. From religion to medicine. In: Anita Jacobson-Widding et David Westerlund (éds.): Culture, experience and pluralisme. Essays on African ideas of illness and healing. Uppsala: Acta Universitatis Upsaliensis, Uppsala Studies in Cultural Anthropology 13. p. 289–301.

Wilson, Godfrey.

— 1941. Economics of detribalization in Northern Rhodesia. Part 1. Rhodes-Livingstone Papers 5: 1–71.

— 1942. Economics of detribalization in Northern Rhodesia. Part 2. Rhodes-Livingstone Papers 6:1–82.

WHO (World Health Organisation).

— 1976. African traditional medicine. AFRO Technical Report Series N° 1. Brazzaville: WHO Regional Office for Africa.

— 1993. The urban health crisis. Strategies for health for all in the face of rapid urbanization. Genf: WHO

— 2001. Macroeconomics and health: Investing in health for economic development. Report of the Commission on Macroeconomics and Health. http://www3.who.int/whosis/cmh/

WHO Commission on Health and Environment. 1992. Report of the panel on urbanization. Genf: WHO.

Yapi-Diahou. 1995. The informal housing sector in the metropolis of Abidjan, Ivory Coast. Environment and Urbanization 7(2): 11–29.

Ziady, Hassan.

— 2001. Un VRP nommé Gbagbo. Jeune Afrique/L'Intelligent 2112: 96.

— 2002. La folle quinzaine. Jeune Afrique/L'Intelligent 2172: 4–5.

Annexe 1

Le niveau socio-économique des ménages interrogés

Légende

0 = non[1]

1 = oui

A = ménage démuni (1–4)

B = ménage appartenant à la fraction inférieure de la couche moyenne (5–8)

C = ménage appartenant à la fraction supérieure de la couche moyenne (9–11)

1 Sauf pour le statut d'occupation du logement où 0 = locataire et 1 = propriétaire.

Immeubles à étages

Ménage N°	Maison construite en dur	Statut d'occupation	Branchement d'eau domiciliaire	Dispose d'électricité	Dispose d'une latrine	Dispose de biens manufacturés	Dispose d'un téléphone et/ou d'un cellulaire	Dispose d'un climatiseur et/ou d'une voiture	Arrive à couvrir les frais	Membre(s) du ménage salarié(s)	Dispose d'une assurance	Total	Niveau socio-économique
61	1	0	1	1	1	1	1	1	1	1	1	10	C
62	1	1	1	1	1	1	1	0	1	1	0	9	C
63	1	0	1	1	1	1	1	0	1	1	0	8	B
64	1	0	1	1	1	1	1	1	1	1	1	10	C
65	1	0	1	1	1	1	1	0	1	1	1	9	C
66	1	0	1	1	1	1	0	1	1	0	0	7	B
67	1	0	1	1	1	1	1	0	1	1	1	9	C
68	1	0	1	1	1	1	0	0	1	0	0	6	B
69	1	0	1	1	1	1	1	0	(1)[2]	1	0	8	B
70	1	0	1	1	1	1	1	0	1	1	1	9	C
71	1	0	1	1	1	1	1	1	1	0	0	8	B
72	1	0	1	1	1	1	1	0	1	1	1	9	C
73	1	0	1	1	1	1	1	0	1	0	1	8	B
74	1	0	1	1	1	1	0	0	1	1	1	8	B
75	1	0	1	1	1	1	0	0	1	1	0	7	B
76	1	0	1	1	1	1	1	1	1	0	0	8	B
77	1	0	1	1	1	1	1	1	1	1	1	10	C
78	1	0	1	1	1	1	1	1	1	0	1	9	C
79	1	0	1	1	1	1	1	1	1	1	1	10	C
80	1	0	1	1	1	1	1	0	1	1	1	9	C

2 Difficilement.

Maisons individuelles

Ménage N°	Maison construite en dur	Statut d'occupation	Branchement d'eau domiciliaire	Dispose d'électricité	Dispose d'une latrine	Dispose de biens manufacturés	Dispose d'un téléphone et/ou d'un cellulaire	Dispose d'un climatiseur et/ou d'une voiture	Arrive à couvrir les frais	Membre(s) du ménage salarié(s)	Dispose d'une assurance	Total	Niveau socio-économique
1	1	0	1	1	1	1	1	0	1	0	1	8	B
2	1	0	1	1	1	1	1	1	1	1	1	10	C
3	1	0	1	1	1	1	0	0	(1)	1	0	7	B
4	1	0	1	1	1	1	0	0	1	1	0	7	B
5	1	0	1	1	1	1	0	0	1	1	1	8	B
6	1	0	1	1	1	1	1	0	1	1	0	8	B
7	1	0	1	1	1	1	1	0	1	1	0	8	B
8	1	1	1	1	1	1	1	0	1	1	0	9	C
9	1	1	1	1	1	1	0	0	1	1	0	8	B
10	1	1	1	1	1	1	1	0	1	1	1	10	C
11	1	1	1	1	1	1	1	1	1	1	0	10	C
12	1	1	1	1	1	1	1	0	1	0	0	8	B
13	1	1	1	1	1	1	0	0	1	1	0	8	B
14	1	0	1	1	1	1	0	0	1	0	0	6	B
15	1	0	1	1	1	1	0	0	1	1	1	8	B
16	1	0	1	1	1	1	0	0	(1)	0	1	7	B
17	1	0	1	1	1	1	1	1	1	1	0	9	C
18	1	1	1	1	1	1	1	0	1	1	1	10	C
19	1	0	1	1	1	1	1	1	1	1	0	9	C
20	1	0	1	1	1	1	1	0	1	1	1	9	C

Ménage N°	Maison construite en dur	Statut d'occupation	Branchement d'eau domiciliaire	Dispose d'électricité	Dispose d'une latrine	Dispose de biens manufacturés	Dispose d'un téléphone et/ou d'un cellulaire	Dispose d'un climatiseur et/ou d'une voiture	Arrive à couvrir les frais	Membre(s) du ménage salarié(s)	Dispose d'une assurance	Total	Niveau socio-économique
21	1	1	1	1	1	1	0	0	(1)	0	0	7	B
22	1	1	1	1	1	1	0	0	1	1	0	8	B
23	1	1	1	1	1	1	0	0	1	0	0	7	B
24	1	1	1	1	1	1	1	0	0	1	0	8	B
25	1	1	1	1	1	1	1	1	1	0	0	9	C
26	1	1	1	1	1	0	0	0	1	0	0	6	B
27	1	1	1	1	1	1	0	0	1	1	0	8	B
28	1	1	1	1	1	1	1	0	1	1	1	10	C
29	1	1	1	1	1	1	1	1	1	1	1	11	C
30	1	1	1	1	1	1	0	0	1	1	0	8	B
31	1	0	0	1	1	1	0	0	1	0	0	5	B
32	1	0	0	0	1	0	0	0	1	0	0	3	A
33	1	0	0	1	1	1	0	0	1	0	0	5	B
34	1	1	1	1	1	1	0	0	1	0	0	7	B
35	1	1	0	1	1	1	0	0	1	1	0	7	B
36	1	0	0	1	1	1	0	0	1	0	0	5	B
37	1	0	0	1	1	1	0	0	0	0	0	4	A
38	1	0	0	1	1	1	0	0	1	1	1	7	B
39	1	0	0	1	1	1	0	0	(1)	0	0	5	B
40	1	0	1	1	1	1	0	0	0	0	0	5	B

Cours communes

Ménage N°	Maison construite en dur	Statut d'occupation	Branchement d'eau domiciliaire	Dispose d'électricité	Dispose d'une latrine	Dispose de biens manufacturés	Dispose d'un téléphone et/ou d'un cellulaire	Dispose d'un climatiseur et/ou d'une voiture	Arrive à couvrir les frais	Membre(s) du ménage salarié(s)	Dispose d'une assurance	Total	Niveau socio-économique
41	1	0	1	1	1	1	0	0	(1)	1	1	7	B
42	1	0	1	1	1	1	0	0	1	1	1	8	B
43	1	0	1	1	1	1	1	0	1	0	0	7	B
44	1	0	1	1	1	1	0	0	1	1	1	8	B
45	1	0	1	1	1	1	1	0	1	0	0	7	B
46	1	0	0	1	1	1	1	0	1	1	0	7	B
47	1	1	1	1	1	1	0	0	1	1	0	8	B
48	1	0	1	1	1	1	0	0	1	0	0	6	B
49	1	0	1	1	1	1	0	1	1	0	0	7	B
50	1	1	0	1	1	0	0	0	1	0	0	5	B
51	1	0	0	1	1	1	0	0	1	1	0	6	B
52	1	0	0	1	1	1	0	0	0	0	0	4	A
53	1	0	0	1	1	1	0	0	1	0	0	5	B
54	1	0	0	1	1	1	0	0	0	0	0	4	A
55	1	0	0	1	1	1	0	0	0	0	0	4	A
56	1	1	0	1	1	1	0	0	1	0	0	6	B
57	1	0	1	1	1	1	1	0	1	0	1	8	B
58	1	0	1	1	1	1	0	0	1	0	1	7	B
59	1	0	1	1	1	1	0	0	1	0	0	6	B
60	1	0	1	1	1	1	0	0	1	0	0	6	B

Ménage N°	Maison construite en dur	Statut d'occupation	Branchement d'eau domiciliaire	Dispose d'électricité	Dispose d'une latrine	Dispose de biens manufacturés	Dispose d'un téléphone et/ou d'un cellulaire	Dispose d'un climatiseur et/ou d'une voiture	Arrive à couvrir les frais	Membre(s) du ménage salarié(s)	Dispose d'une assurance	Total	Niveau socio-économique
81	0	1	1	1	1	1	0	0	1	1	0	7	B
82	0	0	0	0	0	0	0	0	1	0	0	1	A
83	0	1	0	0	0	0	0	0	0	0	0	1	A
84	0	0	0	1	0	1	0	0	0	0	0	2	A
85	0	0	0	0	0	1	0	0	1	0	0	2	A
86	0	0	0	1	0	0	0	0	0	0	0	1	A
87	0	1	0	1	0	1	0	0	1	0	0	4	A
88	0	1	0	1	0	1	0	0	1	0	0	4	A
89	0	0	0	1	0	1	0	0	1	0	0	3	A
90	0	1	0	1	0	1	0	0	(1)	0	0	4	A
91	0	1	0	1	0	1	0	0	1	0	0	4	A
92	0	0	0	1	1	1	0	0	1	0	0	4	A
93	0	0	1	1	0	1	0	0	1	0	0	4	A
94	0	1	1	1	1	1	0	0	1	0	0	6	B
95	0	1	0	1	1	1	0	0	(1)	0	1	6	B
96	0	0	1	1	1	1	0	0	0	0	0	4	A
97	0	0	0	1	1	1	0	0	1	0	0	4	A
98	0	0	0	1	1	1	0	0	(1)	0	0	4	A
99	0	0	0	0	1	1	0	0	1	0	0	3	A
100	0	0	0	1	1	0	0	0	1	0	0	3	A

Annexe 2

Les caractéristiques des ménages interrogés

Ménage N°	Composition du ménage	Sexe du chef de ménage (CM)	Âge du CM	Nombre de personnes vivant dans le ménage	Composition ethnique du ménage	Religion des membres du ménage	Niveau d'étude du CM	Situation d'emploi du CM	Niveau socio-économique
1	monoparentale	masculin	57	3	Bété	autre/sans	2e cycle	retraité	B
2	polynucléaire	masculin	42	8	Guéré/Wobé	protestant	2e cycle	salarié	C
3	polynucléaire	féminin	37	10	Attié	catholique	école professionnelle	indépendant	B
4	couple	masculin	37	2	Apollo/Abbey	autre religion chrétienne	école professionnelle	salarié	B
5	célibataire(s)	masculin	33	1	Baoulé	catholique	école professionnelle	salarié	B
6	famille étendue	masculin	41	10	Attié	catholique/sans	université	salarié	B
7	famille étendue	masculin	50	8	Apollo/Gouro	animiste/sans/catholique	inconnu	salarié	B
8	polynucléaire	féminin	47	9	Agni	catholique/autre religion chrétienne/animiste/musulman	école professionnelle	salarié	C
9	famille étendue	masculin	48	10	Adjoukrou	protestant	1er cycle	salarié	B
10	famille étendue	masculin	50	14	Koro/Mahou	musulman	2e cycle	salarié	C
11	famille étendue	masculin	40	7	Abbey	autre religion chrétienne/sans/catholique	inconnu	salarié	C
12	famille étendue	masculin	45	6	Abron	animiste/catholique	1er cycle	indépendant	B

Ménage N°	Composition du ménage	Sexe du chef de ménage (CM)	Âge du CM	Nombre de personnes vivant dans le ménage	Composition ethnique du ménage	Religion des membres du ménage	Niveau d'étude du CM	Situation d'emploi du CM mique	Niveau socio-écono-
13	polynucléaire	masculin	46	11	Guéré	sans/autre religion chrétienne	2e cycle	salarié	B
14	famille nucléaire	masculin	39	3	Ebrié	protestant	école professionnelle	chômeur	B
15	famille nucléaire	masculin	38	4	Agni/Baoulé	catholique	école professionnelle	salarié	B
16	célibataire(s)	masculin	24	8	Agni	catholique/bouddhiste/protestant	école professionnelle	étudiant	B
17	polynucléaire	masculin	inconnu	7	Baoulé	autre/catholique	2e cycle	salarié	C
18	célibataire(s)	masculin	38	3	Bété	catholique/autre religion chrétienne/sans	école professionnelle	salarié	C
19	famille étendue	masculin	43	8	Bété/Djoula	catholique/musulman	2e cycle	salarié	C
20	famille étendue	masculin	35	3	Baoulé	catholique/animiste	école professionnelle	salarié	C
21	famille étendue	masculin	51	18	Ebrié	protestant	école primaire	chômeur	B
22	polynucléaire	masculin	36	15	Ebrié	protestant	1er cycle	salarié	B
23	monoparentale	féminin	60	3	Ebrié	autre/protestant	aucune école	ménagère	B
24	polynucléaire	féminin	61	15	Ebrié	protestant/catholique	aucune école	ménagère	B
25	famille nucléaire	masculin	46	10	Ebrié	protestant	1er cycle	indépendant	C
26	famille étendue	masculin	60	4	Ebrié	protestant	1er cycle	retraité	B
27	famille étendue	masculin	52	13	Ebrié	autre	école primaire	retraité	B
28	polynucléaire	masculin	54	6	Ebrié	protestant	2e cycle	salarié	C
29	polynucléaire	masculin	67	17	Ebrié	protestant	1er cycle	retraité	C

Ménage N°	Composition du ménage	Sexe du chef de ménage (CM)	Âge du CM	Nombre de personnes vivant dans le ménage	Composition ethnique du ménage	Religion des membres du ménage	Niveau d'étude du CM	Situation d'emploi du CM	Niveau socio-économique
30	polynucléaire	masculin	77	17	Djoula/Ebrié	protestant/ musulman	aucune école	retraité	B
31	polynucléaire	masculin	41	12	Baoulé	sans/autre/ animiste/ protestant	1er cycle	indépendant	B
32	monoparentale	masculin	50	3	Bété	autre religion chrétienne	1er cycle	chômeur	A
33	famille étendue	masculin	30	5	Attié	catholique	aucune école	indépendant	B
34	famille étendue	masculin	39	7	Baoulé/Ebrié	protestant/ animiste	1er cycle	employeur	B
35	famille étendue	masculin	28	3	Baoulé/Ebrié	protestant	1er cycle	salarié	B
36	famille étendue	masculin	41	9	Abbey	catholique	2e cycle	indépendant	B
37	monoparentale	féminin	43	3	Wé	autre/catholique	1er cycle	indépendant	A
38	famille étendue	masculin	42	8	Ebrié	autre religion chrétienne/ catholique/ protestant	1er cycle	salarié	B
39	famille étendue	masculin	32	6	Gouro/Yacouba	autre/protestant	école primaire	indépendant	B
40	famille étendue	masculin	41	8	Agni/Baoulé	protestant	inconnu	employeur	B
41	monoparentale	féminin	32	2	Malinké/Sénoufo	sans/musulman	2e cycle	salarié	B
42	famille étendue	masculin	47	10	Gagou/Mahou	protestant/ musulman	1er cycle	salarié	B
43	famille étendue	masculin	30	5	Wobé/Yacouba	autre/musulman	2e cycle	indépendant	B
44	famille étendue	masculin	46	9	Yacouba	catholique/sans	école professionnelle	salarié	B

Ménage N°	Composition du ménage	Sexe du chef de ménage (CM)	Âge du CM	Nombre de personnes vivant dans le ménage	Composition ethnique du ménage	Religion des membres du ménage	Niveau d'étude du CM	Situation d'emploi du CM	Niveau socio-économique
45	polygyne	masculin	59	16	Koyaga	musulman	aucune école	indépendant	B
46	famille étendue	masculin	36	5	Malinké	musulman	école professionnelle	salarié	B
47	famille étendue	masculin	36	7	Attié/Baoulé	animiste/ catholique	2e cycle	salarié	B
48	polygyne	masculin	42	7	Koyaga	musulman	aucune école	employeur	B
49	famille nucléaire	masculin	36	4	Apollo/Attié	autre	2e cycle	indépendant	B
50	monoparentale	féminin	20	2	Mahoka	musulman	aucune école	indépendant	B
51	célibataire(s)	masculin	23	7	Bété/Guinéen/ Koyaga	musulman/sans	aucune école	salarié	B
52	célibataire(s)	féminin	34	1	Bété	autre religion chrétienne	école primaire	indépendant	A
53	célibataire(s)	masculin	27	2	Bété/Guéré	sans 2e cycle	apprenti	B	
54	famille étendue	masculin	29	3	Baoulé	catholique/ animiste	1er cycle	employeur	A
55	famille nucléaire	masculin	45	6	Agni/Bété	sans/autre religion chrétienne	inconnu	indépendant	A
56	polynucléaire	masculin	24	4	Koyaga	musulman	école primaire	indépendant	B
57	polygyne	masculin	46	8	Yacouba	animiste/ catholique	1er cycle	salarié	B
58	famille étendue	masculin	45	8	Malinké	musulman	aucune école	chômeur	B
59	monoparentale	féminin	38	4	Koyaga	musulman	école primaire	indépendant	B
60	couple	masculin	42	2	Togolais	autre	école primaire	indépendant	B
61	famille étendue	masculin	45	4	Baoulé	catholique/ protestant	université	salarié	C

Ménage N°	Composition du ménage	Sexe du chef de ménage (CM)	Âge du CM	Nombre de personnes vivant dans le ménage	Composition ethnique du ménage	Religion des membres du ménage	Niveau d'étude du CM	Situation d'emploi du CM	Niveau socio-économique
62	famille étendue	masculin	39	4	Abbey/Agni	inconnu/ protestant	2e cycle	salarié	C
63	famille étendue	masculin	40	7	Guéré	catholique	université	salarié	B
64	famille étendue	masculin	42	9	Adjoukrou/Agni	catholique/ autre religion chrétienne	université	salarié	C
65	famille étendue	masculin	45	7	Baoulé	catholique/ autre	inconnu	salarié	C
66	célibataire(s)	masculin	45	2	Agni/Guéré	autre religion chrétienne	université	autre	B
67	famille étendue	masculin	45	4	Gouro/Guéré	sans/autre	2e cycle	salarié	C
68	célibataire(s)	masculin	45	1	Djimini	musulman	2e cycle	indépendant	B
69	célibataire(s)	féminin	34	5	Agni	catholique/ autre/sans	2e cycle	salarié	B
70	famille étendue	masculin	32	4	Agni/Baoulé	catholique/ protestant/sans	université	salarié	C
71	célibataire(s)	féminin	14	2	Baoulé/Djoula	musulman/ catholique	aucune école	ménagère	B
72	famille étendue	masculin	35	4	Baoulé	autre religion chrétienne/ inconnu	université	salarié	C
73	célibataire(s)	masculin	26	2	Néo/Baoulé	catholique/ protestant	école professionnelle	étudiant	B
74	monoparentale	féminin	37	3	Congolais	autre religion chrétienne	2e cycle	chômeur	B

Ménage N°	Composition du ménage	Sexe du chef de ménage (CM)	Âge du CM	Nombre de personnes vivant dans le ménage	Composition ethnique du ménage	Religion des membres du ménage	Niveau d'étude du CM	Situation d'emploi du CM	Niveau socio-économique
75	famille nucléaire	masculin	30	3	Avikam/Ebrié	autre	université	salarié	B
76	couple	masculin	40	2	Libanais	musulman	université	indépendant	B
77	monoparentale	masculin	30	6	Yacouba	musulman	université	salarié	C
78	polynucléaire	masculin	70	7	Dida	autre religion chrétienne/ protestant	aucune école	ménagère	C
79	famille étendue	féminin	40	10	Malinké	musulman	2e cycle	salarié	C
80	famille étendue	masculin	45	6	Burkinabé/ Tagbana	catholique / inconnu	école professionnelle	salarié	C
81	polynucléaire	masculin	62	9	Wobé	catholique/ protestant	école primaire	retraité	B
82	célibataire(s)	masculin	45	1	Nigérien	musulman	1er cycle	indépendant	A
83	famille nucléaire	masculin	48	6	Guéré	autre religion chrétienne	aucune école	indépendant	A
84	célibataire(s)	masculin	33	1	Djimini	musulman	2e cycle	salarié	A
85	monoparentale	masculin	36	2	Ahizi	catholique	école primaire	indépendant	A
86	famille nucléaire	masculin	26	3	Togolais	autre religion chrétienne	université	indépendant	A
87	polynucléaire	masculin	68	8	Agni	catholique/ autre/sans	aucune école	autre	A
88	polygyne	masculin	50	4	Burkinabé	musulman	aucune école	autre	A
89	famille nucléaire	masculin	36	3	Apollo/Ghanéen	animiste/autre	aucune école	indépendant	A
90	famille nucléaire	masculin	58	3	Agni	catholique	aucune école	retraité	A
91	monoparentale	féminin	45	3	Togolais	catholique	aucune école	indépendant	A

Ménage N°	Composition du ménage	Sexe du chef de ménage (CM)	Âge du CM	Nombre de personnes vivant dans le ménage	Composition ethnique du ménage	Religion des membres du ménage	Niveau d'étude du CM	Situation d'emploi du CM	Niveau socio-économique
92	famille étendue	masculin	45	6	Malien	musulman	aucune école	indépendant	A
93	famille nucléaire	masculin	32	6	Malien	musulman	aucune école	indépendant	A
94	famille nucléaire	masculin	35	6	Malinké	musulman	inconnu	indépendant	B
95	célibataire(s)	masculin	25	2	Malinké	musulman	université	étudiant	B
96	famille nucléaire	masculin	45	6	Burkinabé	musulman	aucune école	chômeur	A
97	famille étendue	masculin	45	3	Sénoufo/Baoulé	musulman/ catholique	école primaire	indépendant	A
98	célibataire(s)	masculin	29	4	Guéré/Sénoufo	musulman	aucune école	apprenti	A
99	monoparentale	féminin	37	3	Agni/Bété	autre	école primaire	indépendant	A
100	couple	masculin	28	2	Burkinabé	catholique	aucune école	indépendant	A

Annexe 3

Répartition des clients des FSU-com par rapport à l'aide reçue

Identification de la maladie

Tableau 51
Répartition des malades par rapport à l'aide reçue concernant l'identification de la maladie (plusieurs réponses possibles)

	Total (n = 400)	%
Membre(s) du ménage	256	64,0 %
Parent(s) hors du ménage	31	7,8 %
Ami(es)	12	3,0 %
Voisin(es)	3	0,8 %
Compagnon(s) de travail	1	0,3 %
Frère(s) et soeur(s) en Christ	4	1,0 %
Autre(s)	6	1,5 %
Spécialiste(s) professionnel(s)	28	7,0 %
Personne	79	19,8 %

Source: Enquête auprès de 400 clients des FSU-com à Niangon Sud du 5 juillet au 16 septembre 2000

Tableau 52
Répartition des malades par rapport à l'aide reçue concernant l'identification de la maladie croisée avec la variable «âge» (plusieurs réponses possibles)

	0–5 ans (n = 119)	*6–14 ans* (n = 81)	*15–55 ans* (n = 194)	*>55 ans* (n = 6)
Membre(s) du ménage	93,3 % (111)	85,2 % (69)	37,6 % (73)	50,0 % (3)
Parent(s) hors du ménage	8,4 % (10)	3,7 % (3)	8,8 % (17)	16,7 % (1)
Ami(es)			6,2 % (12)	
Voisin(es)			1,5 % (3)	
Compagnon(s) de travail			0,5 % (1)	
Frère(s) et soeur(s) en Christ	0,8 % (1)	1,2 % (1)	1,0 % (2)	
Autre(s)	2,5 % (3)	1,2 % (1)	1,0 % (2)	
Spécialiste(s) professionnel(s)	1,7 % (2)	11,1 % (9)	8,2 % (16)	16,7 % (1)
Personne		2,4 % (2)	39,2 % (76)	16,7 % (1)

Source: Enquête auprès de 400 clients des FSU-com à Niangon Sud du 5 juillet au 16 septembre 2000

Tableau 53
Répartition des malades par rapport à l'aide reçue concernant l'identification de la maladie croisée avec la variable «sexe» (plusieurs réponses possibles)

	Femmes ≥ 15 (n = 143)	*Hommes ≥ 15* (n = 57)
Membre(s) du ménage	37,8 % (54)	43,9 % (25)
Parent(s) hors du ménage	8,4 % (12)	7,0 % (4)
Ami(es)	7,0 % (10)	3,5 % (2)
Voisin(es)	1,4 % (2)	1,8 % (1)
Compagnon(s) de travail		1,8 % (1)
Frère(s) et soeur(s) en Christ	1,4 % (2)	
Autre(s)		3,5 % (2)
Spécialiste(s) professionnel(s)	5,6 % (8)	15,8 % (9)
Personne	42,0 % (60)	29,8 % (17)

Source: Enquête auprès de 400 clients des FSU-com à Niangon Sud du 5 juillet au 16 septembre 2000

Décision de venir au centre de santé

Tableau 54
Répartition des malades par rapport à l'aide reçue concernant la personne ou le service à consulter (plusieurs réponses possibles)

	Total (n = 400)	%
Membre(s) du ménage	266	66,5 %
Parent(s) hors du ménage	31	7,8 %
Ami(es)	11	2,8 %
Voisin(es)	5	1,3 %
Frère(s) et soeur(s) en Christ	6	1,5 %
Autre(s)	6	1,5 %
Spécialiste(s) professionnel(s)	1	0,3 %
Personne	89	22,3 %

Source: Enquête auprès de 400 clients des FSU-com à Niangon Sud du 5 juillet au 16 septembre 2000

Tableau 55
Répartition des malades par rapport à l'aide reçue concernant la personne ou le service à consulter croisée avec la variable «sexe» (plusieurs réponses possibles)

	Femmes ≥ *15* (n = 143)	*Hommes* ≥ *15* (n = 57)
Membre(s) du ménage	39,9 % (57)	38,6 % (22)
Parent(s) hors du ménage	9,1 % (13)	5,3 % (3)
Ami(es)	6,3 % (9)	3,5 % (2)
Voisin(es)	1,4 % (2)	1,8 % (1)
Frère(s) et soeur(s) en Christ	0,7 % (1)	
Autre(s)		3,5 % (2)
Spécialiste(s) professionnel(s)		1,8 % (1)
Personne	43,4 % (62)	45,6 % (26)

Source: Enquête auprès de 400 clients des FSU-com à Niangon Sud du 5 juillet au 16 septembre 2000

Tableau 56
Répartition des malades par rapport à l'aide reçue concernant la personne ou le service à consulter croisée avec la variable « âge » (plusieurs réponses possibles)

	0–5 ans (n = 119)	*6–14 ans* (n = 81)	*15–55 ans* (n = 194)	*>55 ans* (n = 6)
Membre(s) du ménage	92,4 % (110)	96,3 % (78)	35,1 % (76)	33,3 % (2)
Parent(s) hors du ménage	10,1 % (12)	3,7 % (3)	7,2 % (14)	33,3 % (2)
Ami(es)			5,2 % (10)	16,7 % (1)
Voisin(es)	1,7 % (2)		1,5 % (3)	
Frère(s) et soeur(s) en Christ			0,5 % (1)	
Autre(s)	2,5 % (3)	1,2 % (1)	1,0 % (2)	
Spécialiste(s) professionnel(s)			0,5 % (1)	
Personne		1,2 % (1)	44,8 % (87)	16,7 % (1)

Source: Enquête auprès de 400 clients des FSU-com à Niangon Sud du 5 juillet au 16 septembre 2000

Aide financière

Tableau 57
Répartition des malades par rapport à l'aide financière
(plusieurs réponses possibles)

	Total (n = 400)	%
Membre(s) du ménage	268	67,0 %
Parent(s) hors du ménage	44	11,0 %
Ami(es)	12	3,0 %
Voisin(es)	1	0,3 %
Autre(s)	4	1,0 %
Personne	73	18,3 %

Source: Enquête auprès de 400 clients des FSU-com à Niangon Sud du 5 juillet au 16 septembre 2000

Tableau 58
Répartition des malades par rapport à l'aide financière croisée
avec la variable «âge» (plusieurs réponses possibles)

	0–5 ans (n = 119)	*6–14 ans* (n = 81)	*15–55 ans* (n = 194)	*>55 ans* (n = 6)
Membre(s) du ménage	82,4 % (98)	88,9 % (72)	49,5 % (96)	33,3 % (2)
Parent(s) hors du ménage	16,8 % (20)	12,3 % (10)	7,2 % (14)	
Ami(es)	0,8 % (1)		5,7 % (11)	
Voisin(es)			0,5 % (1)	
Autre(s)	0,8 % (1)		1,5 % (3)	
Personne			35,6 % (69)	66,7 % (4)

Source: Enquête auprès de 400 clients des FSU-com à Niangon Sud du 5 juillet au 16 septembre 2000

Tableau 59
Répartition des malades par rapport à l'aide financière croisée avec la variable «sexe» (plusieurs réponses possibles)

	Femmes ≥ *15* (n = 143)	*Hommes* ≥ *15* (n = 57)
Membre(s) du ménage	51,0 % (73)	43,9 % (25)
Parent(s) hors du ménage	7,0 % (10)	7,0 % (4)
Ami(es)	7,7 % (11)	
Voisin(es)	0,7 % (1)	
Autre(s)	2,1 % (3)	
Personne	31,5 % (45)	49,1 % (28)

Source: Enquête auprès de 400 clients des FSU-com à Niangon Sud du 5 juillet au 16 septembre 2000

Accompagnement

Tableau 60
Répartition des malades par rapport à l'accompagnement
(plusieurs réponses possibles)

	Total (n = 400)	%
Membre(s) du ménage	267	66,8 %
Parent(s) hors du ménage	53	13,3 %
Ami(es)	11	2,8 %
Voisin(es)	6	1,5 %
Frère(s) et soeur(s) en Christ	1	0,3 %
Autre(s)	7	1,8 %
Personne	87	21,8 %

Source: Enquête auprès de 400 clients des FSU-com à Niangon Sud du 5 juillet au 16 septembre 2000

Tableau 61
Répartition des malades par rapport à l'accompagnement croisée avec la variable «âge» (plusieurs réponses possibles)

	0–5 ans (n = 119)	*6–14 ans* (n = 81)	*15–55 ans* (n = 194)	*>55 ans* (n = 6)
Membre(s) du ménage	95,8 % (114)	98,8 % (80)	36,6 % (71)	33,3 % (2)
Parent(s) hors du ménage	16,8 % (20)	3,7 % (3)	14,4 % (28)	33,3 % (2)
Ami(es)			5,7 % (11)	
Voisin(es)		1,2 % (1)	2,6 % (5)	
Frère(s) et soeur(s) en Christ			0,5 % (1)	
Autre(s)	3,4 % (4)	2,5 % (2)	0,5 % (1)	
Personne			43,8 % (85)	33,3 % (2)

Source: Enquête auprès de 400 clients des FSU-com à Niangon Sud du 5 juillet au 16 septembre 2000

Tableau 62
Répartition des malades par rapport à l'accompagnement croisée avec la variable «sexe» (plusieurs réponses possibles)

	Femmes ≥ 15 (n = 143)	*Hommes ≥ 15* (n = 57)
Membre(s) du ménage	37,1 % (53)	35,1 % (20)
Parent(s) hors du ménage	16,1 % (23)	8,8 % (5)
Ami(es)	4,2 % (6)	8,8 % (5)
Voisin(es)	2,8 % (4)	1,8 % (1)
Frère(s) et soeur(s) en Christ	0,7 % (1)	
Autre(s)	0,7 % (1)	
Personne	42,7 % (61)	45,6 % (26)

Source: Enquête auprès de 400 clients des FSU-com à Niangon Sud du 5 juillet au 16 septembre 2000

Support émotif

Tableau 63
Répartition des malades par rapport au support émotif
(plusieurs réponses possibles)

	Total (n = 400)	%
Membre(s) du ménage	211	52,8 %
Parent(s) hors du ménage	168	42,0 %
Ami(es)	168	42,0 %
Voisin(es)	85	21,3 %
Compagnon(s) de travail	4	1,0 %
Frère(s) et soeur(s) en Christ	11	2,8 %
Autre(s)	30	7,5 %
Spécialiste(s) professionnel(s)	1	0,3 %
Personne	61	15,3 %

Source: Enquête auprès de 400 clients des FSU-com à Niangon Sud du 5 juillet au 16 septembre 2000

Tableau 64
Répartition des malades par rapport au support émotif croisée avec la variable «âge» (plusieurs réponses possibles)

	0–5 ans (n = 119)	*6–14 ans* (n = 81)	*15–55 ans* (n = 194)	*>55 ans* (n = 6)
Membre(s) du ménage	76,5 % (91)	39,5 % (32)	42,8 % (83)	83,3 % (5)
Parent(s) hors du ménage	39,7 % (46)	34,6 % (28)	45,9 % (89)	83,3 % (5)
Ami(es)	23,4 % (29)	49,4 % (40)	50,5 % (98)	16,7 % (1)
Voisin(es)	23,4 % (29)	18,5 % (15)	20,6 % (40)	16,7 % (1)
Compagnon(s) de travail			2,1 % (4)	
Frère(s) et soeur(s) en Christ	2,5 % (3)	3,7 % (3)	2,6 % (5)	
Autre(s)	7,6 % (9)	3,7 % (3)	9,3 % (18)	
Spécialiste(s) professionnel(s)		1,2 % (1)		
Personne		28,4 % (23)	19,6 % (38)	

Source: Enquête auprès de 400 clients des FSU-com à Niangon Sud du 5 juillet au 16 septembre 2000

Tableau 65
Répartition des malades par rapport au support émotif croisée avec la variable «sexe» (plusieurs réponses possibles)

	Femmes ≥15 (n = 143)	*Hommes ≥15* (n = 57)
Membre(s) du ménage	46,2 % (66)	43,9 % (25)
Parent(s) hors du ménage	49,7 % (71)	40,4 % (23)
Ami(es)	47,6 % (68)	54,4 % (31)
Voisin(es)	24,5 % (35)	12,3 % (7)
Compagnon(s) de travail	1,4 % (2)	3,5 % (2)
Frère(s) et soeur(s) en Christ	2,8 % (4)	1,8 % (1)
Autre(s)	7,7 % (11)	3,5 % (2)
Personne	17,5 % (25)	22,8 % (13)

Source: Enquête auprès de 400 clients des FSU-com à Niangon Sud du 5 juillet au 16 septembre 2000

Annexe 4

Questionnaire pour l'enquète auprès de 100 ménages

Numéro du ménage:

SECTION I : Généralités

1. Nom de l'enquêteur :

2. Date :

3. Langue de l'entretien :

4. Quartier :
   - ☐ Niangon Sud à droite (SOGEFIHA)
   - ☐ Niangon Sud à gauche (SICOGI SOGEFIHA)
   - ☐ Niangon Nord SICOGI
   - ☐ GFCI (Cité verte)
   - ☐ Zone industrielle
   - ☐ Azito
   - ☐ Niangon Lokoa
   - ☐ Niangon Adjamé village
   - ☐ Académie de la mer
   - ☐ Niangon Sud canal

5. Type d'habitat :
   - ☐ cour commune
   - ☐ SOGEFIHA
   - ☐ SICOGI
   - ☐ COPRIM
   - ☐ GPCI
   - ☐ bloc
   - ☐ individuel/familial
   - ☐ habitat précaire

6. Composition du ménage :

SECTION II: Caractéristiques individuelles des membres du ménage

TOUS AGES										10 ANS ET PLUS				
NOM ET PRENOM	LIEN DE PARENTE AVEC LE CHEF DE MENAGE	SEXE	AGE	SITUATION MATRIMONIALE	DUREE DE RESIDENCE A NIANGON SUD	DUREE DE RESIDENCE A ABIDJAN	NATIONALITE	ETHNIE	RELIGION	APTITUDE A LIRE ET/OU ECRIRE	DERNIERE CLASSE/ CLASSE ACTUELLE	SITUATION PROFESSIONELLE	STATUT DANS LA PROFESSION	REVENU PAR MOIS	PRESENCE LORS DE L'ENTRETIEN
1	□ CM □ EP □ ENF □ SANS □ AUT :	□ M □ F		□ CEL □ MAR □ SEP □ DIV □ VEU					□ ANI □ CAT □ MUS □ PRO □ AUT □ SANS	□ AUC □ FRA □ AUT	□ AUC □ EC PRIM □ 1e CYC □ 2e CYC □ EC PRO □ UNIVER □ AUT	□ OCC □ CHO □ MEN □ RET □ ETU □ AUT	□ SAL □ IND □ EMP □ AIF □ APP □ NEANT □ AUT	Franc CFA	□ PRE □ ABS
2	□ CM □ EP □ ENF □ SANS □ AUT :	□ M □ F		□ CEL □ MAR □ SEP □ DIV □ VEU					□ ANI □ CAT □ MUS □ PRO □ AUT □ SANS	□ AUC □ FRA □ AUT	□ AUC □ EC PRIM □ 1e CYC □ 2e CYC □ EC PRO □ UNIVER □ AUT	□ OCC □ CHO □ MEN □ RET □ ETU □ AUT	□ SAL □ IND □ EMP □ AIF □ APP □ NEANT □ AUT	Franc CFA	□ PRE □ ABS
3	□ CM □ EP □ ENF □ SANS □ AUT :	□ M □ F		□ CEL □ MAR □ SEP □ DIV □ VEU					□ ANI □ CAT □ MUS □ PRO □ AUT □ SANS	□ AUC □ FRA □ AUT	□ AUC □ EC PRIM □ 1e CYC □ 2e CYC □ EC PRO □ UNIVER □ AUT	□ OCC □ CHO □ MEN □ RET □ ETU □ AUT	□ SAL □ IND □ EMP □ AIF □ APP □ NEANT □ AUT	Franc CFA	□ PRE □ ABS
4	□ CM □ EP □ ENF □ SANS □ AUT :	□ M □ F		□ CEL □ MAR □ SEP □ DIV □ VEU					□ ANI □ CAT □ MUS □ PRO □ AUT □ SANS	□ AUC □ FRA □ AUT	□ AUC □ EC PRIM □ 1e CYC □ 2e CYC □ EC PRO □ UNIVER □ AUT	□ OCC □ CHO □ MEN □ RET □ ETU □ AUT	□ SAL □ IND □ EMP □ AIF □ APP □ NEANT □ AUT	Franc CFA	□ PRE □ ABS
5	□ CM □ EP □ ENF □ SANS □ AUT :	□ M □ F		□ CEL □ MAR □ SEP □ DIV □ VEU					□ ANI □ CAT □ MUS □ PRO □ AUT □ SANS	□ AUC □ FRA □ AUT	□ AUC □ EC PRIM □ 1e CYC □ 2e CYC □ EC PRO □ UNIVER □ AUT	□ OCC □ CHO □ MEN □ RET □ ETU □ AUT	□ SAL □ IND □ EMP □ AIF □ APP □ NEANT □ AUT	Franc CFA	□ PRE □ ABS

6	□ CM □ EP □ ENF □ SANS □ AUT :	□ M □ F		□ CEL □ MAR □ SEP □ DIV □ VEU					□ ANI □ CAT □ MUS □ PRO □ AUT □ SANS	□ AUC □ FRA □ AUT	□ AUC □ EC PRIM □ 1e CYC □ 2e CYC □ EC PRO □ UNIVER □ AUT	□ OCC □ CHO □ MEN □ RET □ ETU □ AUT	□ SAL □ IND □ EMP □ AIF □ APP □ NEANT □ AUT	Franc CFA	□ PRE □ ABS
7	□ CM □ EP □ ENF □ SANS □ AUT :	□ M □ F		□ CEL □ MAR □ SEP □ DIV □ VEU					□ ANI □ CAT □ MUS □ PRO □ AUT □ SANS	□ AUC □ FRA □ AUT	□ AUC □ EC PRIM □ 1e CYC □ 2e CYC □ EC PRO □ UNIVER □ AUT	□ OCC □ CHO □ MEN □ RET □ ETU □ AUT	□ SAL □ IND □ EMP □ AIF □ APP □ NEANT □ AUT	Franc CFA	□ PRE □ ABS
8	□ CM □ EP □ ENF □ SANS □ AUT :	□ M □ F		□ CEL □ MAR □ SEP □ DIV □ VEU					□ ANI □ CAT □ MUS □ PRO □ AUT □ SANS	□ AUC □ FRA □ AUT	□ AUC □ EC PRIM □ 1e CYC □ 2e CYC □ EC PRO □ UNIVER □ AUT	□ OCC □ CHO □ MEN □ RET □ ETU □ AUT	□ SAL □ IND □ EMP □ AIF □ APP □ NEANT □ AUT	Franc CFA	□ PRE □ ABS
9	□ CM □ EP □ ENF □ SANS □ AUT :	□ M □ F		□ CEL □ MAR □ SEP □ DIV □ VEU					□ ANI □ CAT □ MUS □ PRO □ AUT □ SANS	□ AUC □ FRA □ AUT	□ AUC □ EC PRIM □ 1e CYC □ 2e CYC □ EC PRO □ UNIVER □ AUT	□ OCC □ CHO □ MEN □ RET □ ETU □ AUT	□ SAL □ IND □ EMP □ AIF □ APP □ NEANT □ AUT	Franc CFA	□ PRE □ ABS
10	□ CM □ EP □ ENF □ SANS □ AUT :	□ M □ F		□ CEL □ MAR □ SEP □ DIV □ VEU					□ ANI □ CAT □ MUS □ PRO □ AUT □ SANS	□ AUC □ FRA □ AUT	□ AUC □ EC PRIM □ 1e CYC □ 2e CYC □ EC PRO □ UNIVER □ AUT	□ OCC □ CHO □ MEN □ RET □ ETU □ AUT	□ SAL □ IND □ EMP □ AIF □ APP □ NEANT □ AUT	Franc CFA	□ PRE □ ABS
Chef de Ménage Epouse ENFant du CM SANS lien de parenté AUTre : précisez lequel		Mas-culin Fémi-nin		CELiba-taire MARié SEParé DIVorcé VEUf					ANImiste CAТholique MUSulmane PROtestant AUTre SANS	AUCune FRAnçais AUTre langue	AUCune ECole PRIMaire 1e CYCle 2e CYCle ECole PRO-fessionel UNIVER-sité	OCCupé CHOmeur MENagère Retraité ETUdiant/élève AUTre	SALarié INDépen-dant EMPloyeur Aide Fa-miliale APPrenti NEANT AUTre		PREsent ABSent

Visiteur:

TOUS AGES										10 ANS ET PLUS					
NOM ET PRENOM	LIEN DE PARENTE AVEC LE CHEF DE MENAGE	SEXE	AGE	SITUATION MATRIMONIALE	DUREE DE RESIDENCE A NIANGON SUD	DUREE DE RESIDENCE A ABIDJAN	NATIONALITE	ETHNIE	RELIGION	APTITUDE A LIRE ET/OU ECRIRE	DERNIERE CLASSE/ CLASSE ACTUELLE	SITUATION PROFESSIONELLE	STATUT DANS LA PROFESSION	REVENU PAR MOIS	PRESENCE LORS DE L'ENTRETIEN
A	□ CM □ EP □ ENF □ SANS □ AUT :	□ M □ F		□ CEL □ MAR □ SEP □ DIV □ VEU					□ ANI □ CAT □ MUS □ PRO □ AUT □ SANS	□ AUC □ FRA □ AUT	□ AUC □ EC PRIM □ 1e CYC □ 2e CYC □ EC PRO □ UNIVER □ AUT	□ OCC □ CHO □ MEN □ RET □ ETU □ AUT	□ SAL □ IND □ EMP □ AIF □ APP □ NEANT □ AUT	Franc CFA	□ PRE □ ABS
B	□ CM □ EP □ ENF □ SANS □ AUT :	□ M □ F		□ CEL □ MAR □ SEP □ DIV □ VEU					□ ANI □ CAT □ MUS □ PRO □ AUT □ SANS	□ AUC □ FRA □ AUT	□ AUC □ EC PRIM □ 1e CYC □ 2e CYC □ EC PRO □ UNIVER □ AUT	□ OCC □ CHO □ MEN □ RET □ ETU □ AUT	□ SAL □ IND □ EMP □ AIF □ APP □ NEANT □ AUT	Franc CFA	□ PRE □ ABS
C	□ CM □ EP □ ENF □ SANS □ AUT :	□ M □ F		□ CEL □ MAR □ SEP □ DIV □ VEU					□ ANI □ CAT □ MUS □ PRO □ AUT □ SANS	□ AUC □ FRA □ AUT	□ AUC □ EC PRIM □ 1e CYC □ 2e CYC □ EC PRO □ UNIVER □ AUT	□ OCC □ CHO □ MEN □ RET □ ETU □ AUT	□ SAL □ IND □ EMP □ AIF □ APP □ NEANT □ AUT	Franc CFA	□ PRE □ ABS

Chef de Ménage Epouse ENFant du CM SANS lien de parenté AUTre : précisez lequel	Masculin Féminin		CELibataire MARié SEParé DIVorcé VEUf					ANImiste CATholique MUSulmane PROtestant AUTre SANS	AUCune FRAnçais AUTre langue	AUCune ECole PRIMaire 1e CYCle 2e CYCle ECole PROfessionel UNIVERsité	OCCupé CHOmeur MENagère Retraité ETUdiant/élève AUTre	SALarié INDépendant EMPloyeur Aide Familiale APPrenti NEANT AUTre		PREsent ABSent

SECTION III: Cas de maladie

1. Y a-t-il quelqu'un du ménage qui souffre d'une maladie chronique ou d'un handicap?

   ☐ non

   ☐ oui → notez le(s) nom(s) et le(s) numéro(s) d'ordre :

1° malade/handicapé:	Nom:	N° d'ordre dans la partie II:
2° malade/handicapé:	Nom:	N° d'ordre dans la partie II:
3° malade/handicapé:	Nom:	N° d'ordre dans la partie II:
4° malade/handicapé:	Nom:	N° d'ordre dans la partie II:
5° malade/handicapé:	Nom:	N° d'ordre dans la partie II:

2. Y a-t-il quelqu'un du ménage qui est malade aujourd'hui ou qui a été malade dernièrement?

   ☐ non

   ☐ oui → précisez: il y a
   - ☐ 0–5 jours
   - ☐ 5–10 jours
   - ☐ 10–20 jours
   - ☐ 20–30 jours
   - ☐ un mois et plus

   → notez le(s) nom(s) et le(s) numéro(s) d'ordre:

1° malade:	Nom:	N° d'ordre dans la partie II:
2° malade:	Nom:	N° d'ordre dans la partie II:
3° malade:	Nom:	N° d'ordre dans la partie II:
4° malade:	Nom:	N° d'ordre dans la partie II:
5° malade:	Nom:	N° d'ordre dans la partie II:

ATTENTION:
Remplissez pour chacun des malades les sections IV, V, VI et VII du questionnaire.

S'il n'y a pas de malades dans le ménage, passez à la section VI à partir de la question 5.

SECTION IV : Morbidités perçues

1. Nom de la personne malade: N° d'ordre dans la partie II:

2. Nom de la personne interrogée: N° d'ordre dans la partie II:

3. De quelle(s) maladie(s) souffrez-vous ou avez-vous souffert dernièrement?

4. Est-ce que vous connaissez l'origine de la maladie?

5. Quel(s) est (sont) le(s) traitement(s) que vous avez suivis?
   - ☐ automédication
   - ☐ indigénat / médecine traditionnelle
   - ☐ pharmacie
   - ☐ pharmacie ambulante
   - ☐ infirmerie
   - ☐ cabinet médical
   - ☐ centre de santé
   - ☐ hôpital → précisez:
   - ☐ clinique privée
   - ☐ autre:

ATTENTION: Dès qu'il y a plus qu'un traitement qui a été suivi indiquez l'ordre.

SECTION V: Support reçu

1. Avez-vous reçu de l'aide au cours de votre maladie?
   ☐ non
   ☐ oui → De qui et de quelle façon?

2. Est-ce que quelqu'un vous a aidé à identifier la maladie?
   ☐ non
   ☐ oui → C'était qui? [barrez le (s) si c'était une seule personne]
   - ☐ membre(s) du ménage: Nom: N° d'ordre dans la partie II:
   - ☐ parent(s)
     précisez le(s) quel(s):
   - ☐ voisin(s)
   - ☐ ami(s)
     précisez quel(s) genre(s) d'ami(s):
     ☐ compagnon(s) de travail
     ☐ originaire(s) du même village
     ☐ membre(s) du même groupe d'âge
     ☐ membre(s) de la même ethnie
     ☐ membre(s) de la même association
     précisez laquelle:
   - ☐ autre:

3. a) Est-ce que quelqu'un vous a aidé à décider s'il faut suivre un traitement?
   ☐ non
   ☐ oui → C'était qui? [barrez le (s) si c'était une seule personne]
   - ☐ membre(s) du ménage: Nom: N° d'ordre dans la partie II:
   - ☐ parent(s)
     précisez le(s) quel(s):
   - ☐ voisin(s)
   - ☐ ami(s)
     précisez quel(s) genre(s) d'ami(s):
     ☐ compagnon(s) de travail
     ☐ originaire(s) du même village
     ☐ membre(s) du même groupe d'âge
     ☐ membre(s) de la même ethnie
     ☐ membre(s) de la même association
     précisez laquelle:
   - ☐ autre:

b) Est-ce que quelqu'un vous a aidé à décider quel traitement doit être suivi ?
☐ non
☐ oui → C'était qui ? [barrez le (s) si c'était une seule personne]
☐ membre(s) du ménage : Nom : N° d'ordre dans la partie II :
☐ parent(s)
précisez le(s) quel(s) :
☐ voisin(s)
☐ ami(s)
précisez quel(s) genre(s) d'ami(s) :
☐ compagnon(s) de travail
☐ originaire(s) du même village
☐ membre(s) du même groupe d'âge
☐ membre(s) de la même ethnie
☐ membre(s) de la même association
précisez laquelle :
☐ autre :

c) Avez-vous changé le traitement ?
☐ non
☐ oui

d) Est-ce que quelqu'un vous a aidé à décider si le traitement doit être poursuivi ou changé ?
☐ non
☐ oui → C'était qui ? [barrez le (s) si c'était une seule personne]
☐ membre(s) du ménage : Nom : N° d'ordre dans la partie II :
☐ parent(s)
précisez le(s) quel(s) :
☐ voisin(s)
☐ ami(s)
précisez quel(s) genre(s) d'ami(s) :
☐ compagnon(s) de travail
☐ originaire(s) du même village
☐ membre(s) du même groupe d'âge
☐ membre(s) de la même ethnie
☐ membre(s) de la même association
précisez laquelle :
☐ autre :

e) Est-ce que quelqu'un vous a aidé à décider qui doit être consulté pour soigner la maladie?

☐ non

☐ oui → C'était qui? [barrez le (s) si c'était une seule personne]

- ☐ membre(s) du ménage: Nom: N° d'ordre dans la partie II:
- ☐ parent(s)
  précisez le(s) quel(s):
- ☐ voisin(s)
- ☐ ami(s)
  précisez quel(s) genre(s) d'ami(s):
  - ☐ compagnon(s) de travail
  - ☐ originaire(s) du même village
  - ☐ membre(s) du même groupe d'âge
  - ☐ membre(s) de la même ethnie
  - ☐ membre(s) de la même association
    précisez laquelle:
- ☐ autre:

4. Est-ce que la (les) personne(s) qui vous a (ont) aidé à identifier la maladie et à décider le traitement qu'il faut suivre a (ont) une formation médicale (traditionnelle ou moderne)?

☐ non

☐ oui

☐ ne sait pas

5. Est-ce que quelqu'un vous a aidé à couvrir les frais causés par la maladie?

☐ non

☐ oui → C'était qui? [barrez le (s) si c'était une seule personne]

- ☐ membre(s) du ménage: Nom: N° d'ordre dans la partie II:
- ☐ parent(s)
  précisez le(s) quel(s):
- ☐ voisin(s)
- ☐ ami(s)
  précisez quel(s) genre(s) d'ami(s):
  - ☐ compagnon(s) de travail
  - ☐ originaire(s) du même village
  - ☐ membre(s) du même groupe d'âge
  - ☐ membre(s) de la même ethnie
  - ☐ membre(s) de la même association
    précisez laquelle:
- ☐ autre:

6. Est-ce que la maladie vous a empêché d'accomplir vos devoirs quotidiens?
   ☐ non → passez à la question n° 8
   ☐ oui

7. Qui vous a remplacé et dans quel(s) devoir(s) quotidien(s)?

8. Qui vous a accompagné pour le traitement?

9. Qui vous a offert du support émotif et de quelle façon (p. ex. visite, réconfort)?

10. Qui s'est occupé de vous (p. ex. nourriture/soins corporels)? Précisez de quelle façon.

11. Qui a fait des courses pour vous?

12. Est-ce que vous avez été hospitalisé?
    ☐ non
    ☐ oui

SECTION VI : Perception du support

1. Etiez-vous satisfait de l'aide que vous avez reçue?
   ☐ non
   ☐ oui → passez à la question n° 3

2. Auriez-vous eu besoin de plus de support?
   ☐ non
   ☐ oui → de quelle façon et de la part de qui?

3. Quelles étaient les raisons des personnes

   a) qui vous ont aidé?

   b) qui ne vous ont pas aidé?

4. De la part de qui attendiez-vous le plus d'aide et qui ne s'est pas manifesté?

5. Avez-vous offert de l'aide à quelqu'un dernièrement qui était malade?
   ☐ non
   ☐ oui → à qui?:

   pourquoi?:

   de quelle façon ?:

6. Est-ce que toutes les personnes de votre ménage reçoivent le même support?
   ☐ non → pourquoi?
   ☐ oui

7. Est-ce qu'il y a des malades qui reçoivent de l'aide plus rapidement que les autres?
   ☐ non
   ☐ oui → pourquoi?

8. Est-ce qu'il y a des différences
   a) par rapport au lien de parenté avec le chef de ménage?
      ☐ non
      ☐ oui → lesquelles?

   b) par rapport à l'âge?
      ☐ non
      ☐ oui → lesquelles?

   c) par rapport au sexe?
      ☐ non
      ☐ oui → lesquelles?

   d) autre ?
      ☐ non
      ☐ oui → lesquelles?

9. Est-ce qu'il y a une différence dans la façon d'aider entre le milieu urbain et le milieu rural?
   ☐ non
   ☐ oui → laquelle? Donnez des exemples concrets si c'est possible.

10. Est-ce que la façon d'aider a changé (p.ex. avec la crise économique ou le changement politique)?
    ☐ non
    ☐ oui → comment?

11. Les relations sociales (p.ex. les conflits) peuvent-elles provoquer une maladie?
    ☐ non
    ☐ oui → comment?

SECTION VII: Structures d'entraide

1. Existe-il dans votre quartier des structures d'entraide?

   ☐ non → passez à la question n° 5
   ☐ ne sait pas → passez à la question n° 5
   ☐ oui

2. Quels genres d'entraide existent?

   ☐ caisse de solidarité
   ☐ tontine
   ☐ association
      ☐ de village
      ☐ de quartier
      ☐ autre:
   ☐ autre:

3. Faites-vous partie vous-même d'une de ces structures?

   ☐ non → pourquoi?:

   ☐ oui → laquelle?:
   → pourquoi?:

4. Quels sont les aides concrètes que cette association a déjà posées pour vous et les autres membres de l'association?

5. Avez-vous souscrit personnellement à une assurance?

   ☐ non → pourquoi?:

   ☐ oui → laquelle?:
   → pourquoi?:

SECTION VIII: Socio-économie du ménage

1. Maison construite en:
   ☐ ciment/briques cuites
   ☐ bois
   ☐ autre:

2. Toiture faite de:
   ☐ paille
   ☐ paille/terre
   ☐ tôle
   ☐ autre:

3. Nombre de chambres:

4. Quel est votre statut d'occupation du logement?
   ☐ propriétaire
   ☐ locataire
   ☐ autre:

5. D'où vient votre eau de boisson?
   ☐ robinet (maison/concession)
   ☐ fontaine publique
   ☐ vendeur
   ☐ puits
   ☐ autre:

6. Pour les besoins, est-ce que votre ménage dispose de latrines?
   ☐ latrines (cabinet) en ciment
   ☐ latrines (cabinet) sans ciment
   ☐ pas de latrines (cabinet)
   ☐ autre:

7. Avez-vous de l'électricité à la maison?
   ☐ non
   ☐ oui

8. Comment vous faites la cuisine:
☐ avec du gaz
☐ avec du charbon
☐ avec du bois

9. Est-ce que dans votre ménage il y a un(e):

a) bicyclette	☐ oui	☐ non
b) mobylette	☐ oui	☐ non
c) moto	☐ oui	☐ non
d) voiture	☐ oui	☐ non
e) camion	☐ oui	☐ non
f) poste de radio	☐ oui	☐ non
g) télévision	☐ oui	☐ non
h) téléphone	☐ oui	☐ non
i) cellulaire	☐ oui	☐ non
j) réfrigérateur	☐ oui	☐ non
k) ventilateur	☐ oui	☐ non
l) climatiseur	☐ oui	☐ non

10. Combien dépensez-vous par mois pour

a) le logement:
b) la nourriture:
c) l'eau (par 3 mois):
d) l'électricité (par 2 mois):
e) le téléphone:
f) la santé:

11. Est-ce que le revenu du ménage arrive à couvrir ces frais?
☐ oui
☐ non → Comment arrivez-vous à joindre les deux bouts?

[si possible, remplissez la rubrique «revenu» dans la section II du questionnaire]

Annexe 5

Questionnaire pour les clients des FSU-com

Date: n°:

Personne interrogée:
Quartier de résidence:
Composition du ménage:
Profession:
Nationalité:
Ethnie:
Sexe:
Age:
Maladie:
Traitement contre:
☐ palu
☐ fièvre typhoïde
☐ infections respiratoires
☐ parasitoses
☐ autre:

1. Est-ce que quelqu'un vous a aidé à identifier la maladie?

   Qui?

2. Est-ce que quelqu'un vous a aidé à décider qu'il faut venir au centre?

   Qui?

3. Est-ce que quelqu'un vous a accompagné au centre?

   Qui?

4. Est-ce que quelqu'un vous a donné de l'argent pour payer la consultation et les médicaments?

   Qui?

5. Qui vous remplace dans vos devoirs quotidiens?

6. Qui vous a offert du support émotif et de quelle façon?

7. Auriez-vous besoin de plus de support?

   De quelle façon et de la part de qui?

8. Est-ce que toutes les personnes de votre ménage reçoivent le même support?

9. Est-ce qu'il y a des différences par rapport
   - au statut:
   - au lien de parenté avec le chef de ménage:
   - à l'âge:
   - au sexe:

Annexe 6

Questionnaire pour le personnel des services de santé à Niangon Sud

Date:

a) Service:
- ☐ cabinet médical
- ☐ centre de santé
- ☐ clinique privée
- ☐ infirmerie
- ☐ pharmacie
- ☐ autre:

b) Nom:

c) Quartier:

d) Personne interrogée / Fonction:

e) Depuis quand travaillez-vous dans ce métier:

e) Nombre de personnel:

f) Fonction du personnel:

1. Quand c'est que votre établissement a ouvert ses portes?

2. Quelles catégories de personnes utilisent vos services? Y a-t-il des malades de toutes les couches sociales?

3. Combien de malades fréquentent votre établissement par jour?
   - combien de femmes :
   - combien d'hommes :
   - combien d'enfants :

4. D'où viennent les malades – du voisinage ou d'autres quartiers ?

5. Quels sont les principaux problèmes de santé des malades que vous soignez ?

6. Quels services offrez-vous :
   ☐ consultation médicale
   ☐ injections
   ☐ vaccinations
   ☐ interventions chirurgicales
   ☐ hospitalisation
   ☐ accouchements
   ☐ autre :

7. Quel est le prix de ces services ?
   ☐ consultation médicale
   ☐ injections
   ☐ vaccinations
   ☐ interventions chirurgicales
   ☐ hospitalisation
   ☐ accouchements
   ☐ autre :

8. La fréquentation de votre établissement a-t-elle baissé après l'ouverture du dispensaire Agéfosyn et le dispensaire de Lokoa ?

9. Quelles sont les principales difficultés que vous rencontrez dans votre travail ?

10. Qu'est-ce qu'on devrait changer pour améliorer la situation sanitaire en Côte d'Ivoire et pour faciliter l'accès aux soins ?

Annexe 7

Questionnaire pour les représentants de différentes confessions religieuses à Niangon Sud

Date:

a) Eglise:

b) Quartier:

c) Personne interrogée:

d) Fonction:

e) Nombre de membres:

1. Quels sont les dogmes de votre religion?

2. Quelle est la différence par rapport à l'église catholique?

3. Quel est le rôle de votre communauté en cas de maladie?

4. Est-ce que les frères et soeurs de la paroisse vont rendre visite aux malades?

5. Est-ce qu'il y a des groupes de prière dans votre paroisse qui vont dans les hôpitaux?

6. La communauté peut-elle offrir de l'aide financier aux malades?

7. Qu'est-ce qu'on devrait changer pour améliorer la situation sanitaire en Côte d'Ivoire?

Annexe 8

Guide d'entretien pour les personnes infectées par le VIH/SIDA et pour les malades rencontrés à l'Hôpital Psychiatrique de Bingerville

Généralités

Quartier de résidence
Type d'habitat
Composition du ménage
Région d'origine
Profession

Maladie

L'histoire de la maladie
L'origine de la maladie
Traitement(s) suivi(s)

Support reçu

Avez-vous reçu de l'aide au cours de votre maladie?
Est-ce que quelqu'un vous a aidé à identifier la maladie?
Est-ce que quelqu'un vous a aidé à décider s'il faut suivre un traitement et quel traitement?
Est-ce que quelqu'un vous a aidé à décider qui doit être consulté pour soigner la maladie?
Est-ce que quelqu'un vous a aidé à couvrir les frais causés par la maladie?
Qui vous remplace et dans quel(s) devoir(s) quotidien(s)?
Qui vous accompagne pour le traitement?
Qui vous offre du support émotif et de quelle façon (p.ex. visite, réconfort)?
Qui s'occupe de vous (p. ex. nourriture / soins corporels)?

Perception du support

Etes-vous satisfait de l'aide que vous recevez?
Auriez-vous besoin de plus de support?

Structures d'entraide

Existe-il dans votre quartier des structures d'entraide?
Disponibilité d'une assurance

Socio-économie du ménage

Mode de construction de la maison
Statut d'occupation
Branchement d'eau domiciliaire
Disponibilité d'électricité et/ou de latrines
Disponibilité de biens manufacturés
Est-ce que le revenu du ménage arrive à couvrir ces frais?

Annexe 9

Cartes

Carte 6
La Côte d'Ivoire

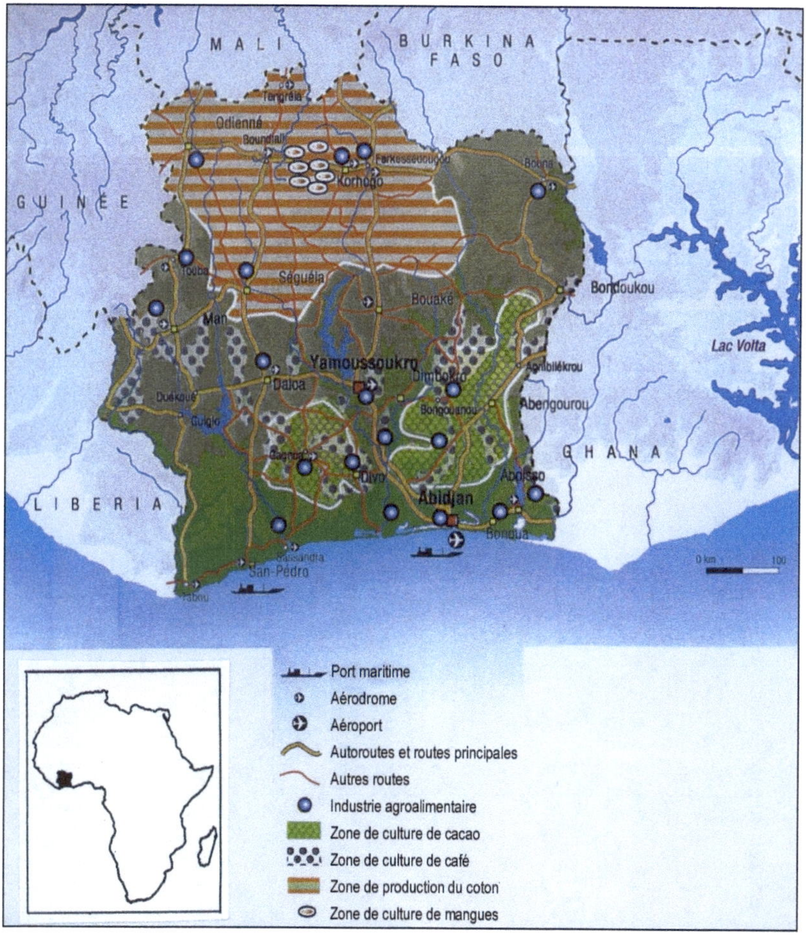

Carte extraite de Jeune Afrique Economie N°345 :27 (2002)

Carte 7
Les services de santé existants à Niangon Sud

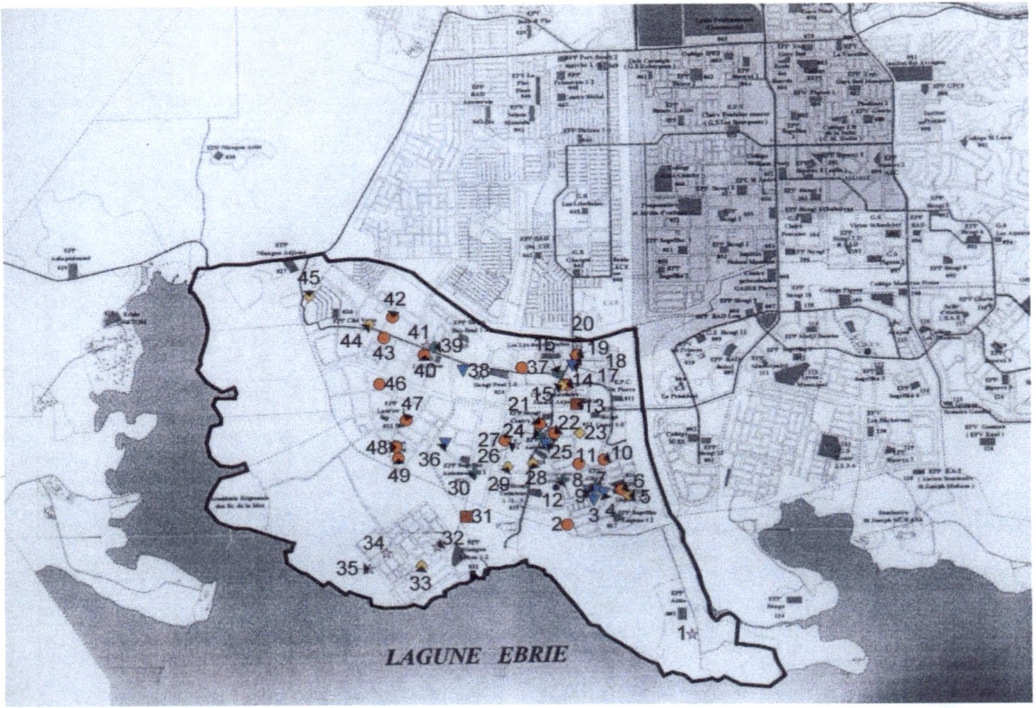

Source: Promenades dans le quartier d'avril 2000 à avril 2001

Légende

★ *« Tradipraticiens »*
1 Dr. Djiriga Gouto
20 Dr. Ogou Layé
26 La « vieille »
32 « Tradipraticien » Dida
34 « Tradipraticien » Ebrié
35 « Tradipraticien » Ebrié
41 « Tradipraticien » (soigne la carie dentaire, les hémorroïdes et la faiblesse sexuelle)

● *Cabinets ou cliniques médicales*
2 ONG DIESAC CI Centre Prénatal Bethel
6 Centre médical Béthanie
10 Cabinet médical Rosenthal
11 Cabinet médical An 2000
14 Centre médical La Colombe
19 Centre médical Fatim
27 Centre médical et chirurgical de Niangon (CMCN)
28 Cabinet médical Sainte Agnes
29 UCED
37 Cabinet médical Kévine
40 Centre médical La Paix
41 Cabinet médical de la Cité Verte
42 Cabinet médical Espoir
46 Clinique gynéco-médicale La Rose
47 Clinique médicale Sainte Marie
48 Centre de santé social Délivrance
49 Centre de soins Siloe

■ *FSU-com*
13 Agéfosyn
31 Niangon Lokoa

◆ *Infirmeries*
5 Cabinet médical Ste Thérèse
15 Infirmerie Carrefour Santé
28 Centre paramédical de Niangon Sud
29 ONG Centre rural sanitaire polyvalent de Côte d'Ivoire (dispose de médecins qui font des vacations)
33 Infirmerie privée de Lokoa
44 Centre médical St. Michel
45 Infirmerie

✚ *Pharmacies*
7 Pharmacie Le Lotus
12 Pharmacie Harmonie
16 Pharmacie Léa
24 Pharmacie Beyniouah
30 Pharmacie Les Espérances
39 Pharmacie Niangon Nord

▼ *Vendeurs de médicaments*
3 Vendeur de médicament « de blancs »
4 Vendeur de médicaments chinois
8 Vendeur de médicaments chinois
9 Vendeur de médicaments chinois
17 Vendeuse de Panacée d'orient[1]
18 Vendeur de médicaments chinois
25 Vendeur de médicaments chinois
36 Vendeur de médicaments chinois
38 Vendeur de médicaments chinois

1 Le «*Panacée d'orient*» est une potion à base de plantes qui est produite et commercialisée en Côte d'Ivoire.

Diagramme 4
L'utilisation de l'offre thérapeutique

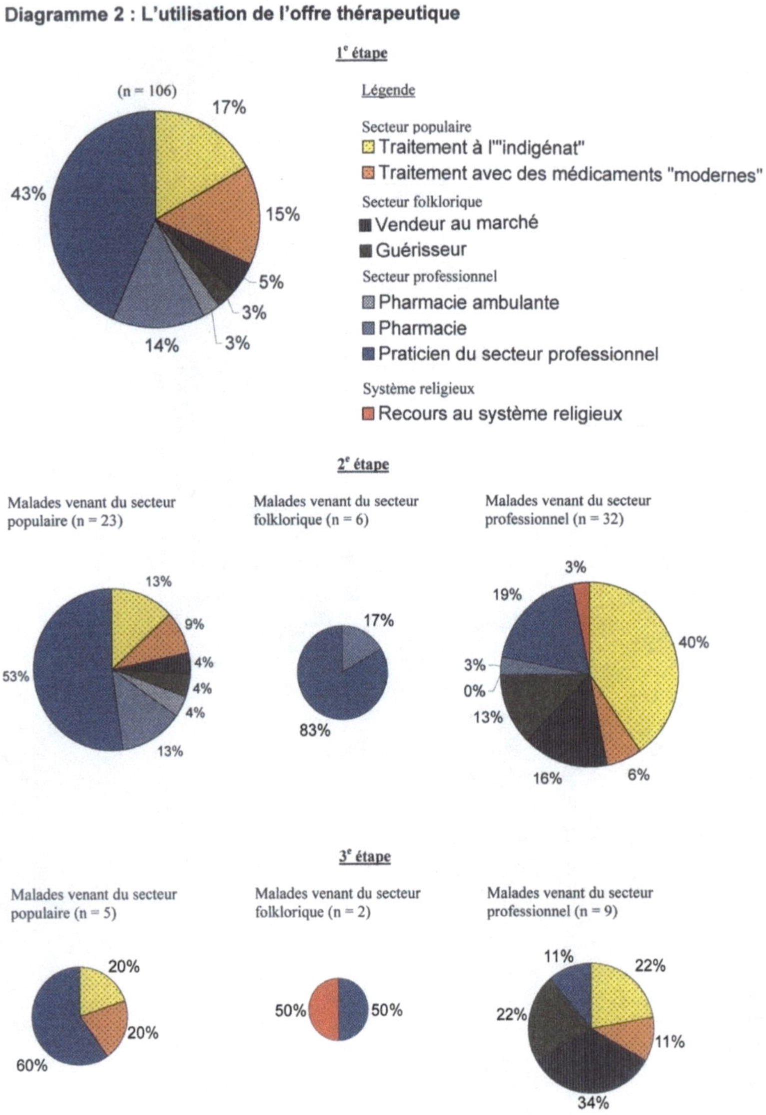

Source: Enquête auprès de 100 ménages du 27 juillet au 9 septembre 2000

Printed by
CPI books GmbH, Leck

MIX
Papier | Fördert gute Waldnutzung
FSC® C083411

Kolibri 360 GmbH
Ferdinand-Jühlke-Straße 7
99095 Erfurt, Deutschland
produktsicherheit@kolibri360.de